中醫學若干現實問題的邏輯分析

蔣明 著

商務印書館

裝幀設計　涂　慧
排　　版　高向明
責任校對　趙會明
印　　務　龍寶祺

中醫學若干現實問題的邏輯分析

作　　者　蔣　明
出　　版　商務印書館（香港）有限公司
香港筲箕灣耀興道 3 號東滙廣場 8 樓
http://www.commercialpress.com.hk
發　　行　香港聯合書刊物流有限公司
香港新界荃灣德士古道 220-248 號荃灣工業中心 16 樓
印　　刷　新世紀印刷實業有限公司
香港柴灣利眾街 44 號泗興工業大廈 13 樓 A 室
版　　次　2024 年 1 月第 1 版第 1 次印刷

ISBN 978 962 07 3473 1
Printed in Hong Kong

序

這本小書有兩個主旨，一是內容上的「現實問題」，再是方法上的「邏輯分析」。即用邏輯分析的方法，來直面現實問題。這個設計，完全緣自個人的經歷與感受。

直接的起因是 2001 年初夏的那場考試。

在我所執教的大學裏，於那年要畢業的中醫專業本科學生，在那一天有一場畢業考試。三個老師聚坐桌邊，同學逐一入來抽題口試。

其中的一道內科題是：「孫某，女，45 歲，農民。3 年來經常咳嗽，痰中夾血，血色鮮紅，甚則嗆咳陣作，脅肋脹痛，急躁易怒，口乾口苦，舌紅苔黃，脉弦而數。試述其病機、治法、主方。」隨附的標準答案是「病機：肝鬱化火，肺絡不寧（屬血證的咳血病證）；治法：清肝瀉肺，涼血止血；主方：瀉白散合黛蛤散。」

共有 27 名考生抽到了此題。他們的答案如下：

對病機的回答有三種：1. 木火刑金；2. 木火刑金，肺絡不寧；3. 肝氣鬱結，肝鬱化火，肺失宣肅，迫血妄行。對比標準答案，在所病臟腑問題上，既無遺漏亦無添加；而在所病性質上，亦都指明是肝火。只是第一種回答稍有瑕疵，因木火刑金者不是必定有咯血一症。而後兩種回答與標準答案只是表述的不同，內容完全無異。

對治法的回答亦有三種：1. 疏肝理氣，清肝瀉火；2. 肅肺止咳；3. 疏肝清熱，宣肺止血。對比標準答案，三種回答雖都有不足，但無性質上的錯訛。

對於主治方的回答則較為分散，與標準答案相比出入較大：1. 丹梔逍遙散；2. 龍膽瀉肝湯；3. 黛蛤散合瀉白散；4. 柴胡疏肝散；5. 咳血方；6. 桑白皮湯；7. 十灰散。只是學生所答雖有出入，但非性質方面的錯誤，且皆聲明會作「加減」。

鑑於同學診斷正確，治法與診斷有因果邏輯關係，具體用方雖有不同，但有其合理性（如可能是有側重止血，或側重清肺化痰，或側重清肝瀉火的緣故。而「主治方」的意思是還可有其他合用方及對主方用藥的加味調整等），故現場三位老師討論後的一致意見是，成績評定全部給予合格。

但我心中隱有不安。考試結束後，我對所選 7 首主方的用藥作了簡單統計，發現 7 方共計用藥 39 味。其中被用頻次最多的是山梔（4 次），其次是柴胡、甘草（3 次），當歸、白芍、青黛、丹皮、桑白皮（2 次），其餘 31 味藥僅被用 1 次。即是說，治療原則雖一致，但從用藥看，相差甚大。如此分散，不能不考慮療效會否有差別的問題。現有理論對此是否能有肯定答案？在實際中是否有方法妥為控制？

考試過程中有一個很有意思的現象。27 名考生對一個並未要求回答的問題都給了答案，這就是病的診斷。所答有血證（咯血）、咳嗽、肺結核、肺癰四種不同。這是一項極其重大的差異。診斷是對問題的判斷，也是治療的前提，診斷的準確極其重要，輕忽不得。經歷過各種考試多年訓練的同學，對並無把握亦未被要求回答的問題卻給出答案，顯示出對這一問題的不敏感，處理隨意。這是答題的一方。再看出題者一方，所給的標準答案中，病名被放置在病機診斷後的括號中，謂之「屬血證的咳血病證」。病的診斷既沒有自己的獨立正式地位，也不要求學生回答，這一態度反映的是教育方的意識不到位，使對學生訓練不足。

在診病問題上，教與學雙方如此的高度一致，是因為這就是中醫學的診斷模式。此案中，學生在病的診斷上雖多有出入，治法卻神奇地能够統一，就是說，沒有病的確定，並未影響治療方案，顯示有另外的診斷在指導着對治療方法的選擇。這個診治模式，中醫學將其表述為辨證論治。

幾年後，我在區結成所著的《當中醫遇上西醫 —— 歷史與省思》（香港：三聯書店，2004 年）一書裏讀到：「在 SARS 之戰中，從內地、海外、與本地中醫推薦給香港醫管局的藥方，如雪片飛至。數以百計的藥方不僅難辨優劣，更根本的問題是，連對判別優劣的方法與原則也難有學術上的共識」，正如 2019 新冠肺炎肆虐時的情形一般。它們呼應了我心中的不安：中醫學的診治理論，或更確切地說，中醫學以辨證論治作為自身診斷理論的歸納與言說可能有問題，它尚未完成、尚不到位。圍繞着它，有了本書的「證理論問題」，從時間上說，這是本書的首章。

至於在分析問題時，為何訴諸、鎖定邏輯的方法？眾所周知，邏輯（logic）是一種思考工具，我們可以通過它研究論證。論證由命題（比如中醫學的諸問題）構成，邏輯有助於對推理、論斷的合理性進行分析與評估。

這就好比關於春風，有許多膾炙人口的詩句。對有些人，它意味着昂揚的信心，比如「野火燒不盡，春風吹又生」（白居易）；有時，卻引起人傷感消沉，「人面不知何處去，桃花依舊笑春風」（崔護）；有時，它令人感到平靜美好，「不知細葉誰裁出，二月春風似剪刀」（賀知章）；有時，它令人感到歡樂興奮，「爆竹声中一歲除，春风送暖入屠蘇」(王安石)；有時，它令人感到幸福甜蜜，「雲想衣裳花想容，春風拂檻露華濃」(李白)；有時，卻也讓有些人哀愁憑添，「芭蕉不展丁香結，同向春风各自愁」(李商隱)；讓人意氣風發，「春風得意馬蹄疾，一日看盡長安花」(孟郊)；抑或心生去意，「春風又綠江南岸，明月何時照我還？」(王安石)；或是理解接受，「羌笛何須怨楊柳，春風不度玉門關」(王之涣)。這些對春風的不同感受都是真實的，卻也都是各說各話的。它們都是打動人心的，但也是無法相互討論下去的。中醫學的命題是否也有如此情況？

對《內經》等經典典籍的註疏可謂汗牛充棟，但問題卻並未變得越來清晰，隱去這些註本的創作年代，無法憑藉內容，而將它們的著述時間排出先後。甚至，至今各相關專業課中，仍不能以白話文為教學內容。

入門中醫學之後，有一段時間曾有想逃開的衝動。因為反感其在學術上貌似甚麼都能解釋，甚麼都能自圓其說的狀態。尤其在作學術討論時，持不同觀點的人，因為各能自圓其說，討論無法深入，只能不了了之。於是本能地就反感，找不到「怎麼了」「怎麼辦」的答案，不免就想逃開。

春風引發不同的心情在邏輯上是自洽的，因為詩人的心境不同。自圓其說雖也能自成邏輯，但學術命題卻不能被論說者的主觀因素影響。人和人的疾病問題是醫學認識的對象，是認識的客體，醫學人是認識的主體，二者間往往無法對等。「我認為它是」與「它真的是」之間，常常相隔着遙遠的距離。而邏輯，能對認識的真實性提供幫助。是的，我認同認識的第一原則是求真，而不是去自我審查：「這是否是中醫學的」。這是中醫學首先要解決的問題。

就我個人的意願而言，對「現實問題」的討論，一孔之見而已，謹供批判，而「邏輯分析」的方法，若竟能成為學術風氣，則於願足矣。

本書自動筆以來，已十年有餘，不同的篇章在不同的時間裏完成，各有獨自的完整性。但因為書的合成，卻出現了在彼此有關的事項上有所重複的現象。雖已盡了最大努力避免，仍不能保證已無殘留，這裏預且懇求讀者見諒。

蔣明

2023 年 11 月 20 日

目　錄

第五章 關於外感熱性病的問題

第一章

關於證理論問題

第 1 節　甚麼是證理論

1.1 證理論的關鍵是診斷

證理論是中醫學著名的辨證論治理論的辨證部分。

無可爭議的是，證理論是當今中醫學最為重要的理論。相較之下，既沒有更為重要的理論，甚至也沒有能與之並肩齊平的其他理論。而如果離開了辨證論治這一理論，中醫學的「學」的部分，即系統理論部分，就會瓦解破碎。

臨牀醫學的內容，按其性質，可分為兩大類，一類是診斷，一類是治療。診斷是對問題的判斷，治療是對問題的處理。

辨證論治一詞，「辨」的意思，是辨別，辨別一個事物的是與不是。「辨」用在醫學上，有一個專業的術語，就是診斷與鑑別診斷。比如面對一個以發熱、咳嗽為主症的病人，因為知道不止一個疾病會引起這兩個主症，故凡能引起病人發熱、咳嗽的疾病，都需要進行辨別，以作確認或排除。過程中排除掉的就屬鑑別診斷(「不是甚麼」)，最終的結論就是診斷(「是甚麼」)。比如診斷其是 2019 新冠肺炎。

在「辨證」中，證是辨別判斷的目標物，即辨別其是甚麼證。仍以一個以發熱、咳嗽為主症的病人為例，在八綱、臟腑及氣血津液各因素中，辨別這個人的證「是甚麼」，如是表證還是裏證，寒證還是熱證，虛證還是實證，表證還要辨其是風、寒、熱、燥哪個(些)邪犯肺證等等，這就是在辨證。

「辨證論治」的意思，就是根據所診斷的證，而選擇相應的治療。因為診斷不同，治療也就不同。證的診斷結果，對於選擇甚麼樣的治療，具有指導性的作用。例如若是肺熱證就用麻杏石甘湯清泄肺熱，若是痰熱證則用清金化痰湯以清肺化痰等。

顯而易見，在辨證論治這個理論裏，「證」是關鍵。

1.2「診斷甚麼」與「如何診斷」之別

診斷是對病情的判斷，判斷就需要有證據，需要作結論。診斷的「診」即是察看、驗證。察看病人，包括察看其身體外部、內部的情況，以收集用於判斷的證據（包括驗證判斷的證據）。判斷的結果就是診斷的「斷」，是對「診」所獲得的信息進行綜合分析後，形成的結論。

診斷的問題可分為「診斷甚麼」與「如何診斷」兩大類別。

「如何診斷」指要有哪些關鍵證據，才能判斷是某病或某證。可知「如何診斷」的問題，是有關具體知識與具體技術性的。雖亦重要，但相較「診斷甚麼」而言，仍只能算作具體問題的具體知識，是局部性的。即便對某病或某證的診斷不够精準，亦不足以對醫學全體構成影響。因此，「如何診斷」不是决定因素。

而「診斷甚麼」實際上是診斷思路，或曰診斷理論的問題。且是超越某一具體疾病之上，對所有疾病診斷問題的指導性理論。

就「診斷甚麼」與「如何診斷」的關係而言，前者對後者起着決策指導的作用。

這是因為，「診」是對信息的收集，「斷」是對結果的判斷。雖然從理論上説，收集的信息越全面、越豐富，「斷」的正確性將越高。但對於醫學而言，不可能以全面收集病人的所有信息為原則，亦不適宜把每一個來診的病人都從頭到腳、從裏到外，所有可用的檢查全都過篩一遍。缺乏重點的檢查，不僅會貽誤救治時機，還會因為一些檢查造成傷害，此外還有濫用有限醫療資源的問題。故只能是圍繞病人的臨牀表現，在最可能是哪個（些）病或證（屬「診斷甚麼」）的指導下，進行診斷信息（屬「如何診斷」）的收集，在診斷與鑑別診斷的判斷過程中，逐步確定結論。

比如對一個以發熱為主訴（臨牀表現）的病人，在新冠大流行的時候，首先要診斷與排除的就是新冠（「診斷甚麼」），故這時優先作是否感染新冠的病原檢測。排除了新冠後，再考慮其他，而其他則從常見病開始。

中醫學在這裏還產生了特有的「診斷甚麼」問題。

比如一個以黃疸為主訴的病人，因為中醫學只有一個黃疸病種，在疾病層面，不存在對這個病進行是否屬於黃疸病的診斷與鑑別診斷，所以只要辨別其證的臟腑、八綱、氣血津液屬性就好。一個以咳嗽為主訴的病人也一樣，咳嗽也是中醫內科學的一個病種，對它的診斷，似乎也不需要作這個病是否屬於咳嗽病的診斷與鑑別診斷。但這個時候一個重要的情況出現了，與黃疸病不同，同樣以咳嗽為主症者，中醫學還有肺癆、肺癌等病。而肺癆、肺癌這些病，不但需要辨別其證的臟腑、八綱、氣血津液屬性，還要進行是否肺癆，是否肺癌的診斷與鑑別診斷。這裏的重點不在於是否需要辨別，而在於這兩類病有性質上的不同，換言之，它們的內在本質是不一樣的。

如果認為凡以咳嗽（或黃疸等）為主症的疾病，都診為咳嗽（或黃疸等）病就好，這是「診斷甚麼」問題的一種思路。這時的這個咳嗽病，是將肺癆、肺癌等病包含在內的。堅持這個思路發展，就意味着不需要進行肺癆、肺癌，包括 SARS、新冠等這些病種的分辨

（猶如對黃疸，中醫學就沒有溶血性黃疸、阻塞性黃疸等病種）。

如果不同意上面的這種思路，則意味着面對一個以主症為咳嗽的病人，要率先辨別是否屬於肺癆，或肺癌等所引起。這時的這個咳嗽病，是不包括肺癆、肺癌等病在內的，是排除了肺癆、肺癌等病之後的診斷。或者說咳嗽只是一個臨牀表現，如果它要作為咳嗽病這一診斷結果出現，只能是「咳嗽待查」的性質，即引起咳嗽的病種待查。如果堅持這個思路發展，就不光需要進行肺癆、肺癌病的分辨，還必然會將 SARS 、新冠等納入中醫學的病種目錄。

在「診斷甚麼」問題上，這兩種不同的指導性思路並存，成為困擾當今中醫學最重要、最主要的問題。

1.3 證理論的疑問

「證」這個術語是個抽象名詞，中醫學規定，它的概念是「全面而又具體地反映了疾病的特徵、性質和在這個階段的主要癥結」[1]。

但這個概念更適用於「病」，即「病是全面而又具體地反映了某

---

1 五版統編《中醫診斷學》教材：「全面而又具體地反映了疾病的特徵、性質和在這個階段的主要癥結。」鄧鐵濤主編：《中醫診斷學》，上海：上海科學技術出版社，1989 年初版。六版統編《中醫診斷學》教材在重申五版教材觀點的基礎上，有所補充：「是對致病因素與機體反應性兩方面情況的綜合，是對疾病當前本質所作的結論。」（王憶勤 主編：《中醫診斷學》，北京：高等教育出版社，2012 年初版）
中醫藥學名詞審定委員會：證是「對疾病過程中一定階段病位、病因、病性、病勢及機體抗病能力的强弱等本質的概括。」（中醫藥學名詞審定委員會：〈中醫藥學名詞〉，《科技術語研究》2006 年 8 月，頁 8）
中華中醫藥學會中醫診斷學分會：「證是中醫診斷的一個特有概念。是對疾病某階段機體整體反應狀態所作的病理概括。」（中華中醫藥學會中醫診斷學分會：〈中醫「證」有關名詞概念的約定〉，《福建中醫藥》2008 年 2 月，頁 19）

病的特徵、性質和包括這個階段在內，各個階段的主要癥結」。至少證的概念與病並無本質不同，包括「這個階段」。因為任何一個病都有一個過程，各階段重點不同，「這個階段」只是強調了疾病當前所處階段。

這樣，原本「診證，診的是病的特徵、性質」的邏輯鏈，就變更成為「診病，診的是病的特徵、性質」，顯然後者邏輯上更為合理。

「病」這個詞，很早就出現在漢語裏了，且表達的也正是人體生理或心理上的不正常狀態這一含義。比如《左傳》:「疾病而立之」;《莊子》:「行年四十而有內熱之病」;《韓非子》:「君子病在肌膚」;《荀子》:「性傷謂之病」;《史記》:「張良多病」等等。

以上所舉之例皆非醫學書籍，説明「病」這一詞使用普及，影響廣泛。那麼，專事人體疾病研究的中醫學，必然會有大量對病進行診斷與鑑別診斷（辨別）的內容。按照邏輯，用「辨病論治」來表達可謂是順理成章。

「病」既不是一個後起的漢語詞彙，更不是外來語，然而卻刻意捨棄「病」這個詞不用，説明只能是因了學術上的緣故，因學科自己的想法、自己的規定而造成這個狀態。

若學科認為這個問題極為重要，如果含糊，就會動搖根本，那麼堅持不用「辨病論治」，而不惜大費周章地另設一個影響遠不如「病」的診斷術語「證」，其必要性就是可以理解的了。因為只有這樣，學科強調其與「辨病論治」的不同才有立足的空間。

比如風寒表證、風熱表證，確實是中醫學特有的，與「病」的含義有別的診斷結論。或因此故，中醫學內普遍認為，「證」在性質上與「病」關係對峙。著名的「同病異治，異病同治」理論可謂是這個態度的典型體現。

「同病異治，異病同治」的意思是，相同的病，治療可不同，而不同的病，治療又可相同。換言之，病的診斷並不能指導治療。但診斷是對問題的判斷，治療是對問題的處理，治療又必須以診斷為前提。既認為病的診斷不能指導治療，那就只有證了。所以病與證不是從屬關係，而是平等對立的關係，並且診證不必診病。

因為西醫學才「診病」。中醫學有別於西醫學，中醫學「診的是證，不是病」。不診病那診甚麼呢？也有理解成診人的。這些性質，可謂是對「證」概念的重要補充。

只是按此邏輯，就有了兩個「診斷甚麼」的結論，一個是中醫學的「證」，一個是西醫學的「病」。

但疾病是人體發生了某種問題，診斷是對問題的判斷，它只應該有一個正確答案，這是診斷的重要屬性。如同案件的性質是意外、自殺，還是他殺一樣，只能有一個正確答案，不可能「既是」「又是」。不合邏輯，必有內在緣故。

第 2 節　「診斷甚麼」的兩大構成

2.1 盲人摸象的現狀

2019 新冠大流行時，英國做過一項研究。這是全世界第一個新冠病毒「人體挑戰」試驗（challenge trial），就是故意讓受試者感染新冠病毒，以了解新冠病毒對人體造成的傷害，並為研發新冠疫苗和特效藥物提供一定的參考和依據。實驗結果發表在頂級醫學雜誌 *Nature Medicine* 上[2]。

該項目由英國政府批准，並提供了 3360 萬英鎊（約合人民幣 3 億）的資金支持。經篩選合格，共有 36 名 18—29 歲年輕、健康，而且未患過新冠，亦未注射過疫苗的志願者（研究樣本），在倫敦的皇家自由醫院（Royal Free Hospital）參加了這項人體挑戰試驗。

接受試驗的每一位受試者，都在鼻子裏噴進了相同劑量的新冠病毒（用的是 2020 年下半年的毒株 SARS-CoV-2 / human / GBR / 484861 / 2020），這個劑量相當於一個新冠疾病帶原者在其病毒量最高的時候從鼻子裏噴出的一滴微小飛沫。這是一個確定足以造成感染的劑量。噴入病毒後，受試者被各自隔離在負壓的單間內。

過程中，有兩例樣本因違反研究要求而被剔除，故統計時只有

2　Safety, "Tolerability and viral kinetics during SARS-CoV-2 human challenge". *Nature Medicine*.1 Feb 2022；Safety, "Tolerability and viral kinetics during SARS-CoV-2 human challenge in young adults". *Nature Medicine*. 31 March 2022

有效研究樣本 34 例。結果顯示：18 人被感染，但也有 16 人未被感染（指既無病症，鼻、咽部也未分離到病毒，血中也無抗體），佔比接近一半（47%）。

被感染上，即是患有新冠之病；未被感染上，即不患此病。所以，被感染上與未被感染上，是性質上完全不同的兩種狀態。但這些受試者，感染上與未感染上需有待實驗結果揭曉，在結果出來之前，他們只能是在醫學上被判定為沒有分別的，同樣健康的人。即這裏的「健康」，是經由各種醫學檢查，而做的專業判斷。反映的是醫學的認識。由於結果實際上是不同的，故知醫學對一個人是否健康的判斷有重大漏洞。

為甚麼我認為「他們只能是在醫學上被判定為沒有分別的，同樣健康的人」？

首先，從研究目的上看，受試者必須都是在醫學上被判斷為健康的人。新冠病毒是一個新發現的致病原（病毒），關於這個致病原的致病規律（致病性、嚴重程度、侵犯部位、演變時間與路徑等）都有待揭曉，揭曉這些是此研究的目的。因為大流行，揭曉的需求很急迫，故作此有違倫理的研究（當然是志願者首肯的）。此研究目的決定了只能以健康人為對象。這一點在研究論文中也有明確說明。

若是還設計觀察不健康（即患有疾病）的人在感染新冠後的情況：1. 那是在新冠常態化，年年都出現時，才有研究的需要；2. 只需作臨牀資料的回顧性總結分析即可，不必主動感染他們；3. 即便有必要作此觀察，也會按各種不同疾病的病人分組，不會僅分為健康與不健康兩種。故只選擇一種性質的志願者，即同樣健康的人。在醫學的意義上，他們沒有病與不病的性質分別。只是這個健康，是醫學的判定。是現代醫學根據其對人體的了解所判定的「健康」。

其次，從研究方法上看，根據科學方法的納入、排除標準，若能發現這些受試者有醫學上的不同，則一定會排除，這是因為：1. 要保證結果真實性，或因果關係的必然性。因是病毒感染，果是此感染引起的後果。為此要排除其他一切可能會對結果有影響的因素；2. 要求受試者都是同樣性質的健康人，就排除了患有任何一種疾病的人，以避免其所患的疾病對研究結果的影響；3. 其在論文中強調，受試者除了是健康人，還必須是「未感染過」「未注射過疫苗」者（研究時其實尚未研發出疫苗，論文中對這一點的強調，只是為了避免誤會。因為在文章發表時已經研發出疫苗了）。目的是排除因感染或疫苗，在其體內已經有抗體產生，從而對結果造成影響的情況。剔除這些能想到的所有不符合的條件，都是為了保證結果與病毒之間的必然因果關係；4. 如果在進入研究之前已經能夠區分為兩類人，而不對這種情況進行控制剔除，就是人為且無意義地將問題複雜化，使研究結果成疑。這些都說明，在結果出來之前，醫學認為這三十多名志願者是沒有差別的健康人。

第三，從論文中強調的其他細節看，亦可佐證。這就是雖已經判斷為是健康者，但論文中寫明，在其研究方法中，還另外再加設年齡要求、體重要求。年齡要求是，只取年輕人；體重要求，既不過重，也不過輕的。且試驗人數不是一兩個人，而是 36 人。這些細節背後的原因是甚麼？

已經被醫學判斷為是同樣性質的健康人，卻還另設年齡、體重的要求，說明醫學認為它設定的健康標準還不等於事實上的健康，還有遺漏，故設法在能想到的因素上增強一致性的要求。對於相同的成年人的健康標準，似乎連醫學自己也放心不下。

同樣，在受試者人數問題上，如果醫學的各項檢查項目，能夠等於人體全部生理功能的總和，在各項指標之外，更無未知的指標；或各指標的數值正常即等於人體的正常，則以一個健康志願者做試驗即可，年齡上也是任何年齡都可以。而即便有倫理學的難度、壓力，參試者應該越少越好，但醫學仍不敢只找一個「標準健康人」做試驗。是因為科學研究的重要原則，就是保證結果的真實性。也就是説，醫學不敢自信對人體已全部了解，故不能只找一個，而是取多人。為甚麼呢？

因為醫學在大的趨勢上知道，這些同樣健康的人，將會在研究中呈現出感染上與不被感染上，即病與不病的不同結果。只是這一知道，不是基於對新冠這個病的了解，而是從人類過往遭遇過無數次大瘟疫流行的經驗知道。因為即使歷經了許多次的瘟疫，人類也沒有滅絕，所以可以憑藉這樣的歷史推論性地知道，這次也一定會有人能活下來。活下來的形式，可能包括被感染了，但產生抗體，恢復了；或雖也接觸了病毒，但就是不被感染上。

而在具體新冠這個病上，這些具體的 36 個健康的年輕人，哪個具體的人將會被感染上，或將不會被感染上，兩類人的具體比例如何，當時的醫學就不會知道，也不可能知道。

為何有人被感染，有人不？醫學利用已有各項檢查具體項目的指標、精確的數值，無法説明，故創造出一個術語——「個體差異」來解釋。

較指出具體的項目、數值的方法，個體差異這一解釋顯然既不精確，又缺乏針對性，是在各項檢查不能説明時的無奈解釋。因為這種情況的存在，為此不得不用增多受試人數的方式，以保證其中一定會有感染上的人。被感染上者又有輕重等等的不同，這就需要被感染上的人要有足夠多的人數，用這些人中大多數人共同的病變情況，作為這個病的致病規律的代表，以此儘量排除個體差異的影響。共性基數越大，偶然性越低，因果關係的必然性越強。

鑑於個體差異指的是在健康人羣中存在的現象，故它説明西醫學對人體健康的判定，仍有未知的空間。也就是説，西醫學在某方面仍處在盲人摸象的狀態。這種情況下，中西醫難以互通就是可以理解的了。

所謂西醫學，實際上就是主流醫學。西醫學只是它習慣上的稱謂。因為在當今，它已不是某個地域的醫學。比如該學科的人才培育學校不名西醫學院，而名醫學院，它的診療中心不名西醫院，而名醫院等。這一點很重要。因為它的主流地位，影響了它與中醫學的關係，也影響了人們對中醫學意義的認識。

習慣的原因，本書之後仍稱主流醫學為西醫學。

2.2 病規律與人規律

所謂病規律，指疾病在病因、病理、病程、病勢、演變、預後等疾病各個義項上的獨特性與必然性。必然性就是規律性，每病有獨特的必然性，就是每病的規律。以此為基礎，本書提出一個重要的概念 —— 單一病。它指醫學所設置的一個病種裏，只含有一個疾病規律者（自此往下，若非特別註解，則本書的「病」悉指單一病）。

沒有 2019 新冠病毒，就不會有 2019 新冠肺炎的流行。而新冠的病因、病理、病程、病勢、演變、預後等疾病各個義項都有獨特性與必然性。雖然 2019 新冠與 SARS 都是冠狀病毒所致的疾病，在某些臨牀表現上，它們頗有類似，但總是不同。所以在已知 SARS

的情況下，仍能於臨牀察覺到一個新的，不同於 SARS 的疾病出現了。2019 新冠與 SARS，在病因、病勢、病變過程等等方面都有所不同，這種「不同」又是穩定的 —— 在不同的病人間有同樣性，一再重複呈現。表明決定這些不同的，不是病人的個體因素，而是各個疾病的自身規律。正是因為這一規律，既使得各病不同，又使同一個病在不同的病人間，具有穩定的相同性。就 2019 新冠與 SARS 這兩個疾病而言，決定其各自不同規律的關鍵因素，是病毒。沒有這兩種病毒，就不會有這兩種疾病。

所謂人規律，指生命所具有的保持自我穩定狀態的能力，包括抵抗疾病的能力，及從疾病中自我糾正、修復的能力。這個能力不是混亂無序的，而是穩定的，是不同的正常人都具有的共性。故將其謂之人規律。

以上述英國人體新冠試驗研究為例，因為每個受試者被噴入的病毒種類、劑量完全相同，卻出現病與不病兩種截然不同的結果，表明另有一個重要的因素在發揮着作用，這就是人體自身。就該試驗而言，甚至人規律的影響力更佔上風。因為，這一因素還影響了試驗結果裏感染上了的那一部分人，影響了他們的嚴重程度、病變時間、演變過程等等。相同的病，有人遷延纏綿，有人迅速惡化，有人竟不治而癒，都不能排除病人自身因素在其中所起的作用。

該試驗還説明，人規律的內容構成大於現有醫學對人體所知各個事項的總和。因為是對健康的判斷發生問題，健康是生理狀況，病理及治療等問題因以正常生理為前提，故順理成章地也同樣會存在問題。換言之，在醫學對人體現有了解之外，尚有重要的人規律方面的內容，而且這個內容的構成還是未知的。所以才會出現這樣的局面，即試驗前都判斷為同樣健康的人，試驗後才知不一樣（被感染上與未被感染上），而全部的受試者經歷的其實都是同樣的試驗。

當然，醫學上列出的各人體項目也是人規律的一部分。但即便是這一部分，也要看到，不同的人，比如一個正常的耄耋老人與一個正常的青壯年，即便數值相同，不等於其相應功能的效應（效率）相同。而同一個人，在同樣正常的數值時，功能的效應也可以發生相當大的差異。中國歷史上有多個射石飲羽的故事就很好地說明了這一情況。春秋熊渠子：「昔者楚熊渠子夜行，見寢石，以為伏虎，彎弓而射之，沒金飲羽。下視，知其石也」（《韓詩外傳》卷六）；漢李廣：「廣出獵，見草中石，以為虎而射之，中石沒鏃。」（〈史記・李將軍列傳〉）；北周李遠：「〔遠〕嘗獵於莎柵，見石於叢蒲中，以為伏兔，射之而中，鏃入寸餘。就而視之，乃石也」（〈周書・李遠傳〉）。生命力能超常發揮，常與超常，至少有兩種截然不同的狀態，但都是正常人。

至於數值異常，也不絕對等於不健康。因為正常數值只能藉由正常人羣調查而來。一方面，調查的人數越多，越具代表性。但另一方面，正常人體間的差別也隨之越加顯著。為免漏診，正常值只能在一個相對集中的範圍裏提取，這也就意味着，有一部分正常人的數值被劃入到了不正常的範圍裏，如此等等。

醫學不但對疾病尚未全部了解，對人亦然。人規律的性質與範圍也大於現有醫學所知項目之和，說明所有醫學對人體生命奧祕的揭示都遠未完成，基於現有的知識建立的對人規律的評價系統在項目上尚有欠缺。這是中西醫學的診斷內容不能對等對接的內在邏輯與原因。

如此就可以說，病規律與人規律是構成「診斷甚麼」問題的兩類重要因素，即「診病」與「診人」。它們是「診斷甚麼」問題的兩個方面。

在問題受雙因素控制時，就一定存在何者佔主導地位的問題。因為有時「東風壓倒西風」，有時又「西風壓倒東風」，這首先就需要對各因素能夠獨立評估的知識。人是否生病，及生病之後病的演變走向，是很快痊癒好轉還是迅速惡化等等，其實有兩種因素在支配着。這兩種因素都是客觀存在，都能夠穩定重複再現，有規律可循，故也可說成是雙規律。

雙規律皆屬自然規律。自然規律是客觀存在，與人的主觀意志無關，即是事物自身的規律。有理由認為，中醫學所謂的「證」，實是這兩個因素的混合體，證不是人們以為的有別於病且性質上與病對峙的他物，診證也不等同於診人。

第 3 節　診斷學的演變

診斷學，包括前期診斷意識的啟蒙、診斷知識的積累，及診斷思路的形成。有了理論性質的診斷思路，才可謂之診斷學。

診斷思路形成的判斷指標，是「診斷甚麼」問題清晰明確且在全學科達成一致。這是一個不斷演變的過程。演變是有進步的變化，怎樣的變化謂之進步？讓事情變得更清楚。怎樣判斷是否更清楚？個人認為，可借用《內經》「智者察同，愚者察異」之說。

「愚」是認識受本能驅使的堅持，代表着人類認識事物的起點，「智」是知有所合。「察異」即是區別事物，體現在診斷上，即為充分地察覺有雙規律之異，再各自察異，而綜合是經充分察異之後的實現。故凡朝着這個方向的變化，個人即視為進步。反之，搖擺不定、矛盾不一的變化，就不能視為進步。

出於人類的認識規律，診斷學裏既有所有醫學的共性內容與過程，即一般規律。也有因為對病與人雙因素側重的不同，而存在根本差異的不同醫學診斷思路。這些差異既是各醫學診斷思路的特點，也是各醫學診斷思路的不足。因為病是事實，真相只應有一個，正確答案只應有一個。

3.1 診斷的意識本「無」

臨牀醫學有兩大任務：診斷與治療。尋求治療也就是尋求對痛苦的解脫，屬天然存在的人類本能。而診斷則不是，它是醫學後天建設的結果。

一個咳嗽嚴重的病人，他的強烈願望就是要設法止住它，診斷的問題不會被觸及。病人的願望也就是醫學的起始之處，這個時候屬於前醫學階段。

《紅樓夢》26 回，小紅病了，佳蕙道：「我想起來了。林姑娘生的弱，時常他吃藥，你就和他要些來吃，也是一樣。」顯然在渾丫頭佳蕙這兒，是藥就治病，不管甚麼病，也就是不存在診斷的問題。佳蕙不是醫學從業者，但不要忘了，醫學正是從這樣的地方起步的。

聽了佳蕙的建議，小紅道：「胡說，藥也是混吃的？」潛台詞是，不同的病，吃的藥是不同的。不同的病，屬診斷範圍，果然這小紅較佳蕙要明白些。但小紅只是憑生活經驗知道藥有許多種，不能混吃，不能算是對診斷有了理性認識。

因為診斷意識，是對診斷所下的結論「是不是」的辨別意識。不但二人沒有，在第 7 回中，周瑞家的問寶釵：「不知是甚麼方兒？姑娘說了，我們也好記着說給人知道。要遇見這樣病，也是行好的事。」「這樣病」是甚麼病呢，下文有問：「這病發了時，到底怎麼着？」寶釵道：「也不覺甚麼，不過只喘嗽些。」不同前面二人的丫鬟身份，寶釵是貴族小姐，且學識豐富，但這件事上，講治方的構成及製作方法很仔細，而說主治病的診斷則只有「喘嗽些」三個字，可見，主僕的診斷意識差不多。這是因為書的作者曹雪芹的意識裏沒有，他筆下的任何人物也就不可能有。

其實即便今天，於坊間仍常聽聞類似性質的抱怨：「做了一堆檢查，錢花了大把，連一片藥都還沒吃到！」因為無相關意識，即便傑出的醫學人物，如果醫學訓練未及，表現亦然。孫思邈一代藥王，他是已然發現了「病有內同而外異，亦有內異而外同」(〈千金要方・大醫精誠〉）的，「外」指病的臨牀表現，「內」指病的本質，但他仍未能因此而進入診斷問題的探討，只是慨歎治療之難：「經方之難精，由來尚矣」。

診斷的萌芽所生發的環境，即是這樣的狀態。

3.2 初「有」的絕對肯定式

《內經》（下文「內經」將省略）中〈素問・脈要精微〉有一些著名的段落：

> 聲如從室中言，是中氣之濕也。言而微，終日乃復言者，此奪氣也。衣被不斂，言語善惡，不避親疏者，此神明之亂也。倉廩不藏者，是門户不要也。水泉不止者，是膀胱不藏也。」「頭者……頭傾視深，精神將奪矣。背者……背曲肩隨，府將壞矣。腰者……轉搖不能，腎將憊矣。膝者……屈伸不能，行則僂附，筋將憊矣。骨者……不能久立，行則振掉，骨將憊矣。

相較於上述《紅樓夢》的「喘嗽些」，〈素問・脈要精微〉這些段落在診斷學上的進步意義是，對臨牀表現所象徵的醫學意義作出了解讀，哪怕只是嘗試性的。

這些解讀確實是診斷性質的，但它又是絕對的，並未意識到還可以有其他的可能。沒有鑑別診斷，算不得診斷的完整。這樣的診斷也就難免掛一漏萬。比如「腰者……轉搖不能」，除非是在對人體疾病充分徹底了解的基礎上，否則不能説只有「腎將憊」一個原因可引起。不經鑑別診斷，難免誤診。

但即便如此，這種絕對的肯定，仍應在診斷學史上佔一席之地。畢竟「中氣之濕」等等是醫學的專業判斷，不是病人的臨牀表現，二者有性質上的不同。沒有醫學的建設，就不會有做判斷的要求與支撐判斷的知識。而這樣的判斷，又顯然是屬於診斷而非治療項的，故將其謂之診斷學的初「有」。

當無論面對甚麼臨牀表現，都先行診斷時，即可謂診斷意識的出現，診斷意識是診斷的理性自覺。

3.3 從常見處開始「有」

如果說「見」是認識的機會，「常見」者，積累的經驗自然就多，認識就會深入。診斷知識的建設亦然。比如感冒，因為常見，沒有接受過醫學知識培訓的人，也能憑經驗大致作出診斷。如果這個常見的疾病還有識別度很高的臨牀表現，比如體表出現丹痧、麻疹、水痘甚至直接在糞便中看見蛔蟲的成蟲之類，就更易被識別。

以上所舉之例並屬感染外界病原為病，傳染流行使醫學可在短時間內接觸到大量同一疾病的病人，也就是常見。故中醫學對這一類疾病，積累到大量的內容，乃至支撐出「傷寒論」「溫病學」兩大學科。這些內容當然是將其認識（診斷）出來的結果。

據張仲景的〈傷寒雜病論・自序〉可知，傷寒是當時的烈性流行病，一個家族中死亡人數的 70%，死因皆為傷寒（「傷寒十居其七」），極為常見，故其論傷寒的內容佔全書一多半。而非傷寒病部分，則以消化、呼吸兩個系統的疾病佔絕大多數。因為這兩個系統的疾病也很常見，每個人的一生中都一定不止一次地罹患過。

反之，對於無從察覺的事物，不免無從判斷。為此，《內經》甚至明確提出原則性要求：「令言而可知，視而可見，捫而可得，令驗於己」（〈素問・舉痛論〉）。「視」與「捫」，皆是人體感官，能被感知的直接經驗，是人類認識世界的起點，也是「言而可知」，即溝通交流的基礎。因為世界太大、太豐富，疾病太多、太複雜，如果能被感官感知到，甚至「令驗於己」，則認識就會容易、清晰些。故日月星辰雖也每日出現在人們的生活中，但除了專業人員，普通人仍不甚了了。所謂「善言天者，必有驗於人；善言古者，必有合於今；善言人者，必有厭於己。如此，則道不惑而要數極」（〈素問・舉痛論〉）。

3.4「有」的數次進階

3.4.1 進階一：鑑別診斷開啟之問

當察覺到主症雖相同，但特點不同，或病程病勢、演變走向甚至預後有生死之別時，面對有限相同之外更多細節的不同，就不可能不產生診斷是否仍能屬同一病症的懷疑。對此懷疑，接下來的問題一定是，同一個主症，有哪些不同的原因可致？這些不同的原因如何辨別？

這些疑問是鑑別診斷的催生劑。現存最早的理論專著《內經》中，已經有大量此類性質的覺醒。如：「人有逆氣不得臥而息有音者；有不得臥而息無音者；有起居如故而息有音者；有得臥，行而喘者；有不得臥，不能行而喘者；有不得臥，臥而喘者，皆何藏使然？願聞其故」(〈素問・逆調論〉)；「或喘而死者，或喘而生者，何也？」(〈素問・陽明脈解〉)；「論言夏傷於暑，秋必病瘧，今瘧不必應者，何也？」(〈素問・瘧論〉) 等等。

《內經》對於無數的「何也」之問，以今日的眼光看，多未能正面回答，甚至不乏答非所問者。不過，它的意義不在於對問題的解決，而在於對問題的發現。指向的是診斷問題，即當相同的主症，特徵有所「不同」時，診斷結果仍然相同嗎？這是開啟診斷與鑑別診斷的靈魂之問。

3.4.2 進階二：體系化

上述所舉《內經》之例的診斷，都是具體知識性的，各臨牀表現之間沒有必然的關係，零星散碎，只是出於書寫的方便才把它們歸納一處，故不能謂之成體系。如此，具有體系性，也就是有引導思路作用的診斷知識，應該處在這之後的時期。

如〈素問・臟氣法時〉中有如下記載：

> 肝病者：兩脇下痛引少腹，令人善怒，虛則目䀮䀮無所見，耳無所聞，善恐如人將捕之。
>
> 心病者：胸中痛，脇支滿，脇下痛，膺背肩甲間痛，兩臂內痛，虛則胸腹大，脇下與腰相引而痛。
>
> 脾病者：身重善肌肉痿，足不收，行善瘈，腳下痛，虛則腹滿腸鳴，飧泄食不化。
>
> 肺病者：喘欬逆氣，肩背痛，汗出尻陰股膝髀腨胻足皆痛，虛則少氣不能報息，耳聾嗌乾。
>
> 腎病者：腹大脛腫，喘欬身重，寢汗出憎風，虛則胸中痛，大腹

小腹痛，清厥意不樂。

這些判斷以五大系統統領所有的人體不適，意味着人的任何臨牀表現，都可以從五大臟腑系統解讀它們的醫學意義，這就是思路性質的了。

這個系統在判斷上雖似乎也是「絕對肯定式」的，未見鑑別診斷，但其內容裏的細節間可以是有關聯的，比如「腹滿、腸鳴、飧泄、食不化」可見於同一個脾虛之人。一個診斷要同時滿足多個細節時，診斷的精確性是獲得提升的。細節越多，相符合的診斷結果就越少，起到一種實際上的鑑別診斷作用。當然後世在此基礎上有了更多的發展。

3.4.3 進階三：「診斷甚麼」的成形

「具有體系性，也就是有引導思路作用的診斷知識」已屬於「診斷甚麼」問題的範疇。

關於「診斷甚麼」，從現存的文獻看，中醫學一直都是兩種形式並存：

第一種是非單一病種，比如頭痛病。這種臨牀表現性質的病不需要診斷，因只要主症是頭痛，就可診斷是它。但因為同一主症，內含病規律複雜，故要對其作八綱、臟腑、氣血津液等因素的判斷。這些判斷，就是當今的辨證。

第二種是單一病種，比如肺癆病。這種性質的病需要先診斷包括鑑別診斷，以斷定它是不是肺癆，然後才是次一級的八綱、臟腑、氣血津液等因素的判斷。八綱、臟腑、氣血津液等因素，是對疾病內在機理的説明。

鑑於這兩類病種在診斷思路上的衝突性，「有」的形式一定還有繼續進階的必要。

3.5 中醫學對不同形式「診斷甚麼」的態度

雖然中醫學一直都是兩種「診斷甚麼」的形式並存的狀態，但不同時期對待這兩種形式的態度，是有不同的。

在歷史上，主要可分為自發與自覺兩種情況。前者以《內經》為代表，歷代醫家大多亦是如此。後者則幾乎只是張仲景的個人行為。至於當今中醫學，則又是另一種自覺，屬逆自覺。

「自發」即是自然生發，不假外力自己發動或自然發展，由人認識問題的本能驅使。在診斷問題上，它由經驗自然累積而成，順從因果律的本能，因不是醫學的理性自覺，故沒有成形的指導性理論。於是，當某個單一病能被發現時（如蛔蟲病），即診為單一病，不會故意將其診為非單一病（如在明知是蛔蟲病的情況下，不會診為腹痛病），即不拒絕診單一病；而當尚不能發現是某個單一病所致時（如肺癌，沒有充分辨識度的臨牀表現），也不知道要致力於作單一病的分辨。

「自覺」的含義則是自己有所認識而覺悟。自覺是理性的，它能引導相關人員的自我審視，會對本能與直覺進行約束與控制，甚而竟至違背常識，有明顯的人為意志的痕迹。這理性在診斷的問題上，就是指導性的思路。故它既可導向徹底地追求單一病，也可導向拒絕單一病。前者如張仲景，後者的典型代表就是如當代中醫學。但當代中醫學的拒絕，只拒絕傳統中醫學未曾發現的單一病。換言之，只拒絕新發現的，主要是由西醫學新發現的單一病，而並不拒絕傳統中醫學已然發現的單一病。故這是一種有欠通達的理性。

3.5.1《內經》是「自發」的代表

表現為對單一病與非單一病的其中任何一種都不作取捨，尤其是對單一病，既不刻意追求它，亦不故意拒絕它。如果自然而然地發現了它，就順其自然地將它設置成一個獨立的新病種。「自然而然」「順其自然」的意思，就是這件事不是致力於此努力追求的結果。是一種感性狀態。

首先，《內經》有大量診斷知識即「如何診斷」的內容，這些內容不屬於病種。因其所述的各症狀不是必然出現在同一個疾病中，不是圍繞一個疾病，或者說不是有目的地圍繞某一個診斷目標，從而作出對它的診斷或鑑別診斷。

這種情況大體以兩種形式出現：一種圍繞的是性質，多以陰陽對立關係（陽勝與陰勝，之外尚見有從外邪六淫等）展開。如「陽勝則身熱……；陰勝則身寒……」（〈素問・陰陽應象大論〉）；另一種則是圍繞人體，以部位、臟腑等展開。如「頭者……背者……腰者……膝者……」（〈素問・脈要精微〉）之類，俱屬「如何診斷」的問題。病機十九條為其典型代表。

其次，「診斷甚麼」的問題，在《內經》病的部分，主要分佈在〈素問〉中。所謂「病的部分」，指圍繞一個疾病所講述的文字，其性質相當於臨牀各科。其中單一病與非單一病並存，非單一病佔比較大。

《內經》中的單一病，至少有傷寒病與瘧病二病。當然，因是臨牀診斷，兩病的內容中屬於誤診者在所難免，但因這裏討論的是「診斷甚麼」的思路而非具體疾病的具體知識，故具體哪些可能屬他病誤診，這裏不作討論。

較之單一病，非單一病佔比更大。這是因為單一病的診斷，比非單一病要困難許多。尤其《內經》成書的那個缺乏技術手段支持的時代。

第三，單一病與非單一病是兩類不同性質的病種，如何理解它們在《內經》的並存，或者說《內經》對這二者是否有所選擇主張？

《內經》中看不到對單一病與非單一病任意一種的選擇與取捨，故謂其自發。因為選擇與取捨都是主觀意志行為，而《內經》中沒有如此性質的刻意動作。它的「診斷甚麼」，不是理論指導下的產物，只是本能驅使下的自然到達，診斷理論（「診斷甚麼」）尚未形成。也就是說，無論是否診單一病，都不是《內經》的主張。

面對單一病時，以傷寒病為例，「今夫熱病者，皆傷寒之類也」（〈素問・熱論〉）。如果把這句話置換成 2003 年，即成「今夫熱病者，皆 SARS 之類也」。屬於「之類」的，是那些常年性的熱病，傷寒則是當時大流行的熱病。流行就會常見，如同感冒也是常見病，即便未受過專業訓練的人，也能大致診斷一個人的感冒，不能視作診斷思路的理性自覺。

非單一病可以就是臨牀表現，如咳嗽病。設置它比單一病病種容易太多。故若《內經》以非單一病為病種設置的宗旨，就會對傷寒、瘧病等刻意地視而不見，而悉以熱病名之，然後以六經或臟腑分證。但實際上並非如此，因此，《內經》也不以非單一病為自覺。

《內經》時代處在臨牀醫學的起步階段，技術、過往積累的知識，都尚不足以支持疾病意識的覺醒與建立，故自然呈現，有甚麼便記錄甚麼。其中單一病大流行時，記錄下來，就是單一病。遇到非單一病時，因內含單一病眾多，混淆一處，無法總結到疾病除當前主症之外的各義項內容，如病變過程轉歸預後等，故咳嗽病有五臟六腑咳，痿病有五臟痿，痹病有五臟痹六腑痹等。這裏的五臟六腑，是中醫學對人體全部所有的稱謂，它們同時出現在一個病中，意味着沒有任何的排除，也就是不能指出任何的重點。

強調一下，與當今不同的是，《內經》是囿於條件所限的只能如此，而非刻意如此，《內經》未對單一病故意視而不見。

3.5.2 張仲景的獨自自覺

張仲景的特別之處在於，作了取捨、選擇。表現為：

一、以單一病為設置病種的第一原則，非單一病是受限於認識條件不得已的結果。

《內經》有「咳論」，凡咳嗽為主症者，皆診為咳嗽病。但張仲景不是，在《金匱》中，咳嗽、肺癰、肺痿、肺脹、支飲等諸病，皆以咳嗽為主症。同樣，小便不利病、淋病、消渴病，主症都是小便不正常；嘔吐病、胃反、妊娠惡阻，主症都是嘔吐等等，如何理解這些病種的關係？

以咳嗽、肺癰、肺痿、肺脹、支飲病為例，如果咳嗽不是處在診斷的末位，就不需要其他的任何一個病種，都可診為咳嗽病，於是其他任何一個病種都變得毫無意義。所以除咳嗽之外的病種，其實是從咳嗽病中分立出來的有一定單一性的病種。有某種「母子」性質的關係。

這一部分單一性比咳嗽病強的病種，其命名具有一個顯著的特徵，即不能再以臨牀表現命名。不但因主症與「母病」相同，更因為任何一個疾病的主症，都會隨病情演變發生變化，疾病的單一性增強之後，就能夠避免以臨牀表現作病名，使包容性更强。

書中有一些極具體的數字。百合病「每溺時頭痛者，六十日乃癒；若溺時頭不痛，淅然者，四十日癒；若溺快然，但頭眩者，二十日癒」；狐蜮病「初得之三四日，目赤如鳩眼；七八日，目四眦黑」；陰陽毒病「五日可治，七日不可治」；瘧病「以月一日發，當以十五日癒，設不差，當月盡解」；「黃疸之病，當以十八日為期，治之十日以上瘥，反劇為難治」等，這些具體而精確的不同數字，只能是得之於單一病前提下的總結。單一病種的設置，是診斷單一病的前提。

二、診斷順位。

單一病與非單一病，只有在對它們態度有偏差的情況下，診斷操作上才會出現診斷順位的不同。這種不同如果是全書一致的，就意味着是有理性態度的。這個順位上的偏差態度是，首診單一病，非單一病是排除了單一病之後的診斷。如「病咳逆，脈之何以知此為肺癰？」咳嗽與肺癰皆是書中的病種名。病咳逆，即以咳嗽為主症，在已可以診斷為咳嗽病的情況下，首先作的卻是肺癰病的診斷與鑑別診斷。咳嗽病實際上處在「咳嗽待查」的地位，可見，咳嗽病與肺癰病並不是平等的關係。咳嗽是非單一病種，肺癰是單一病種。咳嗽病是排除了肺癰等之後的診斷顯示，單一病處在第一診斷順位非常明顯。其他如嘔吐病是排除了胃反等之後的診斷，小便不利病是排除了淋病等之後的診斷等等。

解讀這個順位上的偏差態度，就是其雖意欲將所有病症都設為單一病，但因技術條件的限制，未能實現，故致態度有偏頗，使單一病與非單一病的診斷順位不同。順理推演，這些非單一病不但是被挑選處理後所剩下的，還隨時準備接受再次的挑選處理，即是一種「待查」的地位。

三、張仲景在這個問題上的態度，尚可從反面得到證實。

若不是追求單一病，大可完全放棄對單一病種的設置，比如可以全以主要臨牀表現為病名，或以五臟系統為結構。診出一個單一病是很難的，而放棄卻極易。可以放棄而不放棄，當然是因為主觀上有追求的意識在。

雖然仲景已完成了診單一病的診斷思路，但從留存下來的後續歷史文獻，尤其從對當今中醫學有無發生影響看，這僅是仲景個人的，失於理解與繼承。仲景之後的中醫學又重回《內經》的狀態。

以晚至清代為例（因當今以反單一病為指導性理論），俞震的《古今醫案按》即有「同一卒然昏憒，而所因不同，須細審之」之謂。其「因」，文中指出有寒痰、熱痰、元氣虛等，顯然，其思路不是同一卒然昏憒，所「病」不同。這一點還可從另一側面獲得證實。此「按」列於中風候下，中風是病名，而從其「實非中風」「狀類中風」之語分析，並未致力於類似中風臨牀表現的疾病究竟還有甚麼的探討。

3.5.3 當今的逆自覺——反單一病

在「診斷甚麼」問題上，當代中醫學情況特殊。有別於歷史上主要是技術條件的限制，在當今，認識成見的影響成為主因。其突出的表現是，對單一病種的防範與抵制，或者說大量有條件作出改變卻並沒有的非單一病病種存在。但這種防範與抵制的對象，只限於當今新發現的，或者說是由西醫學發現的。這種態度當然也是基於學術之見的有意為之，是理性的態度，只是還有欠通達。表現在：

一、病概念混亂。

「證」既是立足於與「病」有別而立論，「病」的概念就格外需要準確、精確、嚴謹、嚴格。但在當代中醫學，「病」有時定位為有賴專業知識才能判斷的專業術語，有時又定位成與健康對應的普通名詞。

前者如多版《中醫診斷學》教材，及與之配套的教學參考叢書皆指出，是「對該病全過程的特點與規律所作的概括與抽象」。但它的執行情況或者說實際狀態很不相符。臨牀科目中，九成都是咳嗽、頭痛這樣的臨牀表現病種，這是不可能達到揭示「病全過程的特點與規律」這一要求的。

當病種是「咳嗽病」時，是不需要判斷「是否咳嗽」的鑑別診斷環節的。咳嗽病與肺癆病所代表的，是兩類不同性質的疾病，後者是在前者基礎上對病規律的認識推進。其極致處，即是單一病。

二、雙重標準。

在當代中醫學，仍存在大量的非單一病病種。這些非單一病病種的使用，是在明知其中有單一病存在，技術上也沒有診斷困難情況下的刻意行為。技術限制是被迫的，不是出於此，就只能是出於主動的拒絕態度。

這樣的狀態所顯示的，是中醫學診斷理念的不透徹、雙重標準、邏輯矛盾。

雙標的意思是執行者可任意選擇兩個有衝突的標準。比如對同樣的行為，一時對其臧，一時對其否。單一病與非單一病作為診斷理論，是有衝突的，因彼此有互相否定性。比如診為肺癆，就不能診為咳嗽，反之亦然。因為這二者分別代表了單一病與非單一病，彼此的互相否定就不僅是具體病種的，還是診斷理論的，意味着這兩種診斷理論如果都主張，就是雙標。

若主張非單一病，因為不存在任何技術上的困難，立刻就能全面達成，但現實的狀態卻是沒有，提示主張不在於此。而有眾多的單一病，不但已知，且能診斷，比如胃潰瘍、胃炎。但現實狀態是這些仍都同屬在「胃痛」這個病種裏，提示也不是主張單一病。鑑於這兩種情況在現實中都有改進的條件卻並存，故謂之雙標。這是因為，中醫學只是反對設置由西醫學所辨認出來的單一病，不給這些病以相應的病名名份，而對歷史上中醫學自行辨認出的單一病是不反對的，這是雙標的造成原因。

當代中醫學主張甚麼？可以說並無經得起推敲的理論主張，只有防範，即不要與西醫學所做的一樣。中醫學既沒有在設置病種方面給出圖謀根本性改善的指導性原則，也沒有就現實中兩種不同的指導性思路，指出哪種是處在優先級別的。結果使「診斷甚麼」問題的內涵複雜，從而發生「診斷甚麼」的問題。而「診斷甚麼」是指診斷指向的目標。診斷指向的目標不同，診的過程中，關注的焦點證據（「如何診斷」）就會不同。

至於是否還可以人規律貫穿所有，成為診斷目標的問題，也從未得到單獨的探討試行。

第 4 節　證問題的由來

4.1「證」術語的出現

從學術的嚴謹性上說，中醫學辨證論治的「證」，其實只能是「证」。繁體「證」是沒有證理論的含義的。

因為「证」是學科借漢字簡化之機，新增設的一個專業術語。普遍認為的「证」是「證」的簡體字，只是表面，並不準確。

表 1：診斷術語「证」的出現

漢字簡化前			漢字簡化後	
繁體	俗體	醫學含義	簡體字	醫學含義
證	症	病況、症候	症	病人的臨牀表現
			证	醫學的診斷術語
証		無	证	

如上表，在漢字簡化之前，有「證」「証」兩個正字，及「症」這個「證」的俗體字。俗體字的意思，是指某個正字的通俗寫法。在意思上，與正字完全相同。俗體字也可以理解為異體字。而「証」僅表「諫正」，即直言規勸之意，並無醫學範疇的含義。至於「證」，則指

疾病的臨牀表現。

漢字簡化後，「証」與「證」都簡化為「证」，並新賦予「证」醫學診斷性術語的含義。它是一個專業人員經收集情報、思維加工後的診斷性判斷，即診斷結論。「证」的這個新意出現後，表達的就只是醫生的診斷性判斷，而不再是病人的不適。

「證」原本所表達的病人的不適，即疾病的臨牀表現這一含義，這時用「症」表示，使原是俗體字的「症」，轉為正字。「证」與「症」分立，成為各有不同含義所指的中醫學術語。

《內經》全書，「證」字僅見一處（〈素問・至真要大論〉:「病有遠近，證有中外」），「病」字卻有 1500 多處。如果證是一個與病對峙的診斷理論，重要性至少與病對等，實際卻如此罕見，這是無法解釋的。

張仲景的《傷寒雜病論》，「證」字很常見，以其極為規範使用的各篇章篇名為例，每一篇章的篇題都冠以「XX 病脈證（並）治」，換成今天的語言，就是「XX 病的診斷（以及）治療」，而不是「XX 證的診斷與治療」。篇名中「脈證」的「脈」相當於體徵，是張仲景在病人體表症狀不顯時，內窺體內狀況的方法與手段。如「病咳逆，脈之何以知此為肺癰？當有膿血，吐之則死，其脈何類？」「病腹痛有虫，其脈何以別之？」從構詞關係看，「脈證」的「證」，就只能是指病人的臨牀表現，「脈證」二者是並列關係。另外從可信度看，也不可能是指「证」。因「证」是醫生的判斷，再高明的醫生，也難免判斷有誤，不可輕信。而病人的臨牀表現，卻是真實的病情反映，是醫學判斷能夠信賴的依據。

至少在《內經》與《傷寒雜病論》，證是各症狀表現的總稱，病不同，其表現亦不同，所以除非是另有總稱的必要，一般都會以具體的臨牀表現出現。這是二書中「病」字多，而「證」字少的原因。(病、證二字比例：《內經》中 592：1；《傷寒雜病論》中 645：142)

但《內經》與《傷寒雜病論》中確實有大量臟腑寒熱虛實判斷的內容，這些內容今天是屬在「证」範疇的，如何解釋？它們是對疾病內在機理的闡述，在診斷上，不是與病對抗的關係。因為那時的病，多屬臨牀表現，如咳嗽病、嘔吐病、水腫病等，內在機理包含複雜，表現特徵也不盡相同，有必要在內部再作區分，但限於技術條件，無法都處理成如蛔蟲病與腹痛病的關係那種模式，所以只能用較為抽象的，能夠允許一定程度變動（或者說包容性較強）的六淫、八綱、臟腑、氣血津液等進行處理。

而《內經》與《傷寒雜病論》是公認的中醫學最重要，也是最主要的基礎，是它們奠定了中醫學的主流學術思想，具有無可比擬的代表性。

但學術界在創造了「证」這個診斷術語之後，卻並沒有保留原來的「證」字，也沒有提示說原著裏的「證」字已經改為用「症」表達。反而普遍誤認為古籍裏的「證」就是「证」，二者只是繁體與簡體的關係，即只是寫法不同，意思一樣，致使對經典嚴重誤讀。經典不會引發各相關教材在大量引用時的版權問題，卻仍是獨立的中醫本科教育的專業課程，且以原著原文的形式學習，其必要性、學術價值從何而來？這個令人百思不解的問題，病、證的關係大概是根本。

那麼，是甚麼時候，甚麼原因，改變了寒熱虛實的判斷與病的關係，由原來的對疾病內在機理的說明，變更為與病抗衡的概念，以至有必要提出一個抗衡性的診斷術語？

理解方便起見，除此節外，尊重習慣，本書在表述辨证時，仍用「證」字；臨牀表現則用「症」字。

4.2 證理論的提出及其意義

4.2.1 證理論的提出

「證」理論即指辨證論治理論。與普遍的理解不同，這個理論其實並不是中醫學傳統固有的。但它也不是憑空想象而來。它來自當今的中醫學者對過往積累的總結提取。

過往積累豐富，堪可總結。但這是一個極其艱難的任務。因為過往的積累太多、太複雜，時間、地域都跨度極大。時間長（有兩千多年）則積澱數量多這容易理解。不僅如此，地域廣也使總結複雜，因為氣候及生活方式的不同，流行病、常見病、地方病都會有差異，這是經驗積累的豐富性增加的總結難度。加之中醫學傳承的主體在民間，方式較為自由，同樣的認識會用不同的術語表述。而且各位先賢的體會理解中，不僅有真實可重複的，也有過度總結的，乃至猜測性的，但都被撰述者以同樣的不容置疑的態度，保存在遺留下來的文獻中。或許是文化的原因，不僅沒有「假說」這個詞，就連「這還只是假說性的」態度也從來沒有。因此，就有一個對過往的理解總結是否準確到位的問題。

但這個「對過往積累的總結提取」的工作還是做了。時間是在上世紀50年代末至60年代初，國家在多個省市開設中醫院校。鑑於過往主要是師徒傳授模式，隨着學校的開辦，如果教學方式再如過往般以經驗為主體，各承家説，勢不可行。學校授課既需要師資，也需要教材。這是從無到有，零的突破，不但是形式上的，還是性質上的，因為有學科核心理論的確立問題。一個多年制的專業教育，需要系統化，在內容上要能互相銜接、循序漸進；而作為有別於其他醫學的一門學科，其核心理念上，又必須清晰一致。集中表現這些的，就是教材。

但這個核心理論並沒有現成的答案。士農工商，醫屬工，技術性行業，應用性學科，能看好病就好。這個核心理論當然也不能空穴來風，可行的，就是對過往的積累作出總結、提出，並確立。

據已故國醫大師鄧鐵濤撰文回憶，「辨證論治之精神，來源古遠，但加以提倡宣揚，是在解放之後，中醫學院成立之初，第二版中醫學院教材編寫之時。郭子化副部長在廬山教材會議上提出把辨證施治之精神寫入教材之中。後來經時間之推移，大多數學者同意定名為『辨證論治』。這是名稱提倡之由來」[3]。辨證論治的意思就是診斷證，並以之指導治療。

4.2.2 證理論的重大意義

證理論對中醫學意義重大，其中以歷史意義尤為顯著。因為它強調出了與西醫學診斷目標存在不同。西醫學的診單一病思路明晰而純粹，「證」這個診斷術語的被創造，使中醫學的診斷特色得以有存身之處，不至因悉從診單一病作解，而遭支離或丟棄。證概念保護了中醫學的精華所在，使中醫學的完整內容得以傳承延續，可以説是功莫大焉。

在今天，證理論是否尚有現實意義？答案也是肯定的。只是這一現實意義是現階段性的，有一定暫時性。其意義可分作診斷與治療兩個部分。就診斷的意義而言，因為證的診斷裏，包含着對人規律異常的診斷內容。而對治療而言，就更為重要。

因為中醫學有着不同於西醫學的治療。這個不同，不僅是具體

3　鄧鐵濤：〈辨證論治〉，《新中医》1999 年第 2 期，頁 9—10。

的藥物成分，更重要的是療效路徑。任何一個病，如同一個問題，解決的方案都不可能是必然地只有一種。中醫學內大量異病同治內容的存在，提示其有相當的可能是作用於人規律，再由人體自我穩定機制運作。換言之，是由間接而不是直接對病規律的干預獲得。而所有的治療，中醫學都是以「證」這個符號系統理解、指導的。這就使得證理論在一個相當的時期內，都將被依賴，不可或缺。

4.3 證問題產生的原因

辨證論治是當代中醫學最為重要的理論，但它同時也正在成為當代中醫學最大的掣肘因素，慎重起見，有必要對鄧老所說的情況細加辨析。

精神指內容的實質所在、主要的意義。體味鄧老於回憶中兩處所用「精神」一詞，含義頗有差別。「辨證論治之精神，來源古遠」之「精神」，是對過往歷史積累的解讀與領悟。中醫學過往積澱太多，解讀者不同，有很大可能所得結果不同，即尚可爭鳴。而「把辨證施治之精神寫入教材之中」之「精神」，則不但已將辨證施治理論明確提出，且是定名。此處實已不是隱於各種文獻裏的精神，或絕不止是精神，而是已用術語將其固定、定型。加之又是全國統編性質的教材，話語權獨攬，不再給師生另外自由感悟精神的空間。故後一處「精神」實質上是一個明確的理論，是「第二版中醫學院教材編寫之時」的產物。

中醫學積累了兩千多年，經驗豐富，當中一定包含着中醫學特有的內核。但因為並未對過往的積累作出任何的淘汰與揚棄，只以辨證論治歸納過往，概括性之高，在中醫學史上大概前所未有。因生命機制、疾病機制都極其複雜，加上兩千多年民間自由傳承，導致學說、術語表達亦都異常複雜。至今中醫學仍有一門名為「各家學說」的專業課，學術爭鳴反映的是學術思想的衝突，這樣的局面，以一個術語概括全部將會如何？

强行以一個術語高度概括，勢必導致兩種結果：

一種是，為使這個術語能概括全部，該術語在內涵與外延上都將被迫不斷放大、延伸，包羅眾多，無法單純。也就是說，這個術語中包含了眾多性質的內容，使辨證論治這一術語，淪為只是中醫學過往幾千年所有經驗的統稱性符號，並不能成為理論。但這正是證理論的定位。

另一種則是，如目前所公認的，將辨證論治視作一個理論。但它所代表的只是過往中醫學的主要精神或精神之一，比如特色性理論之類。而在其之外，不排除尚可能存在其他的（非特色的或者說次要的）精神。這雖然完全可以成立，但卻從來就不是證理論的定位。

鑑於「證」被廣泛認為是中醫學靈魂精髓的核心符號，這一問題對當代中醫學太重要了，有必要對當時影響理解的因素詳加分析。比如總結過往精神時，是否足够慎重，是否有充分醞釀，充足討論？紛爭的解決，是出於學術達成共識還是外力的作用？在使用一定時間後是否有過充分的反思檢討？當時有哪些外部影響因素，及對辨證論治理論的形成產生了甚麼影響？

4.3.1 時間倉促

當今中醫學對其自身過往診斷思路的總結與提煉，並非學科自身發展自然而然的到達，而是出於教育模式變化，對教材的急迫需求。教材不是治學，不能等待水到渠成，必須如期交付使用，可是面對的工作量卻極繁重。中醫學綿延了至少兩千年以上，雖幸得《內經》《傷寒雜病論》等著作的凝聚作用，使一直以來的理論工具（如臟腑八綱等）能相對集中，可堪溝通，但畢竟是民間自由發展的方式，悟想駁雜。各種學術、學說之間又不無衝突，要梳理篩選，使之成為高度凝練、宗旨鮮明、觀念一致的系統理論，難度極高。梳理時所選取的文獻材料是否有足夠的代表性，梳理者的立場、識見都會極大地影響梳理的結果。

在二版教材之前，已有一版，甚至更早的首套教材[4]（供中醫進修學校所用。為解決正式辦學所需師資問題，當時曾先行選拔部分民間中醫作進修培訓）。但因各次的編寫，在時間上都相距甚近，未及在使用中發現問題。

其中首套教材的編寫，由個別率先辦學的學校委付少數學者於1955年着手，1958年完成[5]。與此同時，因各地中醫院校紛紛建立，教材需求迫切，1958年7月衞生部組織醞釀編寫供全國中醫院校統一使用的「試用教材」（一版）。它於1959年4月確定由在北京、南京等地的5所院校分頭編寫，兩個月後完成編寫提綱，次年春完成並投入使用[6]。因為一版教材的編寫處在院校的草創階段，內容簡單，1963年5月與10月，衞生部先後兩次組織對一版教材進行修訂，修

4 李友白等：〈中医药高等教育一至四版统编教材略探〉，《中医教育》2017年第1期，頁74—76。

5 南京中医药大学：《輝煌歷程：南京中醫藥大學大事記（1954-2014）》，北京：中国中医药出版社，2014年，頁10。

6 陸蓮舫：〈高等中醫教育的教材建設——高等中醫教育四十年回顧之三〉，《中医教育》1997年第2期，頁7—11。

訂後的版本即視為二版教材。鄧老所説的「在二版教材編寫會上確立了辨證論治理論」，即指此版。

一版教材的完成至二版的修訂，實際使用不到三年。中醫本科專業教育的學制一般是 5 年。因為當時是首次招生，3 年的時間，未夠完整的一屆，不足以在使用中發現問題。隨之全社會十年文革，大學工作全面轉向，致診證理論未能在之後的使用過程中，有過嚴謹的驗證與修正。及至文革結束，證理論已經被全面確信。1974 年末開始的三版、四版及更多新版教材的編寫，都始終未能就辨證論治理論問題進行再討論與再反思。例如診證是中醫學的特色理論（即理論之一，之外尚有其他）還是全部理論？當時的認識受到了哪些外部因素影響？幾年過去後，對當時的認識是否有所改進等等這些問題都沒有得到充分的討論。隨時間的推移，這一理論卻越加成為認定的「真理」。

學術爭鳴未能充分進行，傳授方式又有別於過往。過往的中醫是師承式的，即便不是一對一的，也絕不是規模化的，這種方式使得傳承形式可以活潑多樣。而學院式、系列教材、全國性統編的模式，舉國一致，百花齊放的可能性亦不存在。中醫學辦學雖已幾十年，但業內一直有呼聲，要求恢復師帶徒模式；而部分院校亦確實曾試以或正在大幅壓縮學生在課堂的時間，以試行「早臨牀、多臨牀、反復臨牀」的宗旨……內在原因與「證」這個核心理論的關係值得深思。

4.3.2 外部壓力

比教材編寫稍前，《新中醫藥》《北京中醫》（《中醫雜誌》前身）等雜誌曾特設專欄，以「現代醫學和中醫的結合」「中醫科學化」為主題展開連續討論。一些有想法的中醫學者如姜春華、任應秋、秦伯未等，撰文闡述了中醫學的診治思路是辨證施（論）治的觀點。這些雖然在實際上也是二版教材提出診治理論的學術準備，但雜誌的專欄名反映出其所討論的都是與科學、西醫學的關係問題，可見當時的話語環境另有外源性壓力的存在。這是因為其時距南京國民政府廢止中醫案舉措未久。

鴉片戰爭、五四新文化運動，造成社會對德先生（Democracy，民主）、賽先生（Science，科学）的強烈訴求，曾引發一系列中醫學界的災難性事件。如中、西醫學的區別被貼上「落後與先進」的標籤，中醫不被允許納入學校教育體制等等。至國民政府通過了廢止中醫案，生死攸關之時，中醫人奮起抗爭。彼時情勢緊迫，故應對的策略主要打的是臨牀有療效及政治要正確（愛國）兩個方向的牌。而對中醫學不科學的普遍質疑，直至 1949 年因新政府表示出扶持中醫藥的態度，中醫學的生存合法性不成問題之後，始有優裕時間，能從專業內部提精煉髓，搜檢探求，嘗試給出正面回答。

要注意的是，這時「廢止案」雖已被廢止，但中醫學已由當初的「國醫」淪為被西醫分庭抗禮的「中醫」，且還不是並列的關係，而是主流與非主流的關係。在中醫院校成立之前，西醫學已經辦學多年，所辦的是「醫學院」「醫療系」。這樣的稱謂，擺脱掉的不僅是名稱中的「西」字，而是「一醫獨大」的地位。中醫學無法與之平坐比肩，壓迫感與危機感應該還是有的。

危機感勢必會產生使命感。中醫學在總結過往的診斷思路的時候，有一個立場一直是鮮明的，就是立足於與西醫學的不同。也就是說，不僅是對過往經驗的總結，所總結到的結果，還必須能體現出中醫學的特長與特色。正是因此，「證」這個術語，着眼的不僅是對自身過往的總結，還有與西醫學診斷思路的分別。如此，西醫學辨病，中醫學辨證；西醫學是辨病論治，中醫學是辨證論治，這樣在理論上有對峙性質的廣泛說法，就不奇怪了。

但特色與特長，是中醫學的全部還是部分？或者說於特色與特長之外，中醫學是否尚有其他？這個簡單的問題之坑卻一直未作回填。

4.3.3 學術誤會

當然更重要的是內在的學術原因。從拒用辨病論治，創造辨證論治時就可知，在總結中醫學的過往時，有一個先決的預設立場在，就是立足與西醫學的不同。這也導致了對中醫學過往積累的誤讀，其中最主要的部分，是對《內經》《傷寒雜病論》等經典的誤讀。

不同於個人或小圈子之間的影響力度，一直以來，《內經》與《傷寒雜病論》不僅有使中醫學的學術討論話題集中的作用，其內容也是中醫學（包括當今中醫學）的主體構成成分。它們的學術思想也是中醫學的主流精神，至少也是主流精神的重要部分。也就是說，若說歷史上有甚麼文獻能被視為中醫學精神的代表，《內經》與《傷寒雜病論》絕對是核心中的核心。另一方面，這些經典都是中醫本科乃至研究生教育的主幹專業課程，不能退出歷史舞台，說明其意義不僅是歷史層面的，更是現實層面的。

學術界長期以來普遍認為《內經》《傷寒雜病論》等經典的精髓正是辨證論治，認為「辨證論治之精神，來源古遠」[7]。若果真如此，這些經典仍具有的自行獨立存在的理論空間又是從哪裏而來？這些

7　鄧鐵濤：〈辨證論治〉，《新中医》1999 年第 2 期，頁 9—10。

文獻不存在版權限制問題，卻不能被相應的學科概括吸收，不能整合進相關學科，甚至不能以翻譯成現代漢語的形式編為教材，明顯反映出目前對經典的現有解讀未能捕獲精髓、領會其精神。説明「辨證論治」不夠準確，有重大遺漏。

仲景本人於其〈傷寒雜病論・自序〉中，曾含蓄地提到其對《內經》的背叛或曰突破：「撰用〈素問〉〈九卷〉〈八十一難〉……」。「撰用」即「選用」，有選用就意味着有落選，故知對《內經》等經典是批判性地繼承。作為臨牀性專著，非病證部分如解剖、哲學等知識的落選當不得「選用」一詞。有些病證（如〈素問〉有痿論，《金匱》無）、具體知識未載，因不涉及理念，亦當不得「選用」一詞。能當得的，必是有扛鼎之功的部分，即重大理念。推想只能是診斷的問題，因《內經》的治療尚很粗疏。可惜學術界從未注意此説，一直以同一個辨證論治理論來解讀不同的經典。

診證不必診病（單一病）這個觀點是個錯誤的認識，在常識層面就能解釋清楚，卻在中醫學內已經盛行六十年，且至今仍未被推翻，其原因錯綜複雜。

當然，診單一病的模式在仲景書中雖有存在，但較薄弱（因技術手段的限制），被淹沒在眾多的非單一病內，致其模式未能清晰顯現；而仲景本人也未以文字顯性地説明，也都是重要的學術原因之一。

4.3.4 人性影響

人類對事物的了解，只能是循序漸進的，「序」的最初起點，是人們的生活常識，也就是説離不開人們身邊經常接觸的事物。這是人性。

在認識上，人的本能的特徵，則是自我中心，這是教育心理學家 Jeam Piaget (1896—1980) 發展心理學最權威的理論。「自我中心」是心理學名詞，不是道德評價。它指兒童在前運算階段 (2—7 歲) 只會從自己的立場與觀點去認識事物，而不能有客觀、他者的立場。Piaget 將其稱為「我向思維」和「自我中心」的思考。或正因此，成年人對於自己不能理解或不甚了解的事物，其認識也同樣是從「自我」出發，因為只能從此起步。或是從可以被自身的感官直接感知到的物出發，或是從經常接觸、習以為常、熟能生巧類的事出發。也就是說，人們最先了解的，往往是自己有經驗的事物，尤其在人類的早期。

這個「自我」，在認識的問題上，因為有認識對象存在，並不單純。因為認識對象自有自身規律，是一種「非我」，但人們卻在認識本能的驅使下，常常忘了這一點。

北宋沈括有〈論採藥〉一文，從另一側面反映了這一問題：「古方採草藥，多用二八月，此殊未當。二月草已芽，八月苗未枯，採掇者易辨識耳，在藥則未為良時」(《蘇沈良方》)。文中指出，自古以來，人們採摘草藥多在二至八月間的原因，只是因為二月草已發芽，八月苗尚未枯，有利於採藥人 (「自我」) 的辨認，而不是彼時藥材 (「他者」) 效力最好。因為藥材的入藥部位，有花、葉、莖、根之別，又有植物品種、生長地域、氣候環境等等的不同，粗暴地用統一的時間採摘非常不合適。這個道理未必只有沈括一個人明白，之所以仍不得不於二至八月間採，是有另一個難題存在，即認識條件的限制。古時的草藥不是人工種植，而是野生的，若尚未出苗，或已枯落，地表不可見，則採藥人難以發現。故只能以採藥人能發現為前提，之後才能顧及甚麼時候採藥材質量最好。而沈括通篇未提及這一難題，應該是他並非一個會親自採藥的人，沒有意識到這個「他者」的問題。

而病規律正是一個「他者」。承認「他者」有其自身的客觀規律，尊重它，了解它，是人類亙古的難題。

診斷的行為發生在疾病的狀態下，而影響人體疾病的有病與人雙因素。但意識到雙因素、雙規律的存在，並嘗試將之分開判斷，以至成為一種指導性的診斷理論這一進程，至今亦未完成，中、西醫皆是如此。否則雙因素、雙規律的概念也不需要由本書提出了。

4.4 證理論貫行現狀

當代中醫學雖然刻意強調辨證，並以之作為與西醫學所診的最大不同，但從現實中的狀態看，並未徹底執行。因在診斷甚麼問題上並不統一。

處在診斷第一位的，並不是證，而是病。雖然各病貌似都再以八綱、臟腑、氣血津液這些屬證的因素進行診斷，但並不統一。如肺癰病的表證期、釀癰期、潰膿期、恢復期演變軌迹，是病的，而不是證的。如肺癆病肺陰虛時用月華丸，而不是通常所用的沙參麥冬湯，這也不是證理論的必然結果，而是基於癆病的指導。

且處在診斷第一位的這些病本身，性質也不統一，其中不乏單一病者。當代中醫學對歷史上已然辨識出來的單一病，仍繼續使用，這時也並不介意這些病在性質上其實是西醫學式的。

以《中醫內科學》為例，被它設作病種的病有：

一、單一病式。

佔比較少，如肺癰、哮證、肺癆、霍亂、蟲證、癭病、痢疾、瘧疾等。其中癆病（癆蟲）、瘧疾（瘧邪）、蟲證（可排出體外的腸道寄生蟲，且都是肉眼可見者，如蛔蟲、蟯蟲等）屬病因性的單一病，霍亂、痢疾也是，因其是從「下利病」獨立出來的病種，且強調感受時邪為病，短時間內集中流行，傳染性極強或較強，指向單一病。肺癰病因表證期、釀癰期、潰膿期演變規律，及潰膿期時吐痰有特別的性狀，亦屬指向單一病。屬病理性的單一病，但由臨牀表現包括演變過程確診。癭病因有地方性特點，強調以昆布、海藻治療，疾病與含碘食物的關係，亦是指向單一病。屬病理性的單一病，由治療反饋性確診。指向的意思是，因缺少相應技術手段，單一病只是診斷的方向性思路，而不是病因、病理的確認。雖不能排除誤診，但那只是技術問題，而是否指向單一病，則是性質問題。

二、非單一病式（也是雙規律混同式）。

表現為以主症或主要體徵為病名，其所設病種內部所含病規律複雜不一，佔書中病種的絕大多數。

書中單一病與非單一病並存狀態與《內經》《傷寒雜病論》貌似相同，實質有天壤之別。《內經》與《傷寒雜病論》對待二者並存，在能夠辨別時，就設為單一病。其非單一病部分，當其中有某單一病能被認出來時，是隨時會獨立出來設作單一病種的。而《中醫內科學》卻是在能夠辨別的情況下，刻意拒絕對單一病的設置，背叛傳統。這應該就是醫學經典不能退出專業課的原因，藥學經典沒有專業課地位則可作為某種反證，因沒有重大背叛。

辨證論治是學科最重要的診治理論，也是最高原則，指導性極強。它對臨牀實際工作的控制性是嚴肅嚴格、不可侵犯的。可是，火神派、方證學說卻能夠於臨牀盛行，說明診證理論的控制不力，無法徹底貫徹實行。

第 5 節　證問題實質之一：誤解「診證」與「診病」的關係

很多人誤以為診證有別於診病，實質上，診證之中包含了「診病」。

5.1 病與病種設置

疾病是客觀存在，但病種是醫學設置的。

如同馬就是馬，鹿就是鹿，馬與鹿各有特性，不能指鹿為馬，混為一談。故馬有馬名，鹿有鹿名。每個疾病也都有其自身獨有的、不同於其他疾病的客觀規律。為便於對它的認識，需要首先將其鎖定，這就要給它一個名稱。用名稱將所指固定下來之後，才能研究它的規律特性。其實即便是相同於其他某個疾病的規律，這個結論也必須下在對它有足夠了解之後。換言之，仍需要先給它一個名稱，以方便所指能夠明確。所以，每一個疾病都應該有一個自己的專用名稱，作為指代它的符號。

病名是病種的名稱，為一個疾病命名，其實就是在設置一個新的病種。醫學對病種的設置，是以病名的形式體現出來。以常識看，設置病種的原則是，每一個疾病規律都被設置為一個病種。但實際上，情況卻很是複雜。馬與鹿之所以被人們區別，是因為它們能夠被肉眼輕易看見，又在外形上頗不相同，不難分辨。但疾病的表現卻常常不是如此。

疾病的「特定」之處，往往都不在外在表面，「病有內同而外異，亦有內異而外同」，不像馬與鹿的區分那麼容易。比如牙疼可以是牙的原因，也可以是心臟的原因。冠心病心絞痛可以出現在心前區，也可以在其他的地方。

不但區分病（即診斷）非常困難，甚至不知道是否有，及有哪些需要區分的疾病存在。因為醫學是人所創造的，人及人的疾病卻不是。醫學對疾病的認識，深受認識的技術條件，與人的主觀認識能力這雙重因素的影響，使得醫學對疾病的認識很難一步到位。

所以，問題的核心，是認識者（認識主體，這裏指醫學人）與認識對象（認識客體，這裏指人的生命規律與疾病的規律）二者間永遠的矛盾關係。如同人們在預測地震火山爆發上遇到的困難一般。

醫學所設置的一個病種裏，是否僅包含一個疾病規律，會隨着認識的推進而不斷發生變化，結論也會隨之不同。比如在《內經》時代，雖然凡以咳嗽為主症者，皆診為咳嗽病。但在那個時代，咳嗽已是區別於痿、痹、厥等病的單一病。到仲景時，發現了雖然也以咳嗽為主症，但有肺癰等病的不同。故這時，因為肺癰等病的設置，咳嗽就淪為非單一病，肺癰才是單一病。

中醫學所設置的病種現狀是，有只包含一個疾病規律的病種，它們絕大多數都是在歷史上早已被認出者。而更多的，則是包含眾多病規律的病種。重點是，已經明知它們之中包含着遠不止一個疾病規律，卻沒有做進一步分離。

5.2 單一病與反單一性

在今天，醫學有了足夠的技術手段與知識積累，已能認識到病由雙因素（雙規律）決定。這時的診斷理論，本可有從病規律，或從人規律兩種之中選擇。但因為當今的醫療還是處在疾病模式（即處理的都是來看病的病人），所以在診斷的環節上，病的因素不容忽視。

如前所述，單一病是在病規律的基礎上提出的概念，指醫學所設置的一個病種裏，只含有一個疾病規律者。一個病種內所含的病規律越少，研究因素越單純，就越有利於對它的研究。

當然，醫學所設置的一個病種，其內含的病規律是否已經是單一的，對這一問題，囿於主客觀方面的限制，很難作一個終結性結論。但一個新的病種被設立，總是使病種的單一性得到提升的，無論這個新病種是甚麼級別的。

SARS、2019 新冠這樣級別的新病種，因以具體的病毒作為設置標準，當然是單一性級別極高的單一病。而即便不是，比如沒有實驗室技術一錘定音地確定，只能認識到「不是」甚麼，即只是通過排除，設立了新的病種，彼此的單一性也都獲得了提升。如在確定是 SARS 病毒致病之前，「非典」曾是該病的暫用名，其名稱由來即是「不是」，不是典型肺炎之意。但因「非典」的設立，在「此」，若非如此，這類病就將被診為過往所知的肺炎；而在「彼」，它的設立，使肺炎病種內可能增加的病規律得以被「非典」分擔，也是某種程度的單一性提升。

因為肺炎並不是中醫學的病種名，故這裏再舉一個傳統中醫學的例子。比如黃疸病，在它首次設立時，因它是對「病了」狀態的分化，是對水腫、嘔吐、頭痛等病的否定，故認為它是屬於向着單一性的方向發展的。而這時的黃疸是將萎黃包括在內的。後來，隨着萎黃的分出，雖然萎黃並不是只含一個病規律的病種，但因為它從黃疸病中剝離，很明顯，不僅是萎黃有了專用名（猶如非典），而且黃疸病的單一性也獲得了改善。

故凡病種有新設，病名有增加，都意味着病種的單一性得到了改善。

這樣看來，隨着認識的加深，總是會增設新的病種，也就是總是向着單一性方向發展的，那麼討論這個問題還有甚麼意義呢？

因為這個趨向在當今中醫學處被喝止了。這種喝止的實質，就是反單一性。當代中醫學在技術上完全能做到的情況下，卻沒有再在病種設置上作單一性的改善。以傳統積累最豐厚的《中醫內科學》為代表，書中的病種都是歷史上建立的，不但未再增設新發現的疾病病種，對既往所設的，在已經能夠發現其包含有不止一個病規律的情況下，也拒絕將它們分設開來。這種情況在各個不同主編編寫的學術論著中都高度一致，提示這是學術界的共同認識。

但這個認識是不可思議的，或者說是感性的。因為理性的拒絕，需要對病規律有足夠的了解。而單一病、單一性這個概念由本書才提出來，提示中醫學對這一問題尚未有深入的理性思考。只是因了某些因素的影響，受人類認識本能驅使的結果。

5.3 單一病的設置

在以單一病為設置病種的目標時，其所面臨的狀況猶如滿天星辰是客觀事實，但星辰的名稱則是人類給予的。病也是客觀事實，而病名則是醫學人賦予的。這裏有一個病種設置原則的問題，比如滿天繁星都叫星星是一種命名法，而每一個星星都有自己的名稱是另一種命名法。就星辰的個體而言，總有一些星體還未被人類發現，也就未能被命名。同樣，若所設病種是單一病時，其設置也常常滯後。一個新的疾病出現了，但醫學還未及命名「它」，二者難以同步。

5.3.1 影響單一病設置的因素

為何病種是單一病時，才會出現命名滯後的現象？任何一個病，它的臨牀表現醫學第一時間就能接觸到。對此，若以臨牀表現命名，當然就不存在名稱滯後的問題。若設置的病種是單一病時，這個病獨有的疾病規律，卻常常要之後才能揭曉。因需要了解的時間與條件。揭曉之前怎麼辦？或被誤認為是其他有類似表現的病，這是誤診。或用排除法暫名，如「非典」(即不是典型肺炎)、「新冠」(即新出現的，不是過往所知的)。如果不適用，則會暫時以臨牀表現命名，這時會加「待查」二字，如發熱待查。這些是西醫學設置病種的規範模式。

有哪些原因會造成這個不同步狀態？

醫學是人建立的學問。醫學通過病人的臨牀表現注意到有疾病發生。但絕大多數的情況下，同一個臨牀表現，也有可能是由不同的疾病引起。比如上腹部位的疼痛，可以是胃、腸、肝、膽、胰的原因，也可以是泌尿系統及婦科疾病的原因，此外還有不太常見的其他原因。即便鎖定了具體的器官病位，同一個病位的病因仍不止於一。這些都增加了醫學對它認識的困難，因為人對疾病的認識受許多條件的限制。

客觀的方面，是「能不能」的問題。即有無客觀技術條件使醫學人能夠發現某個單一病。不能發現，也就意味着不知道這類疾病的存在，當然也就不可能把它們作為一個獨立的病種進行設置。

還有主觀方面的原因，即「要不要」的問題。要不要致力於發現單一病，及發現了之後要不要命名它。顯然，這屬於主觀認識範疇的問題。這個因素嚴重影響診斷意識的敏感度及臨牀診斷的結果。

SARS、新冠流行的最初，都是在臨牀而非實驗室發現的。也就是說，是在沒有足夠技術條件的支持下被發現的。這樣的情況很常見，以至有一個專用術語來形容它，就是「臨牀診斷」，說明對技術條件的依賴似乎也沒那麼絕對。這時就顯示出來「診斷甚麼」的指導作用了。診斷若有追求單一病意識存在，就會有此自覺性，對此問題敏感。

5.3.2 影響單一病辨識的因素

單一病的設置以能夠被辨識出來為前提，那麼傳統方式下，甚麼單一病易被辨識？

傳統中醫學認識疾病，受傳統診斷技術條件所限，只能通過疾病的臨牀表現、病變過程的表現（包括病變過程、病程時間、演變軌迹）、預後、併發症、後遺症等的細節辨識。一個單一病能夠被臨牀察覺、識別，至少需要具備以下幾個必要的條件：

一、臨牀表現有足够辨識度。

如以咳嗽為主症的疾病，在《內經》中只有「咳嗽」這一個病，至《金匱》時始有肺癰等病，肺癰是從咳嗽病中獨立出來的單一病。它之所以能較肺癌等其他單一病率先識別診斷出來，是因它有一個極具辨識度的臨牀表現——吐的痰很特別：「何以知此為肺癰？當有膿血」。吐膿血這一特別的痰在診斷上有着决定性的重要意義。而當沒有這種具辨識度的外在臨牀表現時，則診斷困難。仍以肺癰為例，病的初期，尚未吐這種特別的膿血痰，如何才能作早期診斷？「脈之何以知此為肺癰？」「其脈何類？」此時反復問脈而不問症，因為症狀無甚特別，憑藉症狀診斷困難，只能求助於脈。因脈是早期中醫學窺測身體內在變化的窗口與途徑。

出現在體表的表現，還必須僅出現在一個單一病中，若非如此，就無法診出單一病。如泄瀉與痢疾的關係，在《金匱》中都屬下利，但所下性狀不同，故後世將其區別開來。痢疾病的分立而出，為其有別於泄瀉的特色治療奠定了基礎。如泄瀉用香連丸之類，皆屬清熱燥濕的方法。而痢疾則用芍藥湯，清熱燥濕外，通因通用，「行血則便膿自癒，調氣則後重自除」。痢疾雖有別於泄瀉，有了單一病的傾向，但中醫學的痢疾不等於都是由痢疾杆菌所致的外感熱性病，它只是以主症便下膿血區別於泄瀉。而便下膿血卻不僅有外感熱性病一種，也見於內傷性疾病，如潰瘍性結腸炎等，彼此病理變化及治療原則頗不相同。但這時卻缺少有效辨識度的臨牀表現，故中醫學一直未能再將它們區別開來，使中醫學的痢疾病內含不止一個單一病。

此外，這些有足够辨識度的臨牀表現，還需要能被醫學者捕捉到、意識到。如哮喘的哮鳴音極特別，可依據其診斷與鑑別診斷。在《金匱》中亦有此症的記載：「咳而上氣，喉中水雞聲」。哮鳴音是哮喘一個極具辨識度的表現，有別於其他任何肺系疾病，但因仲景彼時尚未意識到，故未能據之將其從咳嗽病中獨立出來，未能成為與肺癰等病並立的病種。

二、病變過程急性或快速發展。

疾病的臨牀表現足够特別，特別到足够依據其作出診斷，這樣的疾病畢竟只是少數。而疾病的病變過程、各過程所需的時間、每程的表現，因各病甚少相同，依據其識別與診斷疾病，意義重大，尤其是整個病變過程不太漫長的那些病。

比如 SARS，初期之所以被診斷為普通的典型肺炎，正因為其缺乏有別於普通肺炎的特別臨牀表現。但其按普通肺炎醫治無效，病變過程及預後與普通肺炎又很不一樣，自會懷疑並指向這是一個有別於普通肺炎的新病種。

瘧病以寒熱往來為臨牀表現，主症不具有足够的識別度，至少與傷寒病的少陽證就極為相似。但古人並不為傷寒與瘧病的鑑別苦惱，早在《內經》時期，即已能够從包括傷寒在內的多種外感熱性病中分立而出，在仲景書中也是。在易與傷寒病混淆，而强調與之鑑別的病種中並不包括瘧病：「傷寒所致太陽，痓、濕、暍三種，宜應別論，以為與傷寒相似，故此見之」(〈傷寒雜病論・辨痓濕暍脈證〉)。那麼在缺少病原微生物檢查手段的古代，瘧病與傷寒病的鑑別是如何做到不在話下的？即是病變過程，因瘧病以每 15 天為自限，且有 2 個自限窗。在一定的病程後，還會繼發有瘧病特點的癥積：「病瘧，以月一日發，當以十五日瘉；設不差，當月盡解；如其不差，當云何？師曰：此結為癥瘕，名曰瘧母」(〈金匱・瘧病〉)。而這兩個條件傷寒病皆不符合。

依據病變過程診斷，其病程最好在較短的時間內能完全呈現。因為當時的醫學主要以個體醫的方式來認識疾病，通訊與交通手段的落後導致很難做到及時的信息交流。若病種的病變過程過於漫長，勢必會增加醫生認識此病的難度。

比如《金匱》的女勞疸病。這是一個以腎虛見症及肌膚色黑為改變的單一病，主症「額上黑」與另一名曰黑疸病證的「目青面黑」類似，不具有很強的辨識度。女勞疸與黑疸是兩個完全不同的病種：女勞疸類似慢性腎上腺皮質功能減退症，是純粹的腎虛之證，其黑是真臟色現；黑疸則類似肝炎後肝硬化，是由黃疸繼發而來，且黃疸尚在：「酒疸下之，久久為黑疸。……雖黑微黃。」其黑是因瘀血停滯。二病既往史（病變過程）雖不同，可是因為這二者病程進展都較緩慢，依靠病變過程的規律作診斷與鑑別診斷困難，即便如醫聖仲景也難免將其混為一談：「黃家，日晡所發熱，而反惡寒，此為女勞得之。膀胱急，少腹滿，身盡黃，額上黑，足下熱，因作黑疸。其腹脹如水狀，大便必黑，時溏，此女勞之病，非水也」。一時曰黑疸，一時曰女勞疸，因這二者並不存在必然的伴發或繼發關係，這裏究竟是何病，關係如何，語焉不詳，思路跳脱。

三、在短時間內集中出現較大量的病例數。

仍以 SARS 為例，當年若不是暴發性地廣泛流行，而是零星的一兩個散發病例，是很有可能被當作個體差異的原因而誤診為普通肺炎的。

高發病性的病，因臨牀表現或疾病演變過程中各病人間的一致性，即所謂「長幼率相類似」，使其能被辨識，作出診斷。這樣的疾病，多是傳染病，中醫學將其歸入外感熱病範疇。所以，從《內經》到張仲景，再到後世明清時期的溫病學派等，中醫學於外感熱性病方面獨樹一幟，成果豐碩，其緣故即因為此。

上述三項條件，其實是因受限於中醫學的診斷方式，或者説診斷技術的因素而決定的。傳統中醫學因為診斷手段的不足，只能依賴病人的感覺與醫生的感官（即術語「四診」的內容）來收集疾病的信息。這種方式，或者說診斷技術，決定了雖然每病皆有自身的特點，但其能被中醫學診斷出來，或者說能被感知的特點，就必須是在臨牀，包括疾病演變的方面有所表現的，而不能僅是身體內部的病理變化。若臨牀包括疾病演變的表現不够有特點，身體內部的病理變化不能被感知，則至少需要常見。比如感冒，臨牀表現不盡相同，但因其常見，未受過醫學專業訓練的坊間百姓，也能大致作出正確的診斷。

5.4 單一病的診斷意義

單一病病種因其所含病規律相對單純，有利於各病自身獨有規律的揭示，更接近病的本質，可以有效避免漏診誤診的發生，顯然是一種突破性的進步。但在當今，在專業技術手段大異於從前的環境下，中醫學所設置的病種中，單一病種所佔比重仍然甚少。且這些病種對於中醫學是否有意義，有何意義，中醫學是否應該主動追求這類病種的設置問題，學術界至今尚存在嚴重分歧。

5.4.1 指導辨證

單一病的診斷對辨證準確性的提高，是多方面的。包括：

一、有助鎖定重點病機。

單一病中，因為只有一個疾病規律，這個規律用「證」表達時，證的重點因素將得以突顯。即能在諸多可能的證因素裏，大大縮小範圍。比如肺癰病的總病機是痰瘀熱，中風病的是風火痰瘀。

二、有助提高證的判斷準確性。

如瘧疾是一個單一病，瘧疾的臨牀表現規律就是寒熱往來。作為外感熱性病之一，這是這個病的典型裏熱證表現，故用白虎湯。而如果傷寒病出現了寒熱往來，則屬陽氣不足的裏熱證。這時用包括人參、甘草、大棗扶正藥在內的小柴胡湯。傷寒這個病也用白虎湯治其典型證，只是其典型裏熱證的表現是「身熱，汗自出，不惡寒，反惡熱也」(詳見本書「外感熱性病的問題」)。

再如「諸浮數脈，應當發熱，而反灑淅惡寒，若有痛處，當發其癰」(〈金匱・瘡癰病〉)。「浮數脈，灑淅惡寒」「時時發熱，自汗出，復惡寒」，如果沒有癰病的診斷 (「若有痛處，當發其癰」)，則當屬表證無疑。提示臨牀表現的診斷意義因為病而不同，這是一個方面。

另一方面，單一病因為只有一個疾病規律，很容易總結到它的常見證。常見證的意義是，只要無證據否定是常見證，即可按常見證診治。如胸痹病的常見證是痰濁痹阻證，臨牀多只能見到當胸悶痛等胸痹病的表現，痰濁見症常不突出。這時若無否定性見症出現，即可予常見證的主方栝蔞薤白劑。

而當無證可辨，或相關臨牀表現尚未出現時，單一病的診斷有助證的提前判斷。仍以肺癰為例，其瘀的診斷可不必依賴刺痛、舌紫、脈澀之類。在發熱咳嗽痰黃階段，即可判斷其病機是痰瘀熱，就可在清化痰熱中加入活血藥，葦莖湯即為此而設。

三、有助對「人」因素的診斷。

因為單一病只內含一個疾病規律，相對單純，較易鎖定典型證(通過臨牀觀察可以做到)。那麼，不能表現為典型證者，即需考慮是否人體自身的問題，即人因素。如傷寒病裏熱的典型證是陽明證，如果不能典型化熱入裏，説明陽氣有所不逮。故小柴胡湯所治往來寒熱，胸脅苦滿，默默不欲飲食，心煩喜嘔諸症並無明顯虛的表現，方中卻配伍有一組補氣藥，即是因為當熱不熱的陽氣不作為。所以少陽病不是半表半裏的問題，而是不能表現為典型證，化熱不典型的問題。「但見一症便是」的「一症」，是指對照典型，任何一個不能典型的見症。這是病對人體狀態判斷的作用。

四、有助判斷預後。

每一個單一病都有其獨特的自身規律，這個規律包含了它的預後。眾所周知，疾病的臨牀表現是可以隨病情的進展而變化的。以普通感冒為例，初起可能僅是周身不適，接着出現咽痛鼻塞，之後才逐漸發展為咳嗽咯痰等。單一病的診斷可不受主症或主要體徵變更的影響，從而不必如主症類病種那樣，不得不經歷隨病情進展，主症變化而不斷修改診斷的尷尬。

五、有助確保診斷的嚴謹。

在病種是單一病的情況下，不但要作證的診斷，還要作病的診斷與鑑別診斷。比起僅僅診證，診斷的準確與精確性，肯定要提高很多。因為需要診斷與鑑別診斷的內容多了，也就是各種可能的因素考慮得更細緻了，發生「冤假錯案」的機率自然就會少了，診斷的精確性就提高了。

凡以咳嗽為主症者，皆可診為咳嗽病。眾所周知，導致咳嗽的肺病很多，而肺癆則僅指由癆蟲所致的肺病，顯然後者是單一性的。咳嗽病與肺癆病，或者說單一病與非單一病是兩類不同性質的病種名。於診斷時，若無優先順序之別，肺癆難免被誤診為咳嗽病。因為咳嗽病所指更為寬泛，一旦診出，極有可能不再進一步診斷，從而造成肺癆的漏診。

而一個單一病，在其不同的病理階段，其臨牀表現往往有所不同。若診斷目標不是單一病時，未免會因所處階段不同，使診斷不同。本是一個完整的病規律，由是被分割成多個碎片。

5.4.2 指導治療

單一病診斷對治療的指導性作用，體現在它的各個環節，包括：

一、治療的決策

單一病有助證的診斷，也就有助治療的決策。包括決定治療方案及參與選方。如關於葦莖湯、與腎氣丸的主治，答案總是一致的：葦莖湯主治肺癰、腎氣丸主治腎氣虛寒證。這說明，關於方劑的選擇與使用，所接受的指導是不同的。肺癰是單一病，故能直接指導治方的選擇（葦莖湯）。如果病的單一性很弱，會出現面對多首同類功效的方劑時選擇困難。如腎氣丸，僅以腎氣虛寒證規範它的使用，因能治腎氣虛寒的方劑遠不止一首腎氣丸，那麼腎氣丸與其他溫補腎氣方的關係怎樣，甚麼樣的腎氣虛寒證不是腎氣丸的主治證等問題就會出現，且無明確答案。

二、同證異治

即相同的證，治療卻可不同。如肺癆是單一病，肺癆病的肺陰虛證用月華丸，而咳嗽是非單一病，它的肺陰虛證，則用沙參麥冬湯等等，指導治療的精確性得以提高了。因為如果沒有單一病的診斷，相同的證沒有道理用不同的治方。這其實也可理解為異病異治，就是因為病不同，而治療不同，是病的診斷對治療具有指導性作用。提示異病同治並不是中醫學的全部。

三、前瞻性治療（即治未病）

單一病的設置使得疾病的演變過程得以清楚顯現，便於總結到它各階段的病機因素重點，從而為前瞻性治療提供依據。

四、針對性用藥

尤其在面對一些病因單純的單一病上，因為病因是疾病發生發展的關鍵因素之一，針對病因的治療有其必要性。這時單一病的診斷，將極大有助於此類治療的實現，比如青蒿、常山截瘧及各驅蟲藥。中醫學的用藥有些具有較強的病種選擇性，有些則屬寬泛的普適性。這是兩個不同性質的類型，需要作出區分，不能總是混為一談。

5.5 證理論的性質與作用

5.5.1 證理論的否定性質

從性質上來說，證理論是一個否定式的理論。肯定式能直接指認就是具體的某一個，如這是肺炎。否定式則屬排除法，排除之後所剩下的多還有不止一種可能。如 SARS 在其曾用名「非典」的階段，「非」即為不是，它只是排除了過往所有的肺炎，不是一個終結的結論。在肯定為 SARS 之前，就其病原，曾有過諸多猜測，比如支原體、衣原體、病毒所致之類。

為何說證理論是否定式理論？1. 因為證的概念模糊。如前所述，證的概念更適用於病，卻強行不用，目的只能是為了宣示與病不同；2. 因為「病」是中醫學臨牀各科最重要的術語，一定會有大量的診病內容，卻刻意避而不用這個字，以至有必要另造「證」這個術語，也只能是為了突出與「病」有別；3. 因為當代中醫學幾乎不再新設單一病種，不與認識同步，即反單一病；4. 因為對「同病異治，異病同治」理論的強調。這個理論的意思就是，治療不是由病（包括單一病與非單一病）來指導的。既然病不能指導治療，那辨別它的是與不是，也就沒了價值。問題在於這不是對某個局部現象的描述，而是作為具有指導性的理論，且可以理解為是可以無條件執行的理論，因未為這一理論設置底線。

診斷是對身體問題的判斷，身體問題是客觀事實。同一個身體問題，真相永遠只有一個。雖然中醫學確實可以創造出「證」這樣一個獨有的診斷術語與理論，可以拒不用「病」這個詞，但證也好，病也罷，都屬客觀事物，不是人的思想意念。既然在診斷環節似乎沒有理由出現分別由證與病所代表的兩個完全不同內在本質的事物，那麼，即便用了「病」與「證」兩個不同的術語，診斷結果也不可能有不同的兩個正確答案。所以，中醫學刻意避免使用「辨病論治」這個詞，另外創造出「證」這個術語，卻又對證的概念不能言說清楚，如此令人困惑費解的現象，必然是另有原因。

這個原因就是，有其他的醫學學科將辨病論治這個理論，體現得更純粹、更典型、更徹底。並且這個學科就在中國，且地位穩固、重要，足以與中醫學分庭抗禮。為示區別，就有必要創造出一個新的術語「證」來表達。故這個時候的證，其實是「不辨病」的同義語。能夠符合上述條件、有必要進行區別的這個其他學科，只有西醫學。

辨證論治這個固定術語的出現，是在上世紀60年代初二版教材的編寫之時[8]，這時的西醫學確實已在中國穩居主流地位。所以，辨證論治這個術語，從它提出的那天起，就天然地帶有與西醫學相比較的色彩。「證」雖是中醫學診斷用語，但在與診病的關係上，證理論只是一個否定式的理論。它的對比參照物是西醫學的診斷理論「辨病論治」，即西醫學式診病。中醫學在與之對比之下，發現與西醫學的診病概念不相符合，不適用辨病論治描述。

但辨證論治既是一個否定式理論，它所包含的內涵就未必單純，因它未排除中醫學過往的任何所有，實際上是對中醫學過往所有的總稱。

5.5.2 證理論的區別作用

如何理解西醫學的診病更典型？

「病」這個術語的含義複雜。若根據辭典的解釋，病是指生理或心理上出現的不健康、不正常的狀態。這是病最普通的意思。日常生活裏，人們不免有時會感覺到這樣那樣的不健康、不正常，也就是人們常說的不舒服。經過休息、睡眠、運動等等之後，有些不健康、不正常消失了，或者雖然未曾消失，但它們程度減輕了，並不

8 鄧鐵濤：〈辨證論治〉，《新中医》1999年第2期，頁9—10。

影響甚麼。顯然，這樣的情況醫學不能認可他們是「病了」的狀態，不能獲得「病了」的「待遇」。

也就是說，是否病了，隨着醫學的發展，已經是一個專業問題，需要醫學的專業知識判斷。這時的「病」的含義，與普通辭典裏的就有了分別。不舒服到了甚麼程度就謂之疾病狀態，甚麼情況下則謂之「亞健康」，甚至根本就是健康的，是醫學的設置與規定。2022 年美國醫學會修改了血壓正常值的建議，將原本高血壓的數值從收縮壓大於 140 mmHg，舒張壓大於 90 mmHg，修改為相應的 130 / 80 mmHg。所以，「你沒病」「可是醫生，我很不舒服」「查過了，你確實沒病」，這樣的對話並不匪夷所思。

那麼，被醫學診斷為「病了」的病，除了有嚴重程度的不同，是否都是彼此並列的關係呢？不盡然。以咳嗽病與 2019 新冠病這兩個病種為例，咳嗽病的意思是，凡以咳嗽為主症者，都可屬咳嗽病；而主症咳嗽，只有由 2019 新冠病毒所引起的才能診為新冠。咳嗽病與新冠二者不是並列的病種關係。咳嗽病的「病」與新冠的「病」，專業知識的含量明顯有高下之分。

為了說清問題，所以才有必要提出「單一病」這個新概念。單一病是西醫學病種設置的原則，也是西醫學診斷時的唯一追求，理念清晰。在西醫學式的辨病裏，一個以咳嗽為主症的病人，如果一時無法確定它的單一病是甚麼，則以「咳嗽待查」暫名，直至能確認至單一病為止。所以他們是沒有「咳嗽病」這個病名的。

與之相比，中醫學的診病狀態卻是一種雙模式的局面，單一病與非單一病並行。

一方面，中醫學若主張應以非單一病種為病種的設置標準，則腸癰、蛔蟲病，因也以腹痛為主症，完全可以被包含在腹痛病內；

肺癰、肺癆病因也以咳嗽為主症，可被包含在咳嗽病內，但實際上卻並沒有。

而另一方面，中醫學若主張應以單一病為病種的設置標準，已知水腫病可分為腎源性水腫、心源性水腫、肺源性、營養不良性、突發性等等，但當代中醫學卻也並沒有因此分別設立不同的相應病種，而是都被包括在一個「水腫」病內。

這二者都是中醫學自己的主動選擇，似乎與西醫學顯示出了區別。只是這樣的區別前已有述，是不合理的雙標。

5.6 證理論的不足

證理論提出迄今已運用 60 年，實踐中暴露出的不足，是多方面的。

5.6.1 證的有限可數性

證由八綱、臟腑、氣血津液等因素構成，可供診斷的無非是這些因素的排列組合。一方面，因這些因素的總量有限可數，有瓶頸式的限制；另一方面，這是一個封閉的系統，系統自洽性又會拒絕新因素的出現與加入。雙重禁錮的情況下，即便新發現的疾病再多，包括新發現的疾病機理，都仍只能強行納入到這個證系統的框架裏，都必須置換成這個框架裏的因素進行表達，診斷上不但難以進步，且難免會削疾病之足以適應證之履。

比如〈金匱・痰飲〉病篇 24 條：「膈間支飲，其人喘滿，心下痞堅，面色黧黑，其脈沉緊，得之數十日，醫吐下之不癒，木防己湯

(防己、石膏、桂枝、人參) 主之。」

仲景治肺方甚多，不同的方中，共同配伍的藥物一再重複出現，顯示其經驗已臻成熟。如化飲是乾薑、細辛、五味子；祛痰是半夏、生薑；止咳是麻黃、杏仁；清肺平喘是麻黃、石膏等。據之觀照這裏的木防己湯，明顯有不同。為甚麼？後人各都語焉不詳。

橫看成嶺側成峯，從病的角度，卻很容易理解。「其人喘滿」是基礎肺病，在此基礎上，又出現繼發症，累及到心，造成肺源性心臟病右心功能不全。其中「面色黧黑」是缺氧造成的面色紫紺，「心下痞堅」是其引起的肝腫大、胃腸鬱血。參考原文下段「虛者即癒，實者三日復發，復與不癒者，宜木防己湯去石膏加茯苓芒硝湯 (防己、桂枝、人參、芒硝、茯苓) 主之。」桂枝、茯苓配伍是仲景化飲利水最基本的藥對，如苓桂草棗湯、苓桂朮甘湯、五苓散、防己茯苓湯、茯苓澤瀉湯等，祛飲的路徑是通利小便。「夫短氣有微飲，當從小便去之，苓桂朮甘湯主之，腎氣丸亦主之。」苓桂朮甘湯後有「小便則利」，再有防己，意在利尿指向明顯。利尿的目的，可減少血容量，降低右心負荷，從而緩解右心衰竭。

利尿不是治療咳嗽、吐痰、氣喘的常用方法，卻是治療肺心病右心衰的常規處理。結合原文，這一含義更顯。「虛者」指「空虛、虛軟」，是「虛」字的本來意，指上半段原文「心下痞堅」變空、變軟，故曰「即癒」，不能變虛、變軟，即是「實者」，故會不日復發。復發仍以「心下痞堅」(或者說右心衰竭) 為急，故更增芒硝瀉水，以成前後分消之法。

概言之，木防己湯是為「心下痞堅」而設，而「心下痞堅」是由「膈間支飲」發展，累及心臟功能而致。至於飲停於肺的基礎肺病，則緩至下一步處理。以單一病規律解釋，非常容易理解。

但當今中醫學囿於肺心病右心衰是西醫學的病名，拒絕使用，而中醫學又尚未建立此種情況肺心關係的理論。後果是，解釋「面色黧黑」是「營衛運行不利」，六字作畢；「心下痞堅」是「飲停心下之徵」，亦是六字作畢（七版《金匱要略》）。營衛運行不利、飲停心下，或說面色黧黑、心下痞堅在支飲中是甚麼地位？是主症，必見症，併發症，還是繼發症？「膈間支飲」與「支飲」有無不同，有何不同等等。對疾病的由來與演變不明所以，不知所云，也就不能指導理解此時的寒飲在肺，為何不用支飲的常用方小青龍湯（不用其常規的乾姜細辛五味子），而要用「桂枝降逆通陽利水」等問題。

5.6.2 證的人為預設性

八綱是陰陽的再分化，臟腑系統則以五行為核心，證這個系統有相當濃厚的人為預設性。人的思辨當不當得真？在對真實徹底了解之前很難說。

不僅如此，還有干擾、限制，甚至扭曲真實的問題。如烏梅丸可治蛔厥。蛔厥的診斷很單純，蛔蟲引起的劇烈腹痛，以至發生疼痛性休克。但當代對該方的理解，明顯地被證思路困擾。因為方中藥物寒熱並投，故被解釋為：「這種蛔厥，屬上熱下寒的寒熱錯雜證，所以治宜烏梅丸」（五版《傷寒論講義》）。「由於內臟虛寒，蛔蟲上擾胸膈，故出現煩躁吐蛔等寒熱錯雜的證候。治當寒溫並用，安胃殺蟲」，「蛔厥用烏梅丸安蛔溫胃補虛，即可告癒」（五版《金匱要略講義》）。照此理解，烏梅丸只能適用於蛔厥中的某一小類。

但實際情況如何？很久之前，已有藥理實驗研究發現[9]，烏梅丸有麻醉蛔蟲蟲體，抑制其活動的作用。該方並能舒緩擴張歐狄氏括約肌[10]，促進膽汁分泌、膽囊收縮[11]，即對疼痛性休克是膽道蛔蟲引起者格外有效，無論是否證屬寒熱錯雜。此外，藥理實驗還有一項不屬臟腑八綱內容的發現：烏梅丸只是抑制蛔蟲的活動，使其活動遲鈍、靜止，呈瀕死狀態。當脫離烏梅丸環境後，會重新逐漸恢復活性，即只是安蛔，而非殺蛔。

證雖也是雙規律異常的反映，但若只強調診斷證，就是一種強行的人為意志。這一意志因拒絕對單一病的追究，實際上就是對客觀事實的輕忽。換言之，它是反實事求是的科學精神的。

5.6.3 不利於病規律的顯現

在以診證取代診病，病種設置成非單一病的情況下，各病種內包含多個不同的病規律，各病的認識，無非寒熱虛實氣滯血瘀痰濕

---

9 福安專區醫院烏梅丸研究小組：〈烏梅丸治療膽道蛔蟲作用機制的實驗報告〉，《福建中醫藥》1960 年第 6 期，頁 29。

10 陝西中醫學院附屬醫院：〈中西醫結合治療膽道蛔蟲中病的臨牀觀察與原理探討〉，《陝西新醫藥》1972 年第 1 期，頁 31。
吳鵬雁：〈中藥治療小兒膽道蛔蟲病 20 例〉，《山西醫學雜誌》1965 年第 1 期，頁 3。
段慕道：〈中藥烏梅丸治療膽道病的初步報告〉，《福建中醫藥》1958 年第 7 期，頁 9。

11 林葆鏞：〈烏梅片對膽道系統作用的初步觀察〉，《福建中醫藥》1962 年 3 期，頁 44。
段慕道：〈中藥烏梅丸治療膽道病的初步報告〉，《福建中醫藥》1958 年 7 期，頁 9。
吳鵬雁：〈中藥治療小兒膽道蛔蟲病 20 例〉，《山西醫學雜誌》1965 年第 1 期，頁 3。
陝西中醫學院附屬醫院：〈中西醫結合治療膽道蛔蟲中病的臨牀觀察與原理探討〉，《陝西新醫藥》1972 年第 1 期，頁 31。

諸種，認識趨於庸俗化，各病的差別模糊。

如胃潰瘍與胃炎是兩個不同的常見病，但在中醫學裏蹤跡全無。可供給使用的病種診斷，只有一個胃（脘）痛。只是胃脘痛是部位，不是器官，引起這個部位疼痛的並不全是胃。即便是胃痛，也不等於悉由胃潰瘍與胃炎引起，還有胃癌等等。而胃潰瘍與胃炎也還可以不痛，或不在胃脘部位痛。

再比如一個肝病患者，可相繼出現肝腫大、肝硬化、黃疸、腹水、胃底食道靜脈破裂出血、身體極度消瘦等變化。若使用中醫內科學的病名，就會出現脅痛、癥積、黃疸、鼓脹、血證、虛勞等不停地更改診斷結果的情況，很不嚴肅。

《冷廬醫話》記有一個醫案：

> 有一少年新娶，未幾出痘，遍身皆腫，頭面如斗。諸醫束手，延默庵診之。……六脈平和，惟稍虛耳，驟不得其故。時因肩輿道遠腹餓，即在病者榻前進食。見病者以手擘目，觀其飲啖，蓋目眶盡腫，不可開合也。問：思食否？曰：甚思之，奈為醫者戒余勿食何？崔曰：此症何礙於食？遂命之食。飲啖甚健，愈不解。久之，視其室中，牀榻桌椅漆氣熏人，忽大悟，曰：余得之矣！亟命別遷一室，以螃蟹數斤生搗，遍敷其身。不一二日，腫消痘現，則極順之症也。蓋其人為漆所咬，他醫皆不識云。

「為漆所咬」（即油漆過敏，中醫學謂之漆瘡）是證因素之外的內容，如果不診為這一特殊病因的「為漆所咬」單一病，僅在證的諸因素內苦苦思辨，難免「諸醫束手」。而若診為漆瘡，甚至都不必依賴臟腑寒熱虛實的辨別。

5.6.4 知識易以偏概全

中醫學的診斷知識源自臨牀經驗，它受接觸事物的多樣性、樣本量的影響。以脈數為例，中醫學認為其主熱，這個知識應該是在外感病流行時被注意到的。雜病的如心動過速，與熱的關係就沒有這麼密切。陰虛的診斷知識應該也是。午後顴紅，潮熱盜汗是癆病的陰虛證特點，非癆病就未必有此表現了。

所以中醫學有一個專用術語，以規避診斷標準裏的這一不足，這就是「四診合參」。四診是所有診查手段得來的綜合情報信息，參是領悟、琢磨，合參是互相參考，參照着領悟、琢磨。即不能僅憑一項，甚至一症一錘定音。說明「四診合參」的要求，緣於未抓住所診本質。基於經驗建立的判斷標準，其真實性，是有一定限度的。

這種情況下因少了「病」的控制，過度總結的情況愈加突出。比如「虛者補其母」，即不是肺虛補肺，而是補其五行之母 —— 脾，以達到補肺的效果，所謂培土生金之類。但其實這一理論只有在母是脾或腎這兩個臟的情況才有成功案例，其他三臟皆無此能力。

5.6.5 特色與非特色混為一談

證本可以作為與西醫學診病理論的不同之處，即中醫學特色理論的身份存在。不言而喻，中醫學尚可以另有非特色（即與西醫學相似相同）的部分。

但因為當代中醫學只以辨證理論解釋自己的診斷思路，捨此而無其他，意味着在對診斷甚麼問題的認識上，中醫學否定了與西醫學存在任何相同之處的可能。

如此，將證作為中醫學過往全部精神的代碼符號，就迫使中醫學對其所辨識出來的為數不多的單一病，也不得不以診證（或者說刻意忽視其單一病的性質）進行解釋。這無限撑大了證的內涵的同時，其特色也因此而被稀釋模糊。

從歷史的角度看，在診斷的問題上，在數千年的時間裏，若說中醫學竟未卜先知、不約而同、整齊劃一地選擇了完全不同於西醫學的診斷思路，實在無法成立，在常識上不通，很難讓人接受與信服。因為診斷是對問題的判斷，而問題是有目共睹的客觀事物，不是人腦加工的產物。

從現實的角度看，證的義項及內容雖然是中醫診斷學科的任務，但診斷學的「斷」，與臨牀各病的「斷」應該是進階關係。診斷學的「斷」屬知識性的，臨牀各科的「斷」才是目的，是結論性的。但在現實裏，這二者間本應存在的進階式關係卻並未出現：既沒有在相同的臨牀表現時，因為病不同，證的診斷而因之有所不同（內容及思路兩方面都沒有）；在治療的思路上，也沒有在相同證時，因為病不同，考慮治療是否要甄別不同（僅有極少的經驗性質的內容，如同為肺陰虛熱證，肺癆病時，不用通常的沙參麥冬湯，而改用月華丸）。如此，病的診斷變得了無意義，了解臨牀各病的必要性因此尷尬成疑。

其實普遍認為的中醫教育應該「早臨牀、多臨牀、反復臨牀」，反映的正是現理論的不敷用。

5.7 病證關係

5.7.1 病證關係中存在的問題

在診單一病問題上，相較於西醫學統一的診單一病模式，中醫學確實與之不同。但這個不同，只是一個現象，導致這個現象出現的原因，並不必然就能得出不需要診單一病的結論，因為還有未能夠如西醫學般典型徹底地診單一病這一可能性存在。「不需要」與「未能夠」這兩種可能因素，在性質上完全不同。

如果理解為「不需要」，意味着這不是受限於診斷條件，無論診斷條件如何改善，也不會改變這一狀態。即是 SARS 還是 2019 新冠的問題不重要，因只要辨別這些病的八綱、臟腑、氣血津液等證的屬性就可以了。沿此思路延伸，則是腦炎還是肺炎，是肝炎還是腎炎等等，也都全不重要。這個思路的令人不安應該是不證自明的。疾病是醫學的研究對象，一個學科無權拒絕對它的研究對象逐一深入了解。

而如果是「未能夠」，就可以理解成是因為受限於某些原因，以至未能達到現代西醫學式的診單一病。比如是因為沒有顯微鏡，所以無法在病因上作細菌與病毒的確認。這就意味着如果條件改善，則也會診單一病。而歷史上的中醫學正有如此現象。比如蛔蟲因能隨糞便排出體外，又能為肉眼所見，所以就不訴諸於有相當抽象意味的六淫學説。

現實中的中醫學如何？一方面，其對待歷史上已經設置為單一病的病種（以病名表現出來），當今中醫學會繼續用它，但會固執地堅持沿用傳統名稱，而非更廣為人知的西醫學病名。如肺癆就是肺結核，但中醫學堅持使用肺癆，而拒不使用肺結核這一名稱。這是一種拒絕。另一方面，其對待歷史上未能設置的單一病，如頭痛病，在今天已知其屬於非單一病病種的情況下，仍沿用舊例，比如還是沿用內涵外延不變的頭痛病病名。這種反單一性的態度，是更徹底的拒絕。大量的臨牀表現類病種，是當今中醫學在設置病種時，完全有能力提高其單一性前提下的結果。即明知可以設置成單一病，但堅持不作為。

因為單一病被拒絕，視若沒有，沒有的事物是不需要辨別診斷的。所以是一種認為診證「不需要」診病的思想。至於是否還有「未能夠」的可能？未見有廣泛嚴謹地論證。

這兩種情況，都是當代中醫學的主動抉擇，因其完全有條件不出現上述兩種情況。主動的抉擇，當然是認識的驅使，是當今中醫學最嚴重的誤會。

病是事實，事實是獨立於不同醫學的存在。而人類的認識本能，也不可能對不同的病視而不見。如果眉毛鬍子不分，認識就沒有辦法推進。拒絕單一病，就是拒絕分別不同。其實中醫學診病狀態的雙模式局面本身，已充分說明有問題存在。對立衝突的矛盾雙方普遍共存，說明學科沒有主張的立場。猶如一個社會，既同意個人的快意恩仇，又強調法律的不容侵犯。混沌與混亂，只能是因為困難和困惑，無法作為，無法作出取捨。

5.7.2 病證關係的反思

事實上，在重新反思病證關係的過程中不難發現，證不是有別於病，而是包含了病。這裏的「病」當然仍是指單一病。

「證包含了病」的意思是，證是雙規律合一未分體。認為單一病在診斷環節已有存在，有如下幾點理由：

一、過往的中醫學有診單一病的內容，但目前都被以「證」解釋。

過往設置的單一病雖然數量甚少，但要在有向着單一化發展的趨勢。即如果能夠，從來也不拒絕單一病的設置與診斷。如前文所述，中醫學現有的單一病病種，都是歷史上的中醫學所設置的，如蛔蟲、肺癰、肺癆、瘧疾、霍亂等等。惜當今中醫學未從這個角度梳理、考察過這個問題。

二、當代中醫學對「病」這一術語的認識不足，無法將其排除於「證」之外。

「證」雖是為區別於「病」創造的概念，但當代中醫學對甚麼是「病」這個重要的術語，在認識上很不嚴謹。這種情況下，是不可能將「病」排除在「證」之外的，因為無法操作。

當代中醫學對「病」這個詞的解釋出入很大：

一方面，既將「病」視同普通名詞。如〈全國病名與證候規範研討會述要〉指出「疾病是與健康相對應的概念。」《中醫診斷學》主編朱文鋒個人專著《證素辨證學》中，病是「與健康相對應的概念」。五版《中醫診斷學》教材配套的教學參考叢書認為，疾病是「感性認識」而非「理性認識」，「在疾病的基礎上辨證，是對疾病感性認識向理性認識深化的過程」。

另一方面又將「病」作為專業術語定義。如多版《中醫診斷學》教材，及與之配套的教學參考叢書皆指出，是「對該病全過程的特點與規律所作的概括與抽象。」

普通詞彙與專業術語的區別如「我病了」，但醫生說「你沒有病」。前者患者口中的「病」即是普通詞彙，不舒服的意思。後者醫生所使用的「病」字則是專業術語，是依據專業知識作出的專業判斷，有專業判斷標準。並非所有病人自覺的不舒服，都能夠得上這個標準。「病」這兩個性質上不同的含義，在中醫專業教材裏竟未作統一，很不嚴謹，也很不嚴肅。依據對病如此的認識，必會影響到對證的理解。因為證與病都是對身體問題的診斷性判斷，必有二者的關係問題。

這樣的混亂，是業界普遍認識狀態，所以單一病這個概念才會至本書才被首次提出。而這樣的混亂，只是當今狀況。因為歷史上並無與病相抗衡的「證」概念，使根本不必對統稱性的「病」作定義。當然，歷史上也不會更清晰。

三、事實上當代中醫學根本就未作過純化剔除的努力。

當代中醫學並未對過往所積累的內容作過任何的排除或淘汰，過往所有都用診「證」作解釋，「證」是對過往中醫學全部診斷內容的總稱。這就同時也否定了「證」只是中醫學的特色（即否認了還有非特色的存在）這一定位。

而過往的中醫學裏是包含了單一病病種，且是向着疾病設置單一化的趨勢發展的。如果不對這部分內容作剔除處理，將其悉數算作辨證論治的麾下，則「證」裏就一定包含了診單一病的內容。

傳統中醫學的單一病或許不如現代西醫學那麼突出，那麼徹底，但那只是事情自然發展處在不同階段導致的結果，於性質上則是一致無二的。

第6節 證問題實質之二：誤解「診證」與「診人」的關係

誤以為診證等同於診人，實質上，是診證之中包含了診人。

6.1 所謂診人

病是人體所患之疾，活的生命體有自我保護機制，它包括抵抗疾病及從疾病中自行糾正，恢復健康的能力。這是生命維持自我穩定的能力，醫學上把這種能力稱之為機體的自穩態。

「內環境穩定」說是法國生理學家 Claude Bernard 提出的。19 世紀 50 年代美國生理學家 Cannon W.B. 對此深入研究時提出了「穩態學說」：機體內環境的變化屬相對穩定的動態平衡狀態，內環境雖在不斷變化但仍維持一定點上的平衡。他認為人的健康主要是由很多不穩定的生命物質相互作用後維持的一種穩定狀態，而疾病就是這種穩定狀態的破壞。

2003 年 SARS 期間，香港淘大花園的 E 座是重災區。2003 年 3 月 26 日，特區政府衛生署證實，E 座有 5 個家庭 7 人受病毒感染。兩天後感染人數飈升至 63 人。3 月末時，更達至 213 人。之後，2019 新冠的第五波疫情在香港也是一段慘痛的記憶。

但人類並沒有因這一次次的疫情而滅絕，可見在疾病因素之外，人體自身因素不容輕忽。人因素不但可護人不病，所謂「正氣存內，邪不可干」；而即便病了，病勢的輕重、病程的長短、預後的良惡等等，也都有人因素的參與。因這一能力是生命客觀存在的功能機制，必也有其自身規律，稱為人規律[12]。人規律是疾病規律之外最重要的主宰因素。

生命的自我穩定能力是所有生命體的「出廠標配」。疾病情況下，其不僅參與左右所有疾病的發生發展歷程，於常規方式（指與大部分人相同相似的部分）之外，還可能因對疾病反應缺失、反應遲緩、反應過度等等，而使狀況雪上加霜。而生命的自我穩定能力雖是與生俱來，但並不「眾生平等」。在一個人的一生之中，它也不是平穩恒定，永不改變的。既如此，診斷時這一因素就不容忽視，一定要對其進行評估判斷。因其有別於診病，故謂之「診人」。

中醫學屬診人部分的知識，可分為「身」與「心」兩個部分。身是指軀體情況，心指心理狀態。這兩個部分又各自可再被分解為「平素體質」與「當前狀態」兩種類別。

「體質」一詞，有多種含義，作為中醫學的專用名詞出現時，指個體相對穩定的身體特性，包括心理性格。「穩定」是說其具有的始終如一的恒定性特點，時間的長久性甚至可能伴隨終身。顯然，它可由先天遺傳獲得。

體質因素之外，後天環境的影響、近階段的身體遭遇（比如生活環境變化、突擊性勞作），或心理創傷、精神的壓力與刺激等引起的異常，亦是疾病發生及進程的重要影響因素。

《醫貫》中記有一則病人自述的醫案：

12　所謂人規律，指生命所具有的保持自我穩定狀態的能力，包括抵抗疾病的能力，及從疾病中自我糾正、修復的能力。這個能力不是混亂無序的，而是穩定的，且在不同的人之間具有重複性的存在，故將其謂之人規律。詳見本書第一章第 2 節 2.2。

> 不肖體素豐，多火善渴，雖盛寒，牀頭必置茗碗，或一夕盡數甌，又時苦喘急。質之先生（指明代著名醫家趙獻可），為言此屬鬱火證，常令服茱連丸，無恙也。丁巳之夏，避暑檀州，酷甚，朝夕坐冰盤間，或飲冷香薷湯，自負清暑良劑。孟秋痢大作，初三晝夜下百許次，紅白相雜，絕無渣滓，腹脹悶，絞痛不可言。或謂宜下以大黃，先生弗顧也，竟用參、朮、薑、桂漸瘉。猶白積不止，服感應丸而痊。後少嚐蟹螯，復瀉下委頓，仍服八味湯及補劑中重加薑、桂而瘉。夫一身歷一歲間耳，黃連苦茗，曩不輟口，而今病以純熱瘥。

案中病的診斷應是痢疾。痢疾是外感熱性病之一，其病的規律屬大腸濕熱證，治應清熱、調氣、和血，屬祛邪之法，主治方是芍藥湯（案中所述「宜下以大黃」即屬痢疾病才用的通因通用法。若屬泄瀉病，其雖亦以大腸濕熱為常證，但治以清熱燥濕為法）。但這個病案所用的是參朮薑桂，屬扶助中陽類，恰與病規律治法相反。這是因為病人的人規律佔了主要影響因素。而此時這個中陽不足的主因屬發病當時的身體狀態，是因為盛夏時「朝夕坐冰盤間，或飲冷香薷湯」，使陽氣受損。至於病人的體質，其「體素豐，多火善渴」，「屬鬱火」質。

為與恒常性的體質原因區別，那些於環境改變，或只是一時性的身心狀況，不妨稱之為當前狀態。平素體質與當前狀態，兩者的醫學意義，尤其對預防醫學而言，不盡相同。而它們對疾病的影響，都由其嚴重程度決定。

6.2 診人狀態

6.2.1 現實

診人是中醫學的強項，也是其特色性的優勢所在。

但在診人這一事項的程度上，總體而言，還處在經驗性的具體知識層次，指導性思路的診人方法，只有也用來診斷病規律的八綱、臟腑、氣血津液理論，除此之外尚無其他。

首先，診人，是對人規律異常所致問題的判斷。所謂異常，指有異於正常。故診人首先需要對正常人規律的構成、生理機制、允許變動的範圍等有清晰而深入的了解，方能據其判斷是否異常，是何異常，因何異常，異常的程度與性質，與病規律的關係等問題。

這方面，中醫學確實有獨到的特色性知識積累。

比如對兒童有別成人正常生命規律的認識。對小兒自身的生理特點，代表性的理論如純陰純陽、稚陰稚陽。前者指其生機蓬勃，使即便疾病亦易趨康復；後者則指其嬌嫩未壯，使易於染病，演變迅速。因小兒的人規律不同，使其病的演變及治療都可有別於成人。而兒童「人規律」的羣體共性，是兒科學獨立存在的理由，故中醫兒科學裏並不是僅討論兒童的常見病、特有病，而是也會討論成人亦會罹患的病。再如，「產前一盆火，產後一塊冰」之説，講述的則是婦人妊娠中與生產後的正常生理特點，屬對孕產婦生理特點的認識。

若不正常，即屬異常。這是診人的判斷基準。

其次，診人的方法，目前仍只有八綱、臟腑、氣血津液理論。因為這個理論也用來作疾病內在機理的判斷，故這個問題要分開來看。

人體的不適，如果經專業判斷，排除了疾病的可能，只是屬於亞健康狀態，則這時的八綱、臟腑、氣血津液理論的判斷，就專屬於診人。

如果是處在某疾病狀態，鑑於這個狀態是病與人雙因素共同作用的結果，故這時的診人，需要對其中人規律的狀態進行獨立評估。而現狀卻是，至今為止，病因素還從來沒有從診斷因素中抽離，換言之從未單獨評估過人因素。這種情況下八綱、臟腑、氣血津液理論的判斷結果，就一定是包含着病因素的。目前皆以證理論表達。

6.2.2 歷史

歷史上有影響的人物中，張仲景是唯一一個具有診單一病意識者，也是診單一病模式的第一人。也就是說，是他將單一病分離出來的。那麼，他是否獨立評估了人因素？

這個「獨立評估」，如果是指在診單一病模式之外，張仲景也形成了診人模式，鑑於模式是一以貫之的理論性質，從這個角度看，應該沒有。因為《傷寒雜病論》全書，沒有一個篇章的結構是圍繞人因素展開。即便是「虛勞病」，也不是圍繞診人的結構。之所以這麼說，是出於以下幾點原因。

首先，虛勞病有因病致虛，與非因病致虛兩種。後者可謂只是人規律（或至少以人規律佔主體）的異常。但仲景於「虛勞病」篇這一部分，內容雖有，比如小建中、黃芪建中湯條、薯蕷丸條、腎氣丸條，因無明顯病的主症，故認為當屬勞損，而非因病致虛，但這一部分內容看不出有思路性的綱領建構，既不是在臟腑，也不是在八綱架構下的展開。

其次，凡屬因病致虛者，在虛勞病篇出現的，都是書中未作專病論述的，因而無法歸置到其專屬的病內。

如虛勞病篇的桂枝加龍牡湯，該方雖然出現在虛勞病篇，但並非補益劑，主治的是男子失精、女子夢交，只是因書中未設遺精專病篇，故被放置在了虛勞篇內。仲景的虛勞病篇實有「虛證雜病」的意味。如同「傷寒」與「雜病」，妊娠病、產後病與「婦人雜病」的關係，這是張仲景不止一次的處理方法。反之，若有專病論述的，即便虛勞狀態明顯，張仲景仍將其放置在論述專病的篇章中。歷節病「身體魁羸」、瘧病的瘧母、黃疸病的黑疸、女勞疸等都是這種情況，診斷思路有一致性。並且，也沒有為保證虛勞病篇內容的完整，而在虛勞病篇再次出現（仲景書中有一再反復出現的書寫體例）。

第三，呼吸與消化兩個系統虛勞狀態的內容都不在虛勞病篇。

呼吸與消化兩個系統因與外界有直接溝通，最易發生疾病，醫學累積的經驗也最豐富。所以，如果將仲景書中的內容，按照系統分類，這兩個系統的內容佔了絕大多數。但這兩個系統虛勞狀態的內容，都不在虛勞病篇（篇中出現的小建中湯、黃芪建中湯條文，所治的並非脾胃病，而是他病從建中治療）。其中肺的虛勞以「肺痿」為病名集中講述，而脾胃的虛勞，則分別放置在不同脾胃病內。

也就是說，張仲景理論性的診斷思路只有病。至於診人，只有具體內容，既未總結成理論，更未成為模式。

內容有方法與知識兩個方面。前者指導性更強。其診人的方法是，對單一病表現不典型部分的考察。它們以貌似「鑑別診斷」的形式出現，只是其鑑別的，不是其他的單一病[13]。至於診人的具體知識，因《傷寒雜病論》全書是實用性而非理論性的專著，書中的方法當然是由具體知識支撐的。

13　詳見下本章第 7 節 7.3「關於如何診人」

所以，在疾病狀態下，中醫學的診人，只是不同於西醫學，沒有在診斷中將人因素排除在外。疾病由病與人雙因素決定，當人因素處在關鍵地位時，診人治人就突出些、典型些，這個是有的。另外，中醫學所積累的有關診人的知識，多是經驗性的。經驗的意思是，有關知識的內在機理不明。而且，經驗性的知識也不能排除存在未必正確，或以偏概全（部分正確）的可能性。

6.3 診人的意義

人因素在疾病的罹患及康復中佔居的地位有多重要，評估它的意義就有多重大。

人類的歷史很長很長，與之相比，醫學的歷史，非常短暫，而醫學能夠有效地幫助到人類的歷史則更短。在醫學能夠有效幫助人類之前，面對包括但不限於「家家有殭屍之痛，室室有號泣之哀，或闔門而殪，或覆族而喪」之類的嚴重疾病，人類能夠依靠的，唯有自身的抗病能力。就如同萬千野生動物當下仍在經歷的一樣。這能力之強大、高級，以醫學現有的對它的了解，尚難以想象。

當今世界，包括經濟最發達的國家，全都不堪醫療重負。巴拉克・奧巴馬在競選總統時，醫改計劃是他的三大政綱議題之一。「奧巴馬醫保計畫」（即《平價醫保法》(Patient Protection and Affordable Care Act) 被認為是其總統任職 8 年中最重要也是最引起爭議的「政績」。醫療費用的問題，已徹底上升為各個國家的社會問題。而這個問題的產生，根本原因是當今西醫學的模式。解玲還需繫玲人，問題的解決，仍然在於醫學。而展望解決問題的希望，就是對人體自身抗病能力的利用。因為現有的西醫學模式，可以說幾乎沒有利用到人體的這一能力。這將是一個全新的、充滿前景的醫學領域。

中醫學雖然亦未全面揭祕這一領域，但因已有了寶貴的積累，可以講出一些有關的神奇故事。比如曾有一位病患，腸鏡下摘除瘜肉術後出血不止。終於止血後又洞泄不已，幾近旋進旋出。初據其平素脾腎陽虛，用溫補脾腎的方法，但竟無寸功。這時病人一句「胃口倒是挺好，可惜不吸收」啟發了我。思其洞泄是外來原因突然所致，人性會「不接受」「不服輸」，身體的抗病機制會積極啟動，自行糾偏，胃口極好即是其體現。身體的抗病機制是數十萬年進化的結果，這一機制如何與醫學配合？因醫學太短暫，相信身體的這一機制尚未及進化至此。猶如未受訓練的跑手，在一心一意全速奔跑時，路面上出現石頭之類的障礙物，只會使人體失去平衡，造成傷害，不可能成為如跑酷（法語：Parkour）時的借力因素。強勢治療也很可能會對人體的抗病機制造成干擾，此時醫學應該謀求的是與它的配合，不可一意孤行地強勢干預。於是我試着撤走有「虛不受補」之虞的溫補之品，改用扶助脾胃的黃芪建中湯，且改小劑量，果然立見效果。想來，「有胃氣則生，無胃氣則死」，應屬中醫學總結到的重要診人指標。

而如果不去判斷人因素會如何？也分享一個案例。這是啟發我關注人因素問題的最初案例。這是一位年近百歲的健康老人，家人安排下做了一次體檢。結果顯示，身體各項指標都很正常，唯血中蛋白指數偏低，想是因平時進食較少的緣故。因家中有晚輩是西醫執業者，為求正常，老人被注射了一支白蛋白。不料卻因此而打破了老人身體的自穩態，越糾越偏，終於遺憾身亡。

這個失敗的診治產生的原因，決不僅是老人個人的，它還顯示出醫學觀有思路性缺失。老人的身體不能適應一支正常劑量的白蛋白其實只是肇始，之後醫學的各種積極糾偏，也就意味着各種破壞人體自穩狀態因素的密集轟炸，使情況每況愈下。如果當初消極處理，給老人以時間去調節機制，甚或不處理，不追求白蛋白一定達到「完美」的正常閾值，其後果會否不同？因為西醫學沒有診人這一義項，這個問題至今沒有明確答案。

一支正常劑量的白蛋白亦不能適應，當然説明其維持自穩狀態的調節功能低下。可是「病」前身體的各項指標除白蛋白略低外其他卻都是正常的，這提示維持自穩狀態的物質不但有含量的多少，應該還有能力程度的問題，民間的形容是「風前燭，瓦上霜」。

影響這個老人自穩狀態調節功能低下的原因，當是高齡。亦曾治一高齡老者，因進食一截筷子粗細、一寸長短的河蚌而成傷食之症。此傷食的主因顯然是消化能力極弱之故。「飲食自倍，腸胃乃傷」，「自倍」就是個體的差異性。揭示年齡也是中醫學總結到的重要診人指標。

6.4 診證與診人的關係

對中醫學的診治常有「個體化」之説。個體化的意思即因人而異。「西醫學診病，中醫學診人」，是一個相當普遍的共識。但中醫學的診證實際上並不是等同診人，而是包含了診人。

對人規律的強調與重視，很容易誤以為中醫學只是在診人。加之中醫學診斷系統不外六淫、臟腑、氣血津液、八綱之類。這些因素的判斷，不僅術語是中醫學特有的，其內容也是中醫學特有的。

這也容易令人以為，六淫、臟腑、氣血津液、八綱的診斷即等於診人。而其實六淫、臟腑、氣血津液、八綱的診斷都是屬於診證的內容。只是，在疾病狀態下，因為中醫學從未在診斷時進行病與人雙規律的劃分，且除了六淫、臟腑、氣血津液、八綱之類之外，再無其他的診斷理論，所以六淫、臟腑、氣血津液、八綱承載着的，實際上是雙規律的內容。既用它們表達病規律的所在，也以其闡述人規律的問題。

也就是說，六淫、臟腑、氣血津液、八綱等等的診斷只是包含了診人，不是等同診人，因中醫學也以之說明病。

還有一種情況要提請注意，就是治療時通過對人規律的調整，以達到治病效果的方法，這時的證診斷，也不可視同診人。比如上班通勤，按時到達是要解決的問題（相當於診斷），交通工具是解決問題的方法（相當於治療）。不同工具的選擇，並不意味着一定是問題變了的緣故。

以針灸為例，這是典型的通過治人以治病的方法。因為針灸術並未將任何成分施加進人體。施針之處常常又都是遠端取穴，遠離病灶，不會令病處發生解剖結構的改變，但是疾病卻慢慢好轉了。這個好轉的機理，顯然是因為針灸對人規律的調整，再由人體自行糾正病情。那指導針灸時的診斷是否等於診人？

不可以。任何時候，疾病都是人與病雙因素的共同體。只是，當疾病在人羣中顯現出共性規律時，因其超越了人的個體差異，故只將其視作該病的病規律。但此時一定也有人規律的因素參與其中。在病規律佔主導地位時，也可以通過針灸之類典型治人的方法進行治療，這時指導治療的診斷其實是屬於病規律。

唯有亞健康狀態除外。亞健康是指人體處在疾病與健康的中間狀態，此時人體可感覺到不適，但尚不符合某個單一病的診斷標準，經醫學專業判斷，否認其處在疾病狀態。故這時的診斷，雖也用臟腑、氣血津液、八綱表達，但其性質，卻是純粹屬於診人的。

第 7 節　對證問題的對策性建議

7.1 對策構想

醫學由醫術開始。當醫學理論尤其是系統理論尚未能出現時，為着病人的需要，醫學已不得不在實踐中摸索解決的辦法，中西醫學盡皆如此。醫學理論不是先驗的產物，而是源自對實踐的提取、總結，過程中必然摻雜人為的因素。但診斷甚麼的問題，卻並不是能人為決定的。因為人體的問題是客觀事物，有其客觀規律。

臨牀表現只是規律的表現現象，病與人雙規律才是內在本質。現象是複雜的，不但不同的本質可有相同的現象，「病有內異而外同」；相同的本質可有不同的現象，「病有內同而外異」；還有種種以假象的形式呈現者，所以才有透過現象看本質之語。

為抓住本質，首先要將雙規律作區分。而證包含着病與人雙規律的異常造成的內容，且恰未對雙規律作分別。這固然有部分原因是，證是由對臨牀觀察的總結所得，而所有的臨牀表現都是雙規律共同作用的結果。但鑑於證在今天已越來越成為中醫學的束縛，為今之計，建議將證分解為病與人雙因素分別獨立評估。在病種設置上，必須放棄以臨牀表現為病名的做法，逐步過渡為診單一病、診人，及二者主次關係的判斷，並作為理論性的診斷思路。

在臨牀醫學模式時，因為面對的是病人，故當以病為核心。鑑於每一個單一病都有它的診斷意義，中醫學應將每一個能夠發現的單一病都設置為獨立的病種。在尚未過渡到全部病種都是單一病的階段，即單一病與非單一病雙軌並行的情況下，優先診單一病。如當一個以咳嗽為主症的病人就診時，雖然咳嗽是中醫學認可的一個病名，但因其是非單一病，本着單一病診斷優先的原則，首先應該診斷或排除所有引起咳嗽的單一病。即咳嗽病的診斷，實際上處在咳嗽待查的地位。單一病的情況下，如果發現病人的具體情況與所病的病規律不相符合，有所相悖，則需要增加診人環節，否則重點診病即好。至於亞健康狀態時，因全屬人規律在起作用，沒有病規律的干擾，現行的方法可行。

為增加對人因素的了解，現行的臨牀醫學模式之外，更可將工作提前，即在疾病發生之前，建立家庭醫學檔案，了解家庭與成員的人規律狀態。

在此基礎之上，還要對病與人雙規律在疾病中所佔地位作評估。但目前這還僅是理論上的思路，有待建設。當然，在現實裏，一些零散的經驗積累也是有的。如《傷寒論》91 條：「傷寒醫下之，續得下利，清穀不止，身疼痛者，急當救裏；後身疼痛，清便自調者，急當救表。救裏宜四逆湯，救表宜桂枝湯。」四逆湯並不是治療下利的方劑，如果是旨在治療中焦虛寒下利，《傷寒論》用的是理中丸。而四逆湯是拯救亡陽的急救方。就這個病例而言，如果說下利是病的表現，亡陽就是人規律的狀態。因接近消亡，故診斷評估其地位更加重要、絕對重要，以至不是先治病後治人，也不是病與人同治。

7.2 關於如何診病

這裏的診病當然是指診單一病。

首先，病種設置以單一病為最高原則。這是實現診單一病的前提條件。也是揭曉總結每一個單一病規律的前提條件。一時無法確認的單一病，則以「主症待查」的面貌出現。等待查出的，是單一病。這個單一病的設置是動態的，因為是否單一病的結論，會隨着認識的深入而有變化。此時，病種設置亦應隨之動態跟進。

其次，為每一個單一病指出診斷要點。如張仲景在面對肺癰病時所做的那樣，「當有膿血」(〈金匱・肺癰〉)，特殊的膿血痰就是肺癰病的確診要點。因為中醫學內單一病設置較少，診斷要點知識的總結不足，故完全可借鑑西醫學的知識。

與診斷伴隨着的，一定還有鑑別診斷。如張仲景在傷寒病時所做的那樣：「傷寒所致太陽，痓、濕、暍，三種宜應別論，以為與傷寒相似，故此見之。」〈傷寒論・辨痓濕暍脈證〉譯成現代漢語就是，同樣是因寒邪所致，在病的初起階段也有同樣「太陽病」表現的，除傷寒病外，還有痓、濕、暍三種病。這三種病本應另行論述，只是因它們與傷寒病相似，故放在傷寒病的正文之前，以便於鑑別診斷。

因多數的單一病都缺少能一錘定音的高辨識度的臨牀表現，僅僅憑藉臨牀表現很難確診，或者說很難鑑別診斷，這時亦可借鑑西醫學的方法，或者說現代檢查手段。讓中醫人不僅能看見蛔蟲，還能利用顯微鏡、電子顯微鏡，看見病原微生物。如此一來，不僅扁鵲能看見內裏五臟，只要利用X光、核磁、超聲波，乃至內窺鏡等技術，每一個中醫人也都能看見。

這裏要強調的是，這些檢查手段是用來診斷病的。它們對判斷病的八綱等屬性的意義，可分作兩類看。一類是經檢查所得的異常指標，具有病的特異性，或者說僅某病獨有。它對病的診斷屬DNA、指紋級別，有一錘定音的價值，如甚麼細菌、甚麼病毒之類。這些指標對病機診斷的意義，可參照蛔蟲、癆蟲、瘧邪等在中醫學的情形進行理解。另一類是檢查所得的異常指標並不具病的特異性，如白血球升高，需要與其他診斷信息「組裝」(新式四診合參)後，才能確診疾病。它們對病機診斷的意義，可參照比如血證。傳統的方法只能診斷在體表能看見的出血，利用技術手段可診斷內出血的情況。內出血的證判斷，可借鑑傳統的。

總之，因為各檢查手段的引進，使疾病表現的蛛絲馬迹亦得以顯現，這些細節充實豐富了「四診」的內容，故從性質上說，只不過是「四診」的詳細放大版，彌補了中醫學依靠人體感官獲取疾病信息的不足之處。如同電話、網絡等都只是人們利用的工具罷了。

至於檢查所得的結果，尚不能於當下立刻知曉其病機意義的部分，可逐漸發現並建立之。如痢疾一病在仲景時代是與泄瀉視同的，皆屬「下利」病。它們的大腸濕熱證皆以清熱燥濕法治之，如白頭翁湯。至宋代，因省悟到利下赤白在病的診斷上有重要價值，於是將下利一病分拆為泄瀉與痢疾二者。但利下赤白的病機意義是甚麼？至金元時代，終於總結到痢疾的大腸濕熱證不單純，尚有氣血問題，故需「行血則便膿自癒，調氣則後重自除」[14]，始創制出名方芍藥湯。

第三，對每一個單一病作重點病機（臟腑、氣血津液、八綱等）的總結，以便於與已有的治療經驗接軌。已有的治療經驗極其寶貴，

14 劉完素：《素問病機氣宜保命集》卷中 504，中國哲學書電子化計劃 https://ctext.org/wiki.pl?if=gb&res=674805&searchu=%E8%A1%8C%E8%A1%80%E5%89%87%E4%BE%BF%E8%86%BF%E8%87%AA%E6%84%88&remap=gb 。

但對這些經驗的理解，長期以來，都是用證病機體系進行的。

7.3 關於如何診人

這裏討論的診人仍然是思路性質的，而非如「夫男子平人，脈大為勞，極虛亦為勞」(〈金匱・虛勞〉) 之類具體知識性的。

如何診人的問題非常困難。因用來診人的理論工具，如八綱、臟腑、氣血津液等，也用以揭示病規律。而中醫學除了這些之外，並無其他的診斷理論工具。

單一病時，如何利用八綱、臟腑、氣血津液診人？

同一疾病，雖所患之人不同，可是他們在病理變化、臨牀表現、發展過程等重要環節上，有高度一致性，所謂「長幼率相類似」。其沒有因為人的不同而表現出差異，這一特性，顯然是由病規律決定的。依據這一特性，可將疾病規律識別出來。

但每一個單一病又都是病與人雙規律共同作用的結果，怎樣判斷這時的人規律狀態？更重要的是，此時有無必要在診病之外再行診人？之所以謂之人規律，乃因為它是人類共性的生命機制。這種共性，可理解為人在疾病時的正常反應。所以，臨牀醫學中，為避免無意義的人為複雜化，在病規律呈現典型時，可不必再另行評估判斷人規律，僅作病規律的診斷就好。即診人只是對病規律表現不典型者的另加考量。只是對那些不典型的病規律表現，作人規律意義的診斷解讀，這是張仲景的思路。

如〈金匱・腸癰〉是單一病性質的疾病，是熱性病，典型證是大黃牡丹湯條。陽虛不是其必然會出現的情況，但薏苡附子敗醬散卻用了提升陽氣的附子。陽氣不足即屬人規律範疇。他是如何發現並診斷的？是經由與腸癰典型證（熱證）的比對。典型證（大黃牡丹湯條）的局部表現是「小腹腫痞，按之即痛如淋，小便自調」，全身表現是「時時發熱，自汗出，復惡寒」；薏苡附子湯條的局部表現是「其身甲錯，腹皮急，按之濡，如腫狀，腹無積聚」，這可供診為腸癰，但全身表現「身無熱，脈數」是雖熱但不能典型，異於該病的病規律。

不難發現，這個診人的方法，實際上是一種否定式或者說排除式的方法。否定性診斷有明否與暗否兩種形式：「陽明病，法多汗，反無汗，……此以久虛故也」（《傷寒論》196 條），藉助明否的「法多汗，反無汗」，判斷是病人自身「久虛故也」，從而影響了疾病規律的典型呈現。而「瘧多寒者，名曰牝瘧」（〈金匱・瘧病〉）則屬暗否，因瘧病是外感熱性病，不應多寒。

否定的對照標準是單一病的典型狀態，故會因為病的不同而標準不同。白虎湯是多種熱性病（單一病）在病規律能典型時的主治方。它用於傷寒病與瘧病時，臨牀表現顯然不一。這是病不同，典型證的診斷要點不同之故。而附子是扶助人體陽氣，即作用於人規律的藥物。它用於腸癰不能典型時的表現，與用於傷寒病不能典型時的表現也顯然不同。這屬病不同，診斷人體陽氣不足的標準不同。

但否定式這個方法有潛在的問題。因為這個方法能夠成立的前提是，有方法能肯定造成疾病不典型的因素只有人因素，此外再無其他任何可能。做到這一點，尤其是每個病都能做到這一點，現實中還有很大困難。只是限於條件，目前還只能如此，否定式仍是當前可行的主要方法。

當然在理論上，診人一定存在猶如指紋或 DNA 級別的強識別性技術指標，需要醫學去發現，及在技術上的解決。

至於亞健康狀態時，病規律不在場，診斷盡屬人規律。因其很可能是疾病前的長期狀態，故可利用來幫助判斷疾病時人規律的異常。

此外，中醫學還積累了一些散碎的認識，可在診人這一視角下進行整理，比如「有胃氣則生」等等。

外章　西醫化與過度依賴

外章 1 會否西醫化？

中醫學內普遍認為有中醫病與西醫病的不同存在，若也如西醫學那樣診單一病，就會使中醫西醫化。中醫不姓中，中醫也就沒有了。拳拳之心雖可理解，道理卻不成立。更嚴重的，繼續拒絕診單一病，中醫學將一定會被斷送。

外章 1.1 病是醫學的發現，不是發明

醫學只是發現了疾病，不是發明。發現的對象是本來就有的事物，發明的對象卻有賴無中生有的創造。顯然疾病不是醫學創造的產物。

這個發現，因受技術手段的限制，各醫學或不同步。但疾病卻也不會因之而發生中國的或西方的變化。所以不存在「中醫病」「西醫病」的問題。

病是有其規律的，病的規律既不是陰陽規律，也不是五行規律，而是每病各有內涵。這就要求一個病一個病地研究，一個病一個病地認識，一個病一個病地診斷。「一個病」，只能是指單一病，不可能是非單一病。因非單一病不僅可內涵多個單一病，且每個單一病，因各階段主症不同，都可被劃歸成不同的非單一病，很不利於病規律的顯現與揭示。如此便無法操作執行一個病一個病地研究、認識、

診斷。

這裏又有疑慮，這樣分析疾病是否會導致沒完沒了。「越了解，問題越複雜」，因此，或許會被部分研究者認為此路不通，應放棄作罷。這個觀點其實有邏輯謬誤，「越了解，問題越複雜」並不是問題在隨着了解不斷進化，而是世界本就複雜，不能因此就知難而退。畢竟對一個尚不了解的問題，是沒有立場下結論的。

所以不應只是因為西醫學在診病，於是就刻意模糊它，拒絕承認它。如果誤認為，單一病是西醫學的，故對疾病事實刻意視而不見，有意避免，受影響的將是中醫學臨牀各科的理論性診斷思路，問題非常重大。這是中醫學診單一病的必要性。

那中醫學會因之而西醫化嗎？如果像西醫學那樣只是診單一病，就會。而如果既像西醫學那樣診單一病，又仍然堅持診人，就一定不會。

西醫學極重視疾病規律，執行規範。但其所强調者僅此一項，不承認因為人的不同，病的性質會因而不同。其疾病性質只是單方面用來反映疾病的，比如是良性腫瘤還是惡性腫瘤。良性、惡性的性質，對於一個罹患疾病的人，已成定局，因為根本是兩個不同的病。至於體質如何，正氣怎樣，不僅是沒有這一系列的術語，更重要的是，除非極端狀態，藉助這些術語所表達的這一性質的診斷思路，都是被整個西醫學所忽略的。

與之相比，中醫學確有不同，這個不同即是診人。但診人只是特色，之外尚有非特色的部分，即診病。非特色的部分，是各醫學的共性。中醫學保持自己的特色，不應該用拒絕診病的方式體現。中醫學有無比珍貴的經驗，但診斷的問題不解决，經驗就重複不出來。

無論是診人還是診病，或是不診病還是不診人，都是臨牀醫學最高層級的指導性綱領，是影響醫學全體的自覺選擇、自我抉擇。但這一選擇，需在對醫學的研究對象，包括人的生理、病理、疾病等等的充分了解之上，才能建立，否則會有妄斷之虞。

雙規律皆是客觀存在，是事實不是信念。因其存在，就有必要設法盡可能深入地了解。疾病是客觀規律，診斷是對它的發現與判斷，否認診病，就是否認客觀規律。鑑於醫學對人體及疾病的了解尚不足够，當下的任何醫學，在診察疾病階段，收集證據仍是越全面、越細緻、越深入越好。在明確診斷之前，不應該也沒有道理對病情的某些表現、某些影響因素，故意不去查探，或選擇性地視而不見。也就是說，醫學不應該對任何證據輕易預設其重要與否。

診斷甚麼的問題，不該有中西醫之分。雙規律都是客觀存在，若診察全面，診斷結果本不應有中西醫的不同，更不應追求不同。在診斷這個環節，中西醫不應出現根本性的分歧，因醫學沒有自作主張、自主選擇的餘地。現實中出現的中西醫所診不同，或屬盲人摸象，只各重視了其中的一個方面，或是人為地有意視而不見（選擇性忽視）。兩個醫學都有可圈可點之處，但也都有失於偏頗之虞。

外章 1.2 診相同不等於治必須相同

對於診單一病會招致西醫化的另一理由，是一旦診斷名稱西醫化之後，診斷思路也會西醫化，治療隨之也西醫化。即如果診相同，則治療也必會相同。

但這個問題也不存在。治療與診斷不同。診斷面對的，是客觀存在的問題，「真相只有一個」，不可能因醫學而異。但治療屬對問題的處理，可有各種選擇。相同的診斷，不等於治療必然相同，更不等於必須相同。不僅中、西醫可選擇不同的治療，病患一方也都可以參與選擇，這是常識。

也就是説，診斷與治療不是單一變量的因果關係。比如瘧疾，中醫學很早就發現了這個單一病，《內經》中已有記載。因為常見，所以篩選到許多有效的治療方法。既有針對瘧原蟲（截瘧）的藥物，如青蒿、常山。常山在張仲景的治瘧方中也有用到，如牝瘧用蜀漆散（蜀漆是常山的幼苗），「溫瘧加蜀漆」。牝瘧是「瘧多寒者」，與溫瘧性質不同，但都有蜀漆，為的是取其能截瘧的效果。但又不依賴它，如白虎桂枝湯。甚至不依賴藥物，只調動人體自身的抗病能力應對：「可發汗，針灸也」「以飲食消息止之」「病瘧，以月一日發，當以十五日癒；設不差，當月盡解」。

當前對該病的認識、疾病的急迫性、治療方法的創傷性、副作用、遠期療效、病患的年齡、經濟負擔、其他客觀條件的制約等等，都是臨牀醫學影響治療選擇的評估因素。故那種認為，中醫學若也診病，則治療就必會與西醫學相同的觀點，是絕大的誤會。病人個體的差異，總有一些人，有特殊的治療需要，故治療的方法多多益善。

這裏又常聽聞一種相反的疑慮：西醫治療的方案總是標準化的，同樣的病，不同的醫生，處方相同。中醫學卻不是這樣，同樣的病，不同的醫生，用藥可差異很大，所以中醫有問題。

西醫學的治療主要是這一百餘年取得的進展，故他們的治療有規範化的方案。這種規範化，是猶如古時的人們，在涉過一片大水時只能乘船一樣的規範，沒有其他的可供選擇。中醫學積累豐厚，不同的醫生給出不同的治方很正常，前提是醫生確定不是胡來，而醫學也有方法明白、控制。

這裏還有一個常常聽聞的疑慮：面對疾病，診其為單一病與診其為非單一病時，治療的區別並不明確，是否說明診單一病的方法意義不大？這也只是一種樸素的擔心。憑藉常識即可明白，任何一個問題（疾病），都需要先明白其問題所在（即診斷），然後才能尋求解決問題的方法。一時難覓解決問題的良策，並不影響了解問題的重要。比如大腸濕熱的下利，自張仲景以來，都是清熱燥濕的方法。如果不是發現痢疾雖也下利，但另有特別，芍藥湯所代表的新治法（「行血則便膿自癒，調氣則後重自除」《素問病機氣宜保命集》）就不可能被發明。治療是解決問題的方法，問題被發現了，才會去了解，才能謀求解決。

外章 2 警惕過度依賴

要看到，現在已經出現了對六淫、八綱、與臟腑等體系過度依賴的傾向，這大概可以說是當今中醫學特有的現象。

於中醫學內，有一些醫學自已的專業發現，它們較之思辨得到的結論，有明顯的實物特徵。歷史上，這些具有實物特徵的內容，會從人為設計的體系中逃逸出來，而作為一種另類的特例存在，獨立診斷。

以蛔蟲病為例，蛔蟲病是因感染蛔蟲卵而罹患的疾病。非常明確地，它屬外因病。但在歷史上，自有記錄以來，蛔蟲病因從來都不在外因系統的六淫之列，不作表裏辨證。此外，還有蟯蟲、絛蟲、薑片蟲等。這些蟲的共性特點是，並屬肉眼可見的腸道寄生蟲。因屬腸道寄生蟲，會排出體外，又因體形較大，而能為肉眼所見。

此外還有如蟲蛇叮咬，及外傷致病等亦皆不在六淫之列。進一步，對肉眼不可見，但能清晰意識到其存在者亦是如此，如癆蟲、瘧邪。

重要的是，這些廣泛意義上的外因性疾病，都未被賦予六淫屬性的標籤，傳統中醫學也並不討論它們在六淫體系裏的歸屬。它們對病機診斷的意義，是它們所致之疾病的病機屬性，而非病邪的。如癆病以陰虛為總要，但陰虛是癆病的特徵，不是癆蟲的屬性。

這些從體系性理論中逃逸而出的診斷，是純粹的醫學發現，較之以體系內術語作表達者，在性質上醫學性更強，醫學意義更大，在知識的真實度上也要更甚一籌。「雲深不知處，只在此山中」，與「明月松間照，清泉石上流」，若論有效控制任意馳騁的想像，後者更佳。

可惜這些未納入臟腑八綱診斷體系的內容，未能據之組裝出另一個診斷體系，只是些具體知識的個案零星存在，未能在診斷思路上發揮指導性作用。

這就造成了如今這樣一種結果，即隨着診斷技術的改善，醫學認識的進步，本該是不斷從體系性的診斷向外逸出這一個向度、一個發展方向的趨勢，在現實中卻淪為相反。這個「相反」，即「對六淫、八綱、與臟腑等體系過度依賴」之意。

如何判斷診斷中的這一過度依賴？

在有條件時，卻主動放棄更多的實物診斷，放棄從體系內逃逸。這實質上也就是放棄對單一病的診斷，而僅以臟腑八綱診斷之。因為逃逸而出的病邪，其所致之病，各有自身的規律，顯見的，都是一些單一病。

具體表現諸如大量以臨牀表現作病種名，不設底線地強調異病同治之外，也體現在對藥物功效的理解與解釋上。如烏梅丸具有安蛔的功效已是業內共識。安蛔的意思是直接作用於蛔蟲，有使其安靜（麻醉）的作用。這一點在烏梅丸治療蛔蟲病的出處已說的非常明白。烏梅丸出自張仲景的《金匱要略》:「蛔厥者，烏梅丸主之。」蛔厥的診斷是「蛔厥者，當吐蛔。令病者靜而復時煩，此為藏寒，蛔上入膈，故煩。須臾復止，得食而嘔，又煩者，蛔聞食臭出，其人當自吐蛔。」這個診斷不涉八綱，只是言說了蛔蟲病的蛔厥狀態。但當今卻每見以本虛標實、上熱下寒、寒熱錯雜證等解釋，而本虛標實、上熱下寒等等是八綱體系的內容，强調的不是蛔，或不僅是蛔。

為何謂其為當今中醫學的特有？

過往的中醫學在能够作實物所指（指能視而可見、捫而可得），與不能（指不能視見、不能捫得，因而帶有大腦思辨結果的性質。謂之虛指）者之間，有明顯的優先順位關係。實指處在優先級別。能實指時，不會選擇虛指，也不會反向尋求其在虛指中的位置。蛔蟲等即是實指，與之相較，六淫則是虛指。如張仲景，蛔蟲病外，在瘧病的治療中，具有截瘧（即直接針對瘧邪）的中藥蜀漆（常山之苗），既出現在特殊人規律（陽虛）的牝瘧方中，也可用於人規律無異常的溫瘧方內。即蜀漆的應用指徵不關八綱，指向的是瘧邪。

這樣的優先順位原則在病因學之外的領域也一樣存在。如對於肉眼可見的人體體表器官，中醫學歷來都是實指的，不存在中醫學的眼耳口鼻與西醫學的眼耳口鼻所指不同的問題。只有隱藏於人體內部的內臟器官，才有類似中醫學的肝與西醫學的肝不是一回事之說。

實指需要在一定的條件下才能顯現，對條件的依賴，使實指存在難度，而反過來則不是。如霍亂病因臨牀表現（包括起病情況）有一定特徵性，在《內經》時代即已被辨認了出來，以區別於一般的嘔吐腹瀉。但關於霍亂的病因，則一直在虛指（如飲食生冷、失節；外受風寒，寒氣入臟而病等等）範圍內探討，甚至未見有仿效癆蟲、瘧邪那般，提出如「霍亂蟲」或「霍亂邪」之類的觀點。再如瘧病，瘧邪亦肉眼不能見，故在《內經》中亦以六淫範疇的內容論說之：「痎瘧皆生於風」；「夏傷於大暑，其汗大出，腠理開發，因遇夏氣淒滄之水寒，藏於腠理皮膚之中，秋傷於風，則病成矣」等等，但當能臨牀診斷時，則將其邪從六淫中獨立出來，如癆蟲、瘧邪等。這實際上是明代吳有性「非風、非寒、非暑、非濕，乃天地間別有一種異氣所感」病因論的具體事例版。

第二章

關於臟腑問題

「臟腑」是中醫學最重要的理論性術語。臟與腑都是人體的內臟，但將內臟劃分為臟與腑卻是中醫學所特有。為何要作這樣的劃分，其內在原因是甚麼？內臟器官屬臟，還是屬腑是依據甚麼定的？如何看待定位過程中有關臟的數目有過很多爭鳴，最終定位於五，而腑卻不受五行之數的約束，其特權何來？

第 1 節　臟腑本是解剖器官的位置

臟與腑，本寫作「藏」與「府」。藏，《説文》:「匿也」,《漢書》通用「臧」字，從「草」是後人所加。因是人體器官，後再加「肉」旁而作「臟」。簡化字時成「脏」。府，《説文》:「文書藏也」，即臟與腑皆是藏匿之意。〈內經・靈樞・脹論〉(下文「《內經》」將省略):「夫胸腹，藏府之郭也。」郭即廓，胸腹為臟腑之外廓，即臟腑都藏於人體胸腹。因不能為人的肉眼發現，故又有內臟之稱。體表清晰可見的器官不會被稱作為臟。強調藏匿性，它與在外肉眼直接可見的體表器官，各自的特徵，就被顯示出來了。

臟腑藏匿於人體胸腹腔內，説的是位置。顯然，它是基於解剖方法才能得到的知識。《內經》中解剖性知識的內容不少，顯示解剖是當時醫學了解人體的重要方法。如其中〈靈樞・經水〉:「若夫八尺之士，皮肉在此，外可度量切循而得之，其死可解剖而視之。」〈靈樞・骨度〉:「結喉以下至缺盆中，長四寸。缺盆以下至髑骬，長九寸，過則肺大，不滿則肺小。髑骬以下至天樞，長八寸，過則胃大，不及則胃小。天樞以下至橫骨，長六寸半，過則迴腸廣長，不滿則狹短。」

既然是具體的位置，臟腑就只能是指的實體器官，不可能僅只是單純的功能符號，其中〈靈樞〉正是持此認識。〈靈樞・脹論〉:「五藏六府者，各有畔界，其病各有形狀。」〈靈樞・本藏〉:「五藏者，固有小大、高下、堅脆、端正、偏傾者；六府亦有小大、長短、厚薄、結直、緩急。」

這些與當今對臟腑的解釋殊為不同，説明有過變化。

第 2 節　「藏」的概念先有

最初，應該是只有「藏」這個術語，並沒有「府」這個概念。

臟腑理論能追溯到的最早文獻是《內經》。《內經》中，五臟六腑說已成型，但在部分篇章，仍可看到反映早期認識未統一時的爭鳴狀態。從這些篇章中的內容可以推知，「臟」的含義所指有過較大的變化。

最初，臟的本義所指是人體內部（胸腹腔內）的所有器官，即內臟器官開始悉稱為臟，是內臟的簡稱，內臟是這一含義的保留。所以，有些在今天被認為是腑者，在《內經》的相關篇章中，卻被認為屬於臟，故在這些篇章中，臟的數目遠不止五個。它們都發生在〈素問〉中。

其一，在〈素問・靈蘭祕典論〉中，臟有十二，無「府」字。

所說十二臟的名稱，是心、肺、肝、膽、膻中、脾、胃、大腸、小腸、腎、三焦、膀胱。其中今天認為是腑的膽、胃、大、小腸、三焦、膀胱，在篇中都屬於臟，是十二臟之一，未見「府」字，臟、腑未分。

還有一個特殊之處是，中篇提到有一個名曰「膻中」的臟。這個臟在當今的臟腑理論中是不存在的。篇中對膻中的認識是「臣使之官，喜樂出焉」。〈素問〉對膻中的認識沒有更多的介紹，但〈靈樞〉一篇中有。〈靈樞・脹論〉：「膻中者，心主之宮城也。」〈靈樞・海論〉：「膻中者，為氣之海。」有學者提出，膻中指的是心包或心包絡。

其二，在〈素問・六節藏象論〉中，臟的數目不一，亦無「府」字。

篇中臟的數目有多說。一說是九臟，分為「形藏四，神藏五，合為九藏以應之」。形臟、神臟具體各是甚麼，全《內經》都沒有進一步的說明。形臟與神臟是對臟再分類的一種方法。

二是事實上的十臟說。出現在此篇「藏象」的部分：「帝曰：藏象何如？」岐伯答問，僅提心、肺、腎、肝四藏。下文又謂「脾、胃、大腸、小腸、三焦、膀胱者，倉廩之本，營之居也，名曰器，能化糟粕，轉味而入出者也。」雖未有「十藏」這個詞，但因臟名相加，合共十個，是事實上的十臟說。文中「器」與「非器」，是不同於形藏與神藏說的另一種分類法。加上分為臟與腑的方法，分類方法雖不同，但能看出當時普遍有對內臟作再劃分的要求。這些不同的分類方法名稱不同，所指也有出入。「形而下者謂之器」，器有六個，故不同於上述的「形藏四」；相應的，「心、肺、腎、肝」也不是上述的「神藏五」，因只有四個。而在臟腑分類法中，脾屬於臟，不與胃大小腸三焦膀胱同類。

三是十一臟說。出於原文「凡十一藏取决於膽」。十一臟的構成，多認為是上述臟象說裏的十臟之外，再加上膽。但膽取决於膽？「凡十一藏，取决於膽」，膽的地位如此重要，成為著名的學術難題。膽被如此强調，也是僅見於此篇。該篇中也沒有「府」字。

其三，在〈素問・三部九候〉中，臟的數目也不一，亦無「府」字。

「有下部，有中部，有上部……三部者，各有天，各有地，各有人……合則為九，九分為九野，九野為九藏。故神藏五，形藏四，合為九藏。五藏已敗，其色必夭，夭必死矣。」既持形臟四、神臟五的九臟說，又無縫過渡為五臟說。只是仍無「府」字。

第 3 節　「府」是後出的概念

「府」的概念後於「藏」出現。這可從《內經》中看出端倪。

黃帝問曰：余聞方士，或以腦髓為藏，或以腸胃為藏，或以為府，敢問更相反？皆自謂是。不知其道，願聞其說。

岐伯對曰：腦髓骨脈膽女子胞，此六者地氣之所生也，皆藏於陰而象於地，故藏而不寫，名曰奇恒之府。夫胃大腸小腸三焦膀胱，此五者，天氣之所生也，其氣象天故寫而不藏，此受五藏濁氣，名曰傳化之府，此不能久留輸寫者也。魄門亦為五藏使，水穀不得久藏。所謂五藏者，藏精氣而不寫也，故滿而不能實。六府者，傳化物而不藏，故實而不能滿也。所以然者，水穀入口，則胃實而腸虛；食下，則腸實而胃虛。故曰：實而不滿，滿而不實也。（〈素問・五臟別論〉）

篇名中「別論」的意思，相當於「再論」「新論」，即該篇的寫作者已知，他所討論的問題，已有觀點在先。

循此邏輯，〈素問・六節藏象論〉應在其前。〈素問・六節藏象論〉持九臟（形藏四、神藏五）與十一臟（凡十一藏取決於膽）說，而此篇名為「五藏別論」，即五藏說，顯示藏的數目較之前變少了。它是怎麼變少的？因為當中的膽、胃、大腸、小腸、三焦、膀胱都改換門庭了，不再是臟，而是「府」了。故本書認為，腑是後於臟出現的概念，這是理由之一。

理由之二是，原文分為問與答兩部分。設問也是作者的創作，以引導出作者想闡述的問題。如該篇這般描述性的設問，還講述了該問題在當時的學術狀態。即有人認為腦、髓是臟，但也有人認為是腑；有人認為腸胃是臟，但也有人認為是腑。觀點分歧，難以統一。

這兩個問題都屬「是甚麼」的問題，「是甚麼」類似於是非題，屬單選題，只有一個正確答案，不象「為甚麼」的問題複雜（因往往是多選題）。既然如此，為甚麼還爭執不下呢？

這兩個問題性質不同，需分開看。第一個，腦髓的臟腑屬性問題，腦髓是下文「骨脈膽女子胞」六者的簡稱，除了膽之外，其他五者在該篇之前討論臟腑的篇章裏，都是沒有獨立臟器的地位的，只是臟系統的構成參與者。如「腎者……其充在骨」（〈素問・六節藏象論〉），「諸脈者皆屬於目，諸髓者皆屬於腦」「心之合脈也……腎之合骨也」（〈素問・五藏生成〉），在其他篇中亦如是：「腎生骨髓，髓生肝」（〈素問・陰陽應象大論〉），「骨者髓之府」（〈素問・脈要精微論〉），「腎藏骨髓之氣也」（〈素問・平人氣象論〉）等等。如果當作獨立的臟，根據「夫胸腹，藏府之郭也」的定義，腦、髓、脈都不符合，自然會產生它們是臟還是腑，還是另外命名的爭論，該篇作者就取了第三種方法，命名為奇恒之腑。此「府」字的概念，顯然也是後於「藏」這個術語才出現的。

即此處「是甚麼」問題的出現，是因為與「臟」的原始概念不符而產生的。而膽的情況在〈素問・六節藏象論〉中就頗特別，可視為那時共同的困惑。

第二個，「腸胃」的臟腑屬性問題，同樣腸胃是下文「胃、大腸、小腸、三焦、膀胱」的簡稱。但此五者並不是新發現的內臟，它們本就有臟的身份標籤，比如在十一臟、十二臟等説法裏。爭論因何而起？想是因為已經認識到它們在功能上的密切合作性。於是在怎樣處理這個新的認識上，產生了爭論：一種方法是，臟的總數保持不變，但或在內部成立一個小組，如〈素問・六節藏象論〉「名曰器」的做法；或是如〈素問・三部九候〉〈素問・六節藏象論〉分成形藏與神藏的做法；或是分為正臟與非正臟的方法。如《周禮》中〈天官・疾醫〉:「參之以九藏之動。」鄭玄註:「正藏五，又有胃、膀胱、大腸、小腸」等等。第二種方法則是將它們遷出，另行命名，這時臟的總數會因此而減少，如本篇這裏的做法。隨着「名曰傳化之府」的六腑遷出，臟的數目減少成五個，即五臟。

腑是新出現的概念，但六腑不是新發現的內臟。這樣就不免會有一段時間的混亂，一部分「新潮」的人認為它們是腑，另一部分知識還未及更新的人，會仍持舊說，從而出現「或以腸胃為藏，或以為府」的爭論。即「藏」這個詞出現的時間，較「府」更久遠。故認為腑是後於臟出現的概念。

不同的處理方式是對問題的應對之策，處理方式雖不同，但對內臟有了新認識，新知識的出現，內臟原本的涵義已不敷所用，這個認識卻是共同一致的。詞語內臟、臟象，今天仍是常用詞，但內腑、腑象卻不見用，說明二者的影響度頗有差別。而造成影響度不同的因素，時間也是必須列入考慮的原因之一。

第 4 節　腑是功能系統的名稱

相較於臟而言，腑是全新性質的知識。內臟這個含義，是基於解剖位置產生的知識，並不會必然涉及功能。而腑的概念，從其出現伊始，已屬生理功能性質，且是關於某個系統的，而非單個器官的。〈素問・五臟別論〉描述得很形象：「水穀入口，則胃實而腸虛；食下，則腸實而胃虛。」講述了隨着水穀入口、食下，胃腸相應充盈、排空，不同器官相互合作，完成消化吸收的功能。這些器官共有六個，故稱為六腑，「六府者，傳化物而不藏」(〈素問・五臟別論〉)。

腑作為一個功能系統的名稱，大致為西醫學的消化系統。只是多出一個膀胱，飲水多時小便亦必多是常識。水與食物相同，都是從口而入，並進入同一個胃中，故認識的不同完全可以理解。

對於六腑的重點，古今中醫學取向有大不同，在《內經》中，更強調的是六腑間的系統性關係，六腑合作共同完成生命的某項功能。而在當今，更強調的卻是腑在五臟系統裏的各自從屬關係。這個不同不僅是具體知識性的，更重要的是在方法論上的，因五臟系統是哲學參與打造的產物，六腑系統卻是醫學的專業發現。這意味着，在古人，是哲學從屬於醫學的價值取向，而不是相反。

腑系統功能的發現是有解剖知識基礎的。在解剖下，有一部分內臟，不但見到其所在的位置與形態，還能見到部分器官之間存在着相連相通的關係。其中胃、小腸、大腸直接相通，膽、胰與之有管道相連，尚有大網膜、血管的纏繞附着。如〈靈樞・腸胃〉：「胃紆曲屈，伸之，長二尺六寸，大一尺五寸，徑五寸，大容三斗五升。

小腸後附脊，左環迴日迭積，其注於迴腸……廣腸傳脊，以受迴腸，左環葉脊上下，辟大八寸，徑二寸寸之大半，長二尺八寸。腸胃所入至所出，長六丈四寸四分，迴曲環反，三十二曲也。」

基於解剖方法得到的知識，因看得見，摸得着，故不會有爭鳴。在〈素問・五藏別論〉之外，〈靈樞・本藏〉:「六府者，所以化水穀而行津液者也。」〈靈樞・衛氣〉:「六府者，所以受水穀而行化物者也」等等，腑在《內經》中相當規範，只有六腑說。在不同的篇章中，表達雖有出入，但其內容高度統一。

因為腑系統是醫學自身的建樹，不是藉助哲學的推定，堅實性不同。之後即便五行理論影響如何強大，臟的五、九、十、十一、十二個等不同說法，雖歸結於五，但六腑說始終未變，即便三焦所指頗有爭議，又甚少實質內容，不如其他五腑，但六腑說仍堅持了下來。可以說，腑是臟腑理論中認識最清晰的一部分。

三焦在《內經》中似指一個實體器官。如〈素問・靈蘭祕典論〉〈素問・刺法論〉:「三焦者，决瀆之官，水道出焉。」但這個認識卻與膀胱關係不清，尤以在〈靈樞〉中為明顯。如「本輸」:「三焦者，中瀆之府也，水道出焉，屬膀胱。是孤之府也，是六府之所與合者」。「本藏」:「腎合三焦膀胱，三焦膀胱者，腠理毫毛其應。」「腎應骨，密理厚皮者，三焦膀胱厚；麤理薄皮者，三焦膀胱薄。疏腠理者，三焦膀胱緩；皮急而無毫毛者，三焦膀胱急。毫毛美而粗者，三焦膀胱直，稀毫毛者，三焦膀胱結也。」至今關於三焦的所指、功能、病變仍皆模糊。

第5節 「奇恒之府」出現更晚

奇，《説文》:「異也」。奇特、奇異之意。恒，《説文》:「常也」。奇恒一詞於《內經》可分為兩個不同的含義。

一是奇與恒：如〈素問・疏五過論〉:「善為脈者，必以比類奇恒從容知之。」

二是作偏義複詞，指奇。取此意者最多。如〈素問・玉版論要〉:「奇恒者，言奇病也。」此義亦可理解為奇於恒，與恒常有別。

奇恒之腑的奇恒，意思應是後者，強調奇。奇是形容詞，是否奇特，需經與一般的腑相比較才能結論。也就是説，奇恒之腑是比六腑之腑更晚才出現的概念術語。這也符合人們的構詞習慣。若奇恒之腑是率先於腑出現的話，因為尚未有同類，奇特於一般之腑這個説法就無法成立，也就不需要加奇這個前置詞作限定。

《內經》中，奇恒之腑僅有一見，在〈素問・五藏別論〉:「腦、髓、骨、脈、膽、女子胞，此六者，地氣之所生也，皆藏於陰而象於地，故藏而不寫，名曰奇恆之府。」它奇特於腑的地方，在於腑是「天氣之所生也，其氣象天，故寫而不藏，此受五藏濁氣，名曰傳化之府。」

在《內經》中，奇恒之腑仍只是一種學術爭鳴式的存在。「黃帝問曰：余聞方士，或以腦髓為藏，或以腸胃為藏，或以為府，敢問更相反，皆自謂是，不知其道，願聞其説」(〈素問・五藏別論〉)。

爭鳴而不能定音的一個重要原因，當然在於判斷標準。它沒有「水穀入口，則胃實而腸虛；食下，則腸實而胃虛」這樣的辨認條件，使用的是排除法。即不同於臟，故屬腑；又不同於一般的腑，故屬奇恒之腑。不同在哪裏？「所謂五藏者，藏精氣而不寫也，故滿而不能實。六府者，傳化物而不藏，故實而不能滿也。」這個判斷標準操作性不算好，指標不僅少，辨識度也太弱。

因為排除法只是「不是甚麼」級別的判斷，距能夠肯定「是甚麼」實為遙遠，仍有多種可能。因判斷標準未能依據自身的性質而定，較之六腑的系統化，奇恒之腑作為也是獨立出來的一類，不能算成功。只是古人在條件有限情況下試圖推進認識的一個嘗試。

不算成功的標誌是，奇恒之腑既不是一個功能系統的名稱，奇恒之腑內部，彼此間也沒有必然的關聯，故它們難以實現對臨牀的指導性。非不為也，乃不能也。

至於胸腹腔內還有一些解剖下肉眼可見的較小器官，如胰、胸腺、前列腺、腎上腺、卵巢等，則被臟腑理論忽視了。

第 6 節　臟含義的又一次嬗變

在因為腑的抽離，臟的含義被縮小之後，它還有過一次重大變化，就是脫離實體器官所指。

腑是醫學有辦法依靠自身的能力，實現突破性進步的範例，腑是以消化為主體的功能系統。相比於其他諸系統，消化系統最容易被傳統手段推進認識。在此之外，關於內臟的認識都是較為孤立、零散的。這樣的狀態難免捉襟見肘，有「頭痛醫頭，腳痛醫腳」的無力感，無法滿足臨牀的需要。

但如何構建人體整體的系統聯繫？困難極大。參照西方醫學的發展過程可知，實現從解剖到生理、病理的系統了解，在《內經》時代的條件下，僅僅依靠醫學自身，是一個不可能完成的任務。醫學既無法依靠自身解決問題，自然就會尋求外援。

中醫學曾嘗試借鑑過當時所有的其他學科。《內經》中可見的，有氣象、地理、數學、哲學等等，可以說，只要能加以利用者，所有的其他學科無所不涉。

最終出現的，不是有條件的系統先後逐個實現的方式，而是五臟系統集體出場亮相。這個五臟系統，涵蓋了人體所有，沒有留下任何未被覆蓋到的空間。所以五臟系統是人體所有系統的總稱。但因其完全不受認識條件的限制，於同一時間，所有系統同時完成，只能是藉助了大腦的加工。思維的基礎，是對哲學五行學說的借鑑，用以作為中醫學系統理論的主體結構框架。

在〈素問・六節藏象論〉一篇中，鑑於自然界的物質「廣不可度」「大不可量」，以至「不可勝視」「不可勝極」，而指出執簡馭繁之方，這就是哲學的五行工具，在篇中落實成「五氣」「五色」「五味」。這時雖還沒有延伸及內藏，還是持「凡十一藏」説，而不是五臟説，但心、肺、腎、肝、器（由脾胃大小腸三焦膀胱共同組成）五者，都不受認識限制地平行推出「本」「處」「居」「華」「充」各項內容，已可看出五行學説的影響下，正處在演變的過程中。想來這時的各臟、器，已面對着要把器官的實指性進行抽離的壓力要求，因為只有作為抽象的符號，上述各項才有可能立足。

這個演變在《內經》中另有一些篇章顯示已經完成。如〈靈樞・經脈別論〉:「人之合於天道也，內有五藏，以應五音、五色、五時、五味、五位也；外有六府，以應六律。六律建陰陽諸經而合之十二月、十二辰、十二節、十二經水、十二時、十二經脈者，此五藏六府之所以應天道。」它的哲學依據如董仲舒〈春秋繁露・為人者天第四十一〉:「人之形體，化天數而成」,〈漢書・律曆志〉:「天六地五，數之常也。天有六氣，降生五味。夫五六者，天地之中合，而民所受以生也。故日有六甲，辰有五子，十一而天地之道畢，言終而復始也。」

五臟系統理論將人體分設為五個系統，將之前所觀察到的各種複雜的人體現象，所累積的所有醫學認識，包括解剖所見與生理病理的認識，都以該系統的「外象」的名義，盡皆歸屬入五大類別。這就簡單多了。

五大系統各以一個臟器的名稱命名。但要將之前積累到的所有醫學知識，包括六腑，全部類屬到五大系統之內，臟器若還固定在實物所指的狀態下，實難讓人信服。故此，必須將系統名的臟從實物抽離，作抽象化處理，以換取更大的包容空間。這成為中醫學一個特有的現象 —— 功能臟腑。中醫學的臟腑不等於西醫學同名器官的説法，即源於此。

系統內與系統間藉助經絡以建構聯繫（如表 2）。五臟系統之間，則以五行（藏）的生克乘侮關係建立聯繫。

表 2：五臟系統內容簡表

系統名	功能	在志	體	華	液	竅	腑
心	主血脈、神志	喜	脈	面	汗	舌	小腸
肺	主氣，司呼吸，宣發肅降，通調水道，朝百脈，主治節	憂	皮	毛	涕	鼻	大腸
腎	藏精，主水，納氣	恐	骨、髓	髮	唾	耳、二陰	膀胱
肝	主疏泄，藏血	怒	筋	爪	泪	目	膽
脾	主運化、升清、統血	思	肌肉、四肢	唇	涎	口	胃

表中顯示出，雖然對臟腑功能的認識較粗糙，但各臟系統的在志、體、華、液、竅諸方面，卻匹配完美，既無缺項，亦無多寡不均，更無協作配合。各臟腑系統所主的平等推進，似乎認識完全不需要對技術與認識手段的依賴，不受影響。假設性明顯，有突出的哲學思辨痕迹，也就是人為指定性。

這個系統的地位高於一切，原本優質的醫學自主認識腑系統，亦被拆開，歸屬入這個有明顯哲學性的新建理論系統。

鑑於內臟深居體內，雖解剖可見其形狀，但它們的功能與病理卻不可見（屍體解剖亦是，因此時功能消失，仍無法在功能與器官間建立聯繫），中醫學發明了觀察臟象的方法。所謂臟象，即臟顯現於體表可被觀察到的現象。「象」是現象。〈孟子・告子下〉：「有諸內，必形諸外」，意思是內心有甚麼，必然會顯露在外面。內臟的功能也是，「有諸於內，必形之於外」也是中醫學的名句。自《內經》起即已啟用了這一方法。〈素問〉有「陰陽應象大論」「六節藏象論」等篇，〈靈樞・本藏〉亦有曰：「視其外應，以知其內藏，則知所病矣。」

五臟系統結構，是借鑑哲學的五行學說實現的。這是哲學對醫學的改造，因哲學與醫學沒有必然的一致性，故未免讓人不安。這個問題將在本書「中醫學與哲學的關係問題」部分專論。

第 7 節　五臟理論的意義

這部分可分為歷史意義與現實意義兩個方面。

7.1 歷史意義

無論如何，臟腑的生理理論，與臨牀觀察到的病變建立聯繫，都是中醫學一次質的變化。藉由它，系統理論與臨牀經驗融為一體，中醫學從早期的「醫術」階段，躍變為「醫學」學科。《傷寒雜病論》是這一變化的標誌性結果，即通常所說的診治體系形成。

在未能對疾病作一一深入解讀的情況下，利用臟腑八綱，嘗試將臨牀所見歸納分類，從而把未知的疾病盡皆納入已知的這些系統中，使當時無法克服的技術性難題從方法上獲得了解決（即便本應是暫時性的）。

這一理論信度的基礎是其中源自醫學自身的認識部分。

在生理功能部分，每臟的認識都與哲學無關。至於腑、體、華、液、竅等部分，也有強弱不等的醫學性。如肝是開竅於目，而不是耳；腎其華在髮，而不是毫毛；胃從屬於脾，而不是腎等，都不應理解為只是基於哲學的指定，因都與臨牀實際有相當的相符性。反之如小腸從屬於心而不是脾在醫理上就比較勉強，因無法在臨牀落地。

在病理部分，認識也都是從臨牀觀察得來。這些認識，主要是疾病的臨牀表現（可憑觀察記錄獲得），而不是疾病機理的揭示。

上述這些之所以認為是源自醫學自身認識的理由，是認識的不均衡，明顯有受制於認識條件的情況存在。表現在生理上，是各臟之間的生理功能認識程度的不均衡。如對飲食物消化吸收過程的認識，明顯清晰於其他的所有代謝系統。而在病理上，各臟腑生理功能相應項目的病理揭示，也嚴重不均衡。以肺為例，肺主氣，司呼吸一項，從診斷到治療都積累豐富；肺為水之上源一項，雖內容銳減，但診治明確清晰；至肺與大腸相表裏一項，已語焉不詳；而肺主治節，朝百脈一項，則完全空白。這種不均衡的狀態，就從一個側面說明了這些內容是源自醫學的自主發現，而非哲學的加工。因為只有在醫學自主發現的情況下，才會受發現條件的制約。比如常見性、表現的辨識度因素等。如果是哲學思辨性的，它可以在想象中任意馳騁，為使完美，大腦會自動補足殘缺。

但這是歷史意義，在今天，這一方式的現實意義是否仍在？

7.2 現實意義

從極端的層面看，人體會發生多少種及怎樣的病變，這些病變的表現如何，發展趨勢怎樣，至今仍是問題。河南衛視、北京衛視、遼寧衛視曾相繼邀請過同一位嘉賓胡某，面容狀若七十歲老人的該女，實際只有二十多歲的芳華。22 歲那年，產下男嬰後，感覺臉部皮膚有些鬆弛，半年後，已如老嫗。醫學上稱之為獲得性皮膚鬆弛症，極為罕見，以至美國探索頻道 Discovery 也有報道。因為罕見，原因難尋，目前認為與先天基因或後天因素有關。這句話的意思其實是先後天的因素都不能排除，也就是甚麼都不知道。

這種狀態是臟腑理論現實意義的基礎，使這些理論至今仍是舉足輕重的存在。

臟腑氣血津液的表裏寒熱虛實等等作為診斷知識，或許是粗糙簡單的，但作為診斷思路，至少未來一段時間仍是不可或缺。因為不管所病甚麼，無非是人的病變，出不了那具身體與那具身體的構成範圍。高度凝練的概括，具有相當的抽象性，也有足够的包容性。它們於診斷中所起的作用，與其說是知識性的，不如說主要起着方向性、思路性的意義，於臨牀診斷意義重大。無數臨牀效驗案例說明，這些診斷理論體系有合理成分。

而其中最重要的意義是，在病規律裏無處存身的生命規律自身狀態的內容，借此得以被看見。

至於關於這一方式裏知識性的粗糙簡單，中醫學一貫都以一種實用主義的態度不斷對其進行着補充，也不斷進行着篩選甄別與淘汰，使之逐漸符合醫學規律。比如陰陽的概念裏有一個重要的哲學性質是互根，即互相依存。所謂孤陰不生，孤陽不長，陰陽離決，精氣乃絕。但在中醫診斷學裏出現了肝只有陰虛而無陽虛，脾只有陽虛，卻無陰虛的情況。又將氣虛，分化為肺氣虛、脾氣虛、腎氣虛等的不同。包括氣滯血瘀，痰飲水濕等等，這些實屬專業的知識建設。

對病的診斷亦然。比如中風病，仲景時代認為是外風，至金元時出現爭鳴，認為應為內風，彼時內外風說並行，直到如今甄別為只強調內風。再比如痢疾與泄瀉，都以排便次數增多，便質稀薄為特點，在仲景書中並稱為下利。至宋時，已作出泄瀉與痢疾不同病的區分。通過治療的反饋，總結到「調氣則後重自除，行血則便膿自癒」，認識到二病的病理實不相同等等。

第 8 節 「肺肝而能語，醫師色如土」

中醫學的診斷主要依據臨牀而非實驗室，依靠的是病人的不適感受、體表徵象與醫生的感知能力。這在過度依賴實驗室檢查，不甚理會病人訴説的當今潮流面前，有着積極的正面意義。任何時候臨牀診斷都不應被忽視。包括 SARS 、2019 新冠肺炎在內的所有疾病，都是先在臨牀發現，然後才有實驗室跟進。新冠肺炎不時「復陽」的消息，也提示現有實驗室診斷的不足。所謂「復陽」，雖然也可能是因為重新感染病毒引起，但機率不大，主要原因應該仍是檢測的遺漏造成。比如因為檢測時所取樣本量極小，比如深喉痰液或咽喉擦拭液，除非身體中病毒的量極大，身體中滿佈，否則很可能不呈陽性反應等。截止 2020 年 3 月末，國家藥監局批准了 12 個核酸檢測試劑，8 個抗體檢測試劑，其中抗體檢測試劑裏又包括膠體金法 5 種，磁微粒化學發光法 3 種。並預計，將來還會有更多的檢測試劑和方法投入使用。這當然是因了這些方法都存在不足，若能如指紋、DNA 檢測般，自是不必如此百花齊放。不僅如此，臨牀醫學各類檢測儀器都處在汰劣更優的狀態中，提示完全依靠實驗室檢查的診斷仍會出現漏診。

但另一方面，普遍認為中醫醫學不需要實驗室檢查（香港以此狀態為主），或實驗室檢查結果並不能輔助中醫學診斷（中醫學整體都存在）的看法，也是個誤會。

收錄於明代楊慎《古今諺》中有詩曰：「山川而能語，葬師食無所；肺肝而能語，醫師色如土。」清代沈德潛《古詩源》亦載，作「肺腑而能語，醫師色如土」。魯迅先生的文中亦曾引用過此句，顯示其內在邏輯具有某種普適性。「色如土」的原因，是因失去了用武之地。從一個側面反映出診斷是醫生的主要職能。如果說一個臨牀醫生的主要職能無非診斷與治療，診斷因處在治療的前提位置，當然更重要些。

「肺肝而能語」，在古時，肺肝是內藏的名稱，深藏體內不可見，診斷困難。「肺腑而能語，醫師色如土」，隱藏在這句話背後的，是肺腑能語多麼令人嚮往，又多麼力不能及的感歎。而在當今，藉助儀器，人人皆能「視見垣一方人」，人人皆可聽見「肺肝」之「語」。但因中醫學的「肺肝們」仍不是實體器官，不能作器官落實，使所現五臟癥結不能成為診斷的情報信息。主流學術圈以强調不要圖謀器官落實，不應追求「能語」為基調，技術問題成為嚴重的觀念問題。

因為器官未落實，中醫學的理論只能停留在器官層次，無法再圖深入。常見說「疑難雜症」一詞，「疑」指診斷，「難」是治療。有效治療的發現，並不是人的主觀努力就一定會有的結果，它或需機遇的眷顧，如青霉素的發現；或需短時間內有大量同一疾病的病人，如抗瘧的青蒿、常山。治療是發明，其困難是無中生有；診斷卻只是發現，對既有事物的發現與確定。故診斷水平，醫生有很大的自主性努力空間。因為「疑」多是疾病表現不典型引起，一個新出現的病種在其出現之初雖也讓人生疑，難以診斷，但它畢竟不是常態，出現機率不高。〈史記・扁鵲倉公列傳〉中記述了普通人秦越人成為神醫扁鵲的經過及其行醫神迹：飲長桑君所授神藥後，能「視見垣一方人」，於是五臟癥結盡現，診斷立出。癥結盡現，是客觀事物的顯形，不是寒熱虛實的辨別。如果說寒熱虛實的辨別是診斷能力，現代檢查手段使五臟癥結盡現則是診斷技術，技術可提高診斷水平不用證明。

內臟器官要作實物落實，實在不是一個要不要做的問題，而是如何做。因為不落實，易給虛妄留下空間。蘇東坡記有他與歐陽修的一個小逸事：

> 歐陽文忠公嘗言：有患疾者，醫問其得疾之由，曰：「乘船遇風，驚而得之。」醫取多年柂牙為舵公手汗所漬處，刮末，雜丹砂、茯神之流，飲之而癒。今〈本草註・別藥性論〉云：「止汗，用麻黃根節及故竹扇為末服之。」文忠因言：「醫以意用藥多此比，初似兒戲，然或有驗，殆未易致詰也。」予因謂公曰：「以筆墨燒灰飲學者，當治昏惰耶？推此而廣之，則飲伯夷之盥水，可以療貪；食比干之餕餘，可以已佞；舐樊噲之盾，可以治怯；嗅西子之珥，可以療惡疾矣。」公遂大笑。（《東坡志林》卷三）

歐陽修「未易致詰」是因「或有驗」，唯有蘇東坡一針見血，以寥寥幾例，將其中的荒謬放大到極致，於是大家都能輕易明白，歐陽修也只能以大笑掩飾自己的尷尬。「或有驗」面前，是滿足於其中的「有驗」，還是追究為何其驗只是「或」，而非「必」，這是東坡師生二人的不同。

《當中醫遇上西醫》[15] 講述香港「在 SARS 之戰，從內地、海外與本地中醫推薦給香港醫管局的藥方如雪片飛至。數以百計的藥方不僅是難辨優劣，更根本的問題是，連對判別優劣的方法與原則也難有學術上的共識」。「或有驗」式的療效不穩定，為何有時有效，為

15 區結成：《當中醫遇上西醫・歷史與省思（修訂版）》三聯書店（香港）有限公司，2023 年。

何有時無效，並不清楚，卻又強行解釋，甚至自己也不知道哪些環節其實是有誤會的……這樣的理論是需要審視的。人們不能接受，也是很可以理解的。想要改善這一切，首要的是先完成臟腑作實體器官的落實，認識到「肺肝而能語」及其所「語」對中醫診斷的意義。

換一個角度看，不落實的虛指很容易，落實的實指卻難。體表可見的器官，比如眼耳口鼻為何是落實的，可與西醫學的一一對應的，而不是亦將其虛指？古人臟腑的不落實是否有囿於困難而無法落實的原因？今天這個困難程度還是一樣嗎？

第三章

關於中醫學與哲學的關係問題

中醫學的理論有深厚的哲學性。哲學不僅深刻影響着中醫學思考問題的思路，甚至直接現身為中醫學的具體內容。中醫既藉助哲學術語表達一些醫學知識，比如腎陰腎陽、陰虛陽虛、子盜母氣、培土生金；更借用哲學搭建中醫學的系統理論結構，如五臟系統、八綱理論。

但哲學是一般性的，不是針對醫學特定研究對象的學問。在今天，鑑於哲學與中醫學的關係水乳交融，中醫人的習以為常，故在這裏，權以「公主和親」來形象化哲學在中醫學的異類與特別。

「公主」就是哲學，其「和親」下嫁的，是中醫學。哲學公主身份高貴，有相當的話事權。如中醫學的臟原有九臟、十臟、十一臟、十二臟等多種不同的觀點爭鳴，最後能定名為五臟說。五臟說不僅是五個臟，而是五大系統，統領全身所有，這是五行哲學的體現。但哲學公主畢竟是外來的，屬性不同，是硬着陸，與醫學性會時有衝突。「和親」是怎麼發生的？是公主所在國的指派（哲學的強行入侵），還是出於醫學小國的求親？若是，又是因為甚麼困難需要尋求外援幫助？最後為何落實在哲學，且只是哲學的陰陽、五行上？哲學與醫學的衝突又是如何解決的？需要作哲學成分剔除術嗎？

第 1 節　哲學的診斷作用

從哲學在中醫學所起的作用，可以了解中醫學為何需要它。因為交由「他人」(哲學) 話事，猶如容他人在自己的臥榻酣睡，如果不是由於自己 (中醫學) 的不能控制，又豈會把權利讓渡？

哲學在當今中醫學中的作用或者說存在方式，主要是構建系統，這個系統一方面是具體內容的；另一方面，又因其在面對幾乎所有醫學問題時，都還承擔着重要的指引思路的功能，也就是說有方法論的性質。

1.1 五臟、八綱的哲學性

在中醫學內系統性存在的哲學內容主要有五臟系統理論與八綱理論。八綱理論藉助的是哲學上的陰陽學說，五臟系統藉助的則是哲學上的五行學說。

哲學上，陰陽學說嘗試解釋世界的由來，和世間各種現象的原因機理。五行學說解釋的是宇宙的結構、關係。陰陽五行學說所述可互為補充，但陰陽與五行之間卻不是為了互補的需要而誕生的學說。它們本是各自觀察抽象而得。《洪範》《月令》注重五行，未提及陰陽；《易傳》重陰陽，未提及五行；司馬談則將二者合一。

1.1.1 陰陽與八綱

「陽」的本義是指山的南面，水的北面；「陰」指山的北面，水的南面。決定因素是陽光照射到與照射不到。陽是陽光的照射更長更多，陰是太陽照不到處，所以叫背陰。而發射出陽光的星球叫「太陽」(最大的陽)。漢語中表達一組對立關係的詞有很多，比如遠近、上下、大小、長短等，古人為何獨重視陽與陰，將其詞義擴大直至借用為哲學詞彙？應是因為農業國之故。陽光是豐收的必要條件，而人力又不可為。於是陰陽詞義擴大，各有諸多對立的特性 (如表 3)。

表 3：陰陽各自特性歸納

屬性	亮度	溫度	時間	濕度	事物運動狀態				方位	……
陽	明亮	溫暖	晝	乾燥	發散	上升	動	興奮	上、外、左、南、天	……
陰	陰暗	陰冷	夜	濕潤	斂聚	下降	靜	抑制	下、內、右、北、地	……

這樣陰陽的含義就由最初的專指變為泛指 —— 泛指一切可以陽性或陰性特點解釋的現象、事物。詞義擴大到一定程度，抽象化也就是哲學化了。早期的人類受認識手段的限制，認識只能用直接觀察的方式。但內在規律並不能如石頭的形狀、鮮花的香味、物品的顏色般直接觀察獲得，只能以各事物間共同的特性反復求證的方式證實。這種認識方式注定使認識的結果 (抽象規律) 帶有在不同事物間的普遍存在性，也就是哲學的屬性。而陰陽大概是自然界最普遍存在的性質了。

《道德經》:「道生一，一生二，二生三，三生萬物。 萬物負陰而抱陽，沖氣以為和。」〈周易・繫辭上〉:「一陰一陽之謂道。」陰陽不僅表達了世界本原的觀點，也表達了事物內部變化的形式與關係。陰陽的哲學含義大致有萬物的內部皆存在陰陽兩種對立（對立又統一的關係）勢力。這兩種勢力是運動變化（有消長轉化諸形式）、相互作用的。萬物皆存在陰陽兩個方面的因素，陰陽雙方的力量是事物發展變化的根源，陰陽的存在及運動變化是宇宙的基本規律。是完全抽象的哲學層面的含義。

陰陽的詞義逐漸趨於抽象而哲學化發生在約西周末至春秋戰國時代。其象徵是將陰陽作為認識的方法，指導對新事物的認識。尤其是對難以理解或不能直接觀察的複雜事物變化機理的認識。這也是它的意義所在。如陰陽關係最初曾用來解釋何以會發生地震。在《內經》裏則出現這樣的內容：「陰陽者，天地之道也，萬物之綱紀，變化之父母，生殺之本始，神明之府也。治病必求於本。」（〈素問・陰陽應象〉）。

生命是最複雜的命題之一，為了推進對生命健康與疾病原因機理的認識，醫學家們在援引各種學問的過程中，自然會將陰陽學說引進來。各種嘗試後，經淘汰勝出，陰陽理論被鎖定，並衍生成八綱。

認為八綱理論是源自陰陽哲學，因其以陰陽為總綱，衍生出的表裏、寒熱、虛實六綱，抽象之外，都帶有突出的陰陽對立性質。

1.1.2 五行與五臟

陰陽是對規律的認識，但陰陽不能表達全部的規律，因為並不是所有的事物都表現出陰與陽的關係。如過去、未來與現在之間；土地、陽光與植物之間；心、肺、肝、脾、腎之間等。這就需要另一種抽象概括，因此就有了五行學說。五行表達的是不同於陰陽的抽象關係，較陰陽關係複雜。

五行學說與陰陽學說一樣，也經歷了實指（具體專指）—泛指

(詞義擴大)—抽象(成為哲學術語)的過程。五行說之初，名五材說，大約出現在西周末年。〈國語・鄭語〉「以土與金、木、水、火雜，以成萬物」;《左傳》「天生五材，民並用之，廢一不可」。五行一詞最早由〈尚書・洪範〉明確提出:「五行：一曰水，二曰火，三曰木，四曰金，五曰土。水曰潤下，火曰炎上，木曰曲直，金曰從革，土爰稼穡。潤下作鹹，炎上作苦，曲直作酸，從革作辛，稼穡作甘。」

五行學說把萬事萬物凝練歸納為金、木、水、火、土五大類。因萬事萬物太複雜。用五行概括構成萬物所有不可缺少的基質，亦以其說明世界萬物間的關係。這大概是人類認識史上的一個共同的過程。因在古西臘哲學裏也有類似的情況，只是他們歸結為水、火、土、氣四類，稱「四元素」說。五行裏的金、木、水、火、土是被抽象化了的。以木為例，它是木的性質的一大類物質的代稱。

五行學說在中醫學裏的系統理論即是五臟系統理論。

表 4：中醫學的五臟系統示意

五行所屬	臟	腑	官	志	體	味	液	時	方	色	華	邪	聲
木	肝	膽	目	怒	筋	酸	泪	春	東	青	爪	風	呼
火	心	小腸	舌	喜	脈	苦	汗	夏	南	赤	面	熱	笑
土	脾	胃	口	思	肌肉、四肢	甘	涎	長夏	中	黃	唇	濕	歌
金	肺	大腸	鼻	憂	皮	辛	涕	秋	西	白	毛	燥	哭
火	腎	膀胱	耳、二陰	恐	骨	鹹	唾	冬	北	黑	髮	寒	呻

如表 4，中醫學將人體劃分為五大系統——五臟系統。臟名亦是系統名，五臟系統內由經絡等溝通相連，構成整體。五臟系統之間則以五行關係表達。由是構建成中醫學的生理系統。而病理系統則是生理系統的失常。

五臟系統解決了人體內臟及其他人體各個部位的聯繫或者說關係問題。臟腑關係如肝臟與膽腑相屬，而腎臟與膀胱腑相屬；臟腑與人體各部關係如肝開竅於目，其華在爪甲。腎開竅於耳與前後陰，其華在頭髮；臟腑之間的關係如肝與腎是相生關係等。而臟腑及人體各部位的功能內容，則是醫學自身的認識，沒有哲學痕迹。如肝主疏泄，主藏血；腎主水，藏精，主納氣等。

五行每行自身內部都各有陰陽關係存在，陰陽與五行交集聯繫。筆者認為五臟源自五行哲學的理由：

其一，「五」臟這一數字的確定。

在統一為五臟之前，中醫學有九臟、十臟、十一臟、十二臟等多種說法。統一為五臟說的過程未見記載，醫學理由不明，只有五行哲學才可解釋。張仲景〈傷寒雜病論・自序〉:「夫天佈五行，以運萬類，人稟五常，以有五藏」。五常是五行的另一種說法，這裏清楚表明，臟鎖定為五，是因為五行學說之故。

其二，五臟系統的均衡與封閉。

這個系統早在《內經》時代即已構建完成，如此嚴絲合縫的完美匹配，如此地肯定確鑿。五臟系統各自主管的項目不多不少、平等、平均，既無側重，亦無特別。系統有很強的封閉性，新發現的臟器如胸腺、胰腺、腎上腺等等無法增設成第六乃至更多的系統，反而強行地納入五行系統裏。其本質是超越醫學事實，人為地建立這些新發現的臟器與五行系統的關係。這是因為五行是一個完成了的完整哲學學說，本身沒有發展變化的內在要求，亦沒有發展變化的空間。若打破它，系統即告瓦解。

其三，五臟系統不受認識條件的限制。

由表 4 可以看出，五臟系統並無因認識條件差異而導致的認識上先與後、多與寡、有與無的差別。乍看之下，似乎對人體結構、功能、聯繫的認識已達「成熟圓滿」之境。這樣「成熟圓滿」的理論，不是解剖、觀察可以得到的，而臨牀經驗也不足以支持，因《內經》全書僅有 13 個粗陋的方劑，可知其絕無可能給出這一份圓滿答案。也就是說《內經》的五臟系統知識絕無可能是醫學自身的自主所得，只能是依據哲學，是將醫學發現與之結合而來。因為醫學發現並不足够，為使五行系統完美，加入了大量的思辨推導性結論。

其四，五臟間的關係被指是生克乘侮。而生克乘侮是五行的關係，人體各部之間的關係要遠遠複雜過這個關係。

1.2 提供診斷思路

哲學在中醫學所起的系統性作用，是提供指導性的診斷思路。這個診斷思路是，以五臟系統定病位（指確定所病的系統），八綱屬性定病性。

五臟系統是覆蓋全身的關係網，全身任意一處的病變，都可據此網絡作所屬系統的定位，這是中醫學特有的五臟病位。八綱因為有很強的抽象性，所有疾病的性質都可據此表達。八綱不是寒證就是熱證，或是寒熱錯雜證；不是虛證，就是實證，或是虛實夾雜證等等。

這樣，利用五臟系統與八綱理論，加上中醫學自主認識的氣血津液等因素的參與，臨牀各種複雜表現的醫學意義，就都可得到解讀，得到診斷。比如耳鳴聽力下降之症，如果這個耳鳴聽力下降是隨年齡慢性進展，病者是老人家，就會首先考慮腎虛的問題。腎就是五臟定位，虛就是八綱定性。早期醫學因為疾病的意識尚未出現，至此地步診斷即告完成。

時至今日，對病的診斷一時不明或是全新病種時，中醫學仍在利用這個方法診斷。於第一章已述，這樣的診斷即是中醫學的診證。

哲學的解決方法是否足夠徹底、正確，是屬方向性還是具體方法性的，也許都有可探討的餘地，但這個方法的可操作性是顯然的。依據五臟、八綱建立的這個診斷思路，是中醫學在診斷問題上第一次質的突破，是成形的診斷模式。在疾病意識尚未出現的情況下，因了這個診斷模式，任何臨牀表現的醫學意義，都有了思考的起點與方向。之後的甄別、淘汰、深化都只是量變的進步，直至張仲景單一病診斷模式的創立，可惜那幾乎只是他一個人範圍的突破。

此外，對一些較為具體經驗的理解，中醫學也會利用哲理作説明。這些雖未成系統，較為散裝，但仍有一定的意義。曾經有一位乳癌術後放化療皆已完成的病人，每因半夜飢餓而屢從睡眠中醒來，但進食能緩解，食後亦無不適。如果不是對睡眠有影響，很難説發生了病變。故初完全不解，不知如何作想。至其誤服清熱解毒類治癌藥，夜饑情況越發嚴重，始想起李東垣的「陰火」一説，以補中益氣劑糾正。陰火就是以陰陽學説建立的診斷理論。因其罕見又未成體系，歷來在中醫學有爭論。

1.3 提供方法論

方法論作為哲學術語，指所採用的研究方式、方法的體系。其含義可藉助它與世界觀的關係幫助理解，即世界觀回答世界「是甚麼」的問題，而方法論則是旨在「怎麼辦」。

中醫學的方法論，最突出的部分，與哲學參與構建的系統性理論重疊。如兩目乾澀、視力減退會重點考慮肝陰不足的問題，而耳鳴、齒鬆、髮脱則會以腎虛為診斷（包括鑑別診斷）重點。這一將臟腑與人體各部聯繫起來的思路，就是方法論。是依據五行哲學參與建立的，八綱屬性的診斷亦然。

臟腑、八綱作為哲學性方法論，與其作為哲學性理論的區別在於，理論關注的是理論自身的真實性（與事實的距離），而方法論則以診治疾病，即功用為最高宗旨。正是因為方法論的屬性，使中醫學的理論有相當大的靈活變通性。比如腎開於耳，但若從腎治無效，則又允許將此理論暫置一旁。如因為暴怒出現突發性的耳鳴、耳聾，即可診為肝火。而另一方面，腎開竅於耳理論卻並未因此而修正為肝腎皆開竅於耳。理論允許變通，且不積極修正，顯然關注的重點不在理論的真理性如何，而在於功利的有效與否，這是方法的特性。

方法論與方法的關係是，方法是具體的、實用的或是經驗的，而方法論則是有關方法的理論。比如通過補脾的方法，可以達到益肺的效果，即培土生金，這是一種具體的方法，它能以經驗的形式穩定重複再現。而由此方法總結到的「虛者補其母」，則屬方法論的範疇，因其演繹推廣到其他的子母關係。比如滋水涵木，即通過滋補腎陰的方法達到補肝陰的效果。

「虛者補其母」其實並不能在每一對母子關係的臟腑中實現，也不是氣血陰陽每一種因素的虛都適用。因為每一種方法都有它的產生原因，如果方法中帶有假設性的話，依據其得到的理論也將帶有某種假說性。可惜「虛者補其母」的理論及其產生它的方法都尚未得到修正。

中醫學的方法論或者說我們的哲學是具有自身文化的特點的。方法論因是某種隱性的存在，為使顯形，這裏用比較對照的方法。0與1是一套計算機語言，它和陰陽都是用兩個符號來表達世界，但認識世界的方法不同，邏輯走向也不同。陰性與陽性，哲學上指其既互相對立又互相依存，如山南為陽，山北為陰，山既有南面（陽）就一定會有它的北面（陰），哪一面都無法在缺少另一面的情況下獨自存在。並且陰與陽的性質永遠都處在動態變化之中，甚至轉化成對方（量變到質變）：如寒（陰）來暑（陽）往，如盛極而衰，最黑暗（陰）的時候，也就是最接近黎明（陽）的時分。

陰與陽，雖也討論其量的變化，但那是最低級別的規律。中國古代哲學的量變觀，更側重問題的另一角度，即量的變化只能於一定範圍內存在，過了某個限度，就不僅是事物陰性或陽性多與少的量變問題了。更重要的，是陰陽關係的破壞（向着對方的轉化只是其形式之一），甚至解體。或陰消陽亡，或陰陽離絕，事物不再存在。

在中國哲學的量變觀裏，時刻強調的還有聯繫，認為聯繫是必然的，任何變化都不是孤立存在，而是必然累及他者。這個累及，既指對陰陽關係體的影響，如同陽消陰長，陰消陽長；亦包括此一對陰陽關係的變化對另一陰陽關係體的影響。如肺病及脾、脾病及腎之類，肺脾腎內部各有一個陰陽關係。

而0與1屬同一個性質，0與1表達的只是同一類事物量的變化，它不包括因為量變，質亦隨之而變的問題，更不談聯繫與影響，故它可無窮大。東漢張仲景的書中，有許多「得下止服」「不必盡劑」之類的囑語。根深蒂固的哲學深深滲透在文化裏，乃至常常會使一個非醫學專業的病人，也能幾乎憑本能，就會對長期給服的藥產生質疑：「究竟要服多久啊？不會產生副作用嗎？」他們不太相信有安全不變的無窮大。而對副作用的擔心，即對長期服藥，對量變引致質變的擔憂，其實是源於對哲學聯繫變化性質的敏感。

陰與陽，0 與 1，折射的是不同的哲學觀。西方哲學的長處，是非常強調「是不是」的問題，也就是真與假的問題。他們認為，甚麼都首先需要辨假真，耳聞自不必說，眼能見與手能摸到的，也不一定為真。那還有真嗎，甚麼為真，如何知其為真？在「是不是」問題上的糾結，可以看出，他們在認識論上下了許多的功夫。他們的醫學，從人體—系統—器官—組織—細胞—細胞器……是一路分下去、追下去、認識下去，以力圖明白人「是甚麼」（由甚麼構成、有甚麼功能）的問題。這當中很容易看出哲學的影響。

而注重聯繫，警惕變化，認識到事物有繁複多重的性質，揭示的是事物更複雜的規律，這是我們的哲學之長。我們向有推崇「菩提本無樹，明鏡亦非台」「花非花，樹非樹」「看山不是山，看水不是水」的文化，認為這是一種精神上的高層次、高境界。不願，也不屑拘泥於客觀實在，我們的哲學亦是。馮友蘭《中國哲學簡史》：「按照中國哲學的傳統，它的功用不在增加積極的知識，而在於提高心靈的境界，達到超乎現實的境界，獲得高於道德價值的價值。」心靈已屬主觀，與西方哲學糾結的「是不是」已然不同，超現實則更是。

在這樣的哲學觀方法論下，中醫學的臟腑允許其形態器官的一直無解，就不是那麼匪夷所思了。中醫學的心不等於西醫解剖器官的心，其他的臟腑也是。那麼它們等於甚麼？中醫學的解答是，這個問題不重要。中醫學的臟腑只是一組功能的概念，或者說臟腑只是一些名稱符號。這並不代表中醫學同意鬼魂說，其仍然認可功能需物質（如器官）才能產生。可是中醫學的臟腑，其物質存在是甚麼這個問題就是沒有答案。可以想見，這在西方哲學觀裏，有多麼的不可思議！應該說，他們的疑問是有道理的。沒有形而下支撐的形而上，總不免有空中樓閣的隱患。這一問題不面對，不解決，中醫學將永遠無法躋身於與西醫學平等起坐、並駕齊驅的學科圈。

中國文化裏一直有對超越現實層次的追求。這裏的超越現實是一種精神的存在，它只能於靈光乍見的頓悟中窺見一斑，而非全貌。因為悟顯然不是只要按照邏輯的亦步亦趨，就必然會水到渠成地到達。悟使中國哲學方法論也有點狀的特徵：各個「悟得」之間的邏輯關係如文章中的散文體一樣，是鬆散的。沒頭沒尾的對話體、詩句般的格言警句，這些特點在中醫學裏都有突出的體現。「補脾不如補腎」與「補腎不如補脾」；「血得寒則凝，得熱則行」與「熱之所過，血為之凝滯」之類甚至是不無衝突的理論，就這樣既無理論前提，亦乏理論邊界地共存着。可以說，是另外一種方式的聯繫欠缺。

在對人的了解認識上，面對人的複雜性，如果說西方哲學的方法論失於還原論的簡單，而我們則主要是失於主客觀的混淆。

第 2 節　診斷何時需要哲學？

臨牀醫學最重要的任務是解決問題，即治療。治療可從臨牀用積累經驗的方式獲得。

尋求救治是人與生俱來的本能，故醫學從「用」開始。但醫學的研究對象生命，是先於醫學的存在。當醫學還沒有出現時，因為病痛，人們一定會嘗試自救，成功自救的經驗自然會累積下來。這個狀態謂之醫術階段，它是前醫學時期。

如果療效很穩定，每次都能重複出來，醫也可能就會停留在此階段。如同料理，即便是最高級的菜系，莫不都是來源於經驗的層次。既不會從舌頭味蕾的數量、分佈、結構與功能開始，也不會謀求回答深層次的機理問題。因一個有經驗的大廚，在經驗層次已能很穩定地重複出想要的質量。

可是醫這門學科不然。從應用中總結到的理論不免是局部性的，而人是一個各部分密切合作的整體，表現在局部的不適，並不一定是這個局部發生了病變。比如嘔吐，可以是腸梗阻或大腦中樞的問題，與胃無關。局部性的從胃治嘔的經驗對這一類的情況，既難以再現經驗中的療效，又無法解釋為甚麼的問題，這就需要醫的進步。

治療的前提是診斷的明確。診斷有兩個層次，一是「是甚麼」，二是「為甚麼」。「是甚麼」這個問題醫學自己可以勝任，不必假手外援。但「是甚麼」與「治好它」還有很遠的距離，需要「為甚麼」的幫助。這個要求卻常令醫學為難，難度超過能力的範圍時，不免就會希望能得到外援。比如〈素問・痹論〉在回答痹「或寒，或熱，或燥，或濕，其故何也」之問時，即借用了陰陽的概念：「其寒者，陽氣少，陰氣多，與病相益，故寒也；其熱者，陽氣多，陰氣少，病氣勝陽遭陰，故為痹熱。其多汗而濡者，此其逢濕甚也，陽氣少，陰氣盛，兩氣相感，故汗出而濡也。」

診斷環節對哲學是否有需要，有下列兩種不同的情況。

2.1 診斷有指紋級依據時，對哲學非絕對依賴

這些指紋級的臨牀表現或屬病在體表，如皮膚病、蛇蟲咬傷。或雖是病在內裏，但在體表的表現有高度的辨識度，比如肺癰，潰膿期的痰非常有特點；兒科的痧麻痘診等，皮膚粘膜會出現獨特的改變；蛔蟲病，成蟲能排出體外，大小又能被肉眼看見。這些只需結合病史、全身表現及流行病學的情況，診斷不難。

這些指紋級別的診斷指標，醫學也能用來作為篩選治方的指標。例如，普濟消毒飲是疾病大頭瘟的主治方。大頭瘟是以頭面紅腫、咽喉不利為主症的流行病。該方出於《東垣試效方》。據元代硯堅所作《東垣老人傳》[16]，在李東垣之前，中醫學並沒有治療大頭瘟的專方。而從大頭瘟之名，可知其表現有足夠的辨識度，「時行疫癘」「天行」又說明其流行。短時間內有大量的病例數，即便不知其疾病機理，醫學仍能高效率地快速篩選到有效治方：「彼中民感時行疫癘，俗呼為大頭天行（即大頭瘟）。醫工遍閱方書，無與對證者；出

16 李濂：《醫史》，中國哲學書電子化計劃。https://ctext.org/wiki.pl?if=gb&chapter=342983#%E6%9D%B1%E5%9E%A3%E8%80%81%E4%BA%BA%E5%82%B3%C2%B7%E5%85%83%E7%A1%AF%E5%A0%85

己見，妄下之，不效；復下之，比比至死。醫不以為過，病家不以為非。君（李東垣）獨惻然於心，廢寢食，循流討源，察標求本，製一方，與服之，乃效。特壽（壽，鐫刻，刊刻）之於木，刻揭於耳目聚集之地，用之者無不效；時以為仙人所傳，而鏨之於石碣。」

治療蛇傷的名醫季德勝的經歷也頗能説明這一情況。蛇雖不同，但咬傷都在體表，可直接觀察判斷。「季德勝蛇藥」因有效，至今仍有藥廠生產，臨牀有在使用。但季先生自己在已經是治蛇咬名醫時，仍是文盲，甚至自己的大名也不識寫。

也因此，皮膚科是中醫學的特長科，疔瘡癰腫的外科也是其特長科等等。這也可以解釋，為甚麼「一味單方氣死名醫」基本都是發生在這種情形裏。

這類「怎麼辦」的解決，雖然屬於經驗層次，但療效也能做到相當穩定，故不是一定需要藉助哲學。其實是因為這時診斷的疾病就是單一病，病因素達到單一級別。因素既單一，診斷指標又明確，這時即便不明病的內在機理，只要有一定的病例數，也有可能篩選到有效治方。只是這一類情形者畢竟不是疾病譜裏的全部。

2.2 診斷無指紋級依據時，對哲學有剛性需求

2.2.1 當缺乏指紋級依據時

在診斷「是甚麼」時，即便疾病的臨牀表現沒有一錘定音的特徵，診斷沒有指紋級別的依據，醫學仍然可以自行解決。比如 SARS、2019 新冠，都是由醫學在臨牀率先發現，之後才由實驗室證實的。就如我們在日常生活中，判斷一個人的是與不是，不需通

過 TA 的指紋或 DNA 就能確認一樣，因還有一個細節確認法。相符的細節越多，判斷的準確性就越高。這其實還是在說的單一病的診斷。

但早期中醫學疾病意識尚未出現，診斷尚處在臨牀表現的層次，也就是說，不知道要利用眾多細節組裝完成一個單一病的診斷。其實即便知道，也難以用來作治方的篩選。因缺少指紋級別的診斷依據，也就是沒有關鍵細節。而利用非關鍵細節診斷，要求的是越詳細越好，但這些細節的出現又有一定的或然性。這二者都不利於治方的篩選。

這種情況下，它診斷的「是甚麼」，多是非單一病。非單一病的意思是有多個單一病在內，病因素既不單一，診斷指標又不可能明確（不同的病規律，代表性的診斷指標不同），這種情況下篩選治方無法進行。如《內經》把凡咳嗽為主症者，都診為咳嗽病。以今天的知識，咳嗽是在很多肺系甚至非肺系疾病都會出現的症狀。咳嗽的原因過於複雜，不以咳嗽為診斷指標醫學做不到，而以咳嗽為診斷指標來篩選治方，除非有藥能包治百病，否則幾無可能。

或曰，單一病的診斷在中醫學一直都是少數族裔的存在，與有效治方的數量完全不相匹配，如何理解？雖未診斷出來，但不妨礙某個單一病的大流行、極常見。因為大流行、極常見，集中出現這一形式，無意當中，已幫助醫學一定程度地解決了診斷的問題，使可篩選到有效治方。

那在非大流行、非極常見的情況下，早期中醫學有甚麼方法能解決篩選治方的問題？

自主解決一定是嘗試過的。早期醫學著作沒有哲學痕迹，如《五十二病方》《居延漢簡》《武威漢簡》等，它們皆非理論性文獻，只是一些醫療經驗如簡單治方的記載。

但自主原創，意味着無中生有、「白手起家」。觀照以此方式構建的西醫學可知，它是一種由解剖至生理（生化），再到病理，到臨牀的進階模式，貫通極其困難。其難度有他們為此付出的近兩千餘年（以哲學進入中醫學的同期始計）歷史可作參考，也就是說打通此路至今亦不過百餘年而已。而這是沒有任何承諾說，只要堅持就一定能打通的兩千餘年；是在貫通前一日尚不知能否貫通，有無貫通可能的兩千餘年；是無計其數的人力、財力、時間不知能否有所回報的付出。過程中，從滿懷希望，到失望，甚至也不會缺少絕望，兩千餘年，多少次這樣的輪回！投入的心情、精力、物品、費用，疾病時的無用、無力，乃至無望之感，如果不是因為別無他途，堅持的可能性幾乎沒有。

2.2.2 對哲學的需求是剛性的

診斷缺乏指紋級依據，疾病又不是大流行、極常見的情況下，醫學面對的困難是全方位的：

一、解剖之路遙遠。

從《內經》中的記載來看，解剖是古時醫學常用的方法。只是由解剖躍升到對器官生理功能的認識極其困難，更無法揭曉病理，指導臨牀。

《內經》中的解剖知識如：「頭之大骨圍，二尺六寸，胸圍四尺五寸。腰圍四尺二寸……」（〈靈樞・骨度〉）；也有內臟器官的大小長度及所在位置的記錄：「胃長一尺六寸，胃紆曲屈，伸之，長二尺六寸，大一尺五寸，徑五寸，大容三鬥五升……」（〈靈樞・腸胃〉）；

「廣腸大八寸，徑二寸寸之大半，長二尺八寸，受穀九升三合八分合之一。」(〈靈樞・平人絕穀〉)

這些解剖知識並不完全是無意間的發現，而已是有意識地主動使用：「若夫八尺之士，皮肉在此，外可度量切循而得之，其死可解剖而視之。其藏之堅脆，府之大小，穀之多少，脈之長短……」(〈靈樞・經水〉)。

結合對人的了解，有時能够推定一些解剖器官的功能：「咽喉者，水穀之道也。喉嚨者，氣之所以上下者也。會厭者，聲音之戶也。口唇者，聲音之扇也。舌者，聲音之機也。懸壅垂者，聲音之關者」(〈靈樞・憂恚無言〉)。著名的還有如肺主氣，司呼吸，大腸傳化物而不藏，六腑以通為用等。但這些畢竟是極少數。

多數的情況下，解剖所能看到的只是器官的大小形態，並看不出器官的功能，更看不出器官會發生甚麼病變及有哪些不同的病變。看到一個器官，不等於就能明白它的內部構造、功用機理、可允許的變動範圍，與身體其他器官的聯繫與影響等等。至於揭曉這些器官病變時會怎樣、有幾種、甚麼原因等等更是絕無可能——回想一下我們所見過的動物內臟器官，素人的話也不能幫助我們答出上面這些問題。中醫學裏有一項很有名的理論：「肺主治節，朝百脈」，但從中醫診斷學開始，直至臨牀各科，與這一理論有關的內容全都不見蹤影，其原因即是因為這是解剖知識，是只能無奈停留在了解剖所見階段的知識。

《內經》對人體最重要器官的認識，在〈素問・六節臟象論〉同一篇，既說「凡十一臟，取決於膽也」，又曰「心者，生之本」；〈靈樞・邪客〉：「心者，五臟六腑之大主也」；〈素問・靈蘭祕典論〉：「心者，君主之官……主明則下安……主不明，則十二官危」，意思相類，但在〈素問・平人氣象〉卻謂「人無胃氣曰逆，逆者死」。在強調膽時不見心，強調心時未見膽，強調胃時又未見心與膽。如果這是不同時代不同人的認識，後來者並未就心、膽與胃的關係予以說明。且各論皆未就膽、心或胃如何主導其他的器官進行解釋。而這些俱屬生理功能而非解剖形態的內容。

《內經》及《難經》等的解剖知識內容，在全書中所佔篇幅不多，未成體系。加上多是對話體方式，東一段西一句地，有點沒頭沒尾，常常還與觀察、猜測的理解混在一起。這就有些奇怪，解剖行為本身是相對容易的，甚至一個有心的非專業人士都可做到。在那麼長的歷史時期，各種背景的社會人，得到一兩具人體標本的可能性也很大。而一直龐大的人口基數中，也一定不乏對人體結構充滿好奇之人，都使不該出現《內經》《難經》中解剖知識又少又亂的狀態。

只能從人為的主動選擇找原因。即在一個強調實用的文化氛圍裏，這樣的研究不可能成為主流，而由個人興趣愛好獲得的不多的知識又被主流淘汰出局了。因為雖然解剖可了解人體，但不足以指導臨牀，也就是「沒甚麼用」。確實，解剖在那個時候還是一項與提高療效無關的醫學活動（其實，對中醫學而言，即便今天亦仍是）。也就是說，解剖的方法無法帶領中醫學進入一個更高的境界。

二、觀察難免表淺。

觀察是人類也是中醫學最常用的方法。通過持續大量的追蹤觀察，可以歸納出部分生命、疾病規律。也可根據外在表像，對部分內部機理作出推測。

觀察所得的認識被臨牀運用最多的，應該是在體表與內裏臟腑之間建立的對應性關係。如心對應於面，心氣通於舌；肺對應在皮、在毛，肺氣通於鼻；腎對應在髮、在骨，腎氣通於耳；肝對應在爪、在筋，肝氣通於目；脾胃大小腸包括膀胱，對應在唇四白（指在唇四際白肉）、在肌，脾氣通於口等。利用這些關係，建立起人體各部的聯繫。不過如此整齊的這些聯繫，似乎並不完全是觀察所得，而有明顯的思辨加工的痕迹。

只是也需得承認，外部觀察的方式，因無法深入人體內部，故生命內在的，尤其是細緻的功能機制，包括被疾病影響的病理機制都很難觀察到。

以《內經》為例，其中的觀察記錄除了解剖性知識外，還包括生理功能與疾病表現方面的。《內經》通過觀察，發現並總結到一些規律性的生命現象。如生命生長壯老的演變規律，《內經》總結出女子是以每 7 年，男子以每 8 年為一個生命變化之期。而每一個階段都有代表性生理變化：女子七歲「齒更髮長」；二七「月事以時下，故有子」；三七「真牙生而長極」；四七「筋骨堅，髮長極，身體盛壯」；五七「面始焦，髮始墮」；六七「面皆焦，髮始白」；七七「形壞而無子」。男子八歲「髮長齒更」；二八「天癸至，精氣溢寫，陰陽和，故能有子」；三八「筋骨勁強，故真牙生而長極」；四八「筋骨隆盛，肌肉滿壯」；五八「髮墮齒槁」；六八「面焦，髮鬢頒白」；七八「筋不能動」「天癸竭，精少」「形體皆極」；八八「齒髮去」（〈素問・上古天真論〉）。

對疾病週期的觀察記錄，以傷寒病最完整。其演變過程及表現是：傷寒一日「頭項痛，腰脊強」；二日「身熱，目疼而鼻乾，不得臥」；三日「胸脅痛而耳聾」；四日「腹滿而嗌乾」；五日「口燥舌乾而渴」；六日「煩滿而囊縮」。普通型與凶險型的病勢不同：其中普通型者第七日開始逐步向癒。而凶險型（兩感於寒）者，起步雖相仿，但發展很不同：一日「頭痛，口乾而煩滿」；二日「腹滿，身熱，不欲食，譫言」；三日「耳聾，囊縮而厥，水漿不入，不知人」；六日「死」。

但即便如此，生命現象背後的機理更多的是又隱祕又複雜地進行的。不但他者的感官難以覺察分辨，即便作自身觀察，於健康情況下，人們亦只是自然而然，很難感到某一功能有哪些「部件」參與了運作。通常只有在「部件」病變時，才能恍覺到它的存在。

故中醫學對人體正常生理功能的認識，更多的是依賴疾病狀態。從病時的異常，來推理生理的正常。如肺通調水道的功能，即應是觀察到水腫病的風水表現後倒推而來。胃以和降為順的功能特性，亦應是由對嘔吐等的觀察倒推而來。

但這種倒推的方法亦絕非易事。作為觀察對象，比起健康者，病人總屬少數。健康時彼此相似，生的病卻各有不同。也就是說，觀察總數已不算龐大，還要因病的各種各樣，而不得不將觀察對象再行分割。建立在此基礎上的觀察推導，總結發現生命健康與疾病規律的可能性就變得更小。只有靠時間慢慢累積，或者疾病爆發性流行的「機緣」。

不僅試圖從病理推測生理是難的，即便對疾病本身，僅憑觀察手段也難滿足臨牀需要。「五藏六腑之盈虛，血脈榮衛之通塞，固非耳目之所察」(孫思邈《千金要方》)。內裏病變所反映出來的外在表現，因內外之間並非一一對應式的關係（如「胃脘痛」不一定是胃病所致)，且存在不一致性（如同一種胃病，可痛可不痛；可胃脘痛，亦可後背痛等)，使「病有內同而外異，亦有內異而外同」(孫思邈《千金要方》)。

僅憑觀察極難完成對同一疾病的不同臨牀表現（如心絞痛可痛

在心前區，亦可表現為牙痛或腹痛等）、不同病理階段（如肝腫大、肝硬化、肝腹水等可能只是同一個病的不同階段）等變化時的辨認；也難完成是同一疾病的不同病理階段（必然性的）還是併發症（或然性的）的辨別；更難完成不是同一疾病，卻有相似甚至相同臨牀表現的鑑別。

診斷的不確定，使《內經》中所述的病證，令人常有不知所云，摸不着頭腦之感，成為討論至今的千古迷題。《內經》的諸多病種，除了一些症狀病名（如咳嗽、痿）外，其他的後世多已乾脆淘汰不用了（如陰陽交、腎風、風厥、勞風等）。

診斷是一切後續臨牀環節的基礎。與解剖記錄一樣，《內經》的觀察所見，仍是以零星而散碎的方式呈現。內容中甚至有互相衝突者，這種衝突有時還會發生在同一篇章中。即便《內經》非一人一時所為，也不能解釋當後人加入著述時，為何會以前後矛盾而非修改更正的方式進行。除非他不知道誰對誰錯。

早期的知識類文獻中不連貫很常見，不連貫不是因當時人的邏輯能力缺陷，而是知識的不足，不足以連貫使然。是因為外部觀察的方式，無法形成深入人體內部，無法觀察到內在的，尤其是生命活的機制功能。

三、經驗有其限制。

世界上任何一門醫學，在其起源階段，都是從直接觀察、經驗的累積開始的。只是，那時還不是醫學，只是醫術，一些簡單的知識技術而已。因為生命不願消極等死，勢與疾病周旋抗爭。在與疾病的對抗中，百般嘗試，從不懈怠。慢慢地，一些經驗就被累積了下來。這個過程從人類出現即已開始。

中醫學是一門歷史非常悠久的醫學，珍貴的經驗是中醫學最重要的寶藏。中醫學的治療主要由經驗篩選而來。最典型的代表是方劑，「在長沙市馬王堆三號漢墓中發現的《五十二病方》，從字體推斷，至少是公元前三世紀末秦漢之際的抄本。但書中既沒有具體的腧穴名稱和五行學說的痕迹，也沒有把臟腑名稱同病名聯繫起來，陰陽學説也很少反映」[17]。方劑在理論之前出現，這些方是由一些經驗的積累而成。時至今天，方劑學這門學科仍無法離開前人的經驗方談論方劑的組方原則與配伍方法（即方劑理論）。

另一方面，經驗又有嚴重不足。人民衛生出版社出版的《中醫方劑大辭典》收載方劑已達 96592 首，這麼多的治方，一定有大量的差別細微、性質相類者。但因為方劑治療機制，或者説對診斷的疾病機制有所不明，繼承的過程中，困惑、誤解幾乎是難以避免的。

例如經驗表明，半夏有止嘔之效，但有時它又無法止嘔。因為引起嘔吐的原因複雜，有時甚至不是因為胃的疾病。嘔吐是甚麼病引起的，屬診斷問題。共有哪些病會引起嘔吐，引起嘔吐的機制是甚麼的問題，不但是病理的，還是生理的。因病理的診斷需以正常生理知識為前提，尤其是人體內部的精細結構，及這些結構的功能、病理，還有彼此之間的複雜協調關係等等。僅憑疾病時的臨牀表現及治療所反饋的經驗總結，難以實現。

加之還有疑難雜症的情況。「疑」指診斷難明，「難」指治療無法。治療是對疾病的應對之策，應對之策需要尋找、發現乃至發明，這很好理解。而診斷是對事物（疾病）的認識。認識出現「疑」的原因無非有二：或因為雖是一個已知的疾病卻表現怪異不典型，又或

17 許濟羣主編：《方劑學》，上海：上海科技出版社，1985 年第 1 版。

因為是一個未知的新病，其中以前者為常見。「表現怪異不典型」即是未能再現某病獨特性的症狀或體徵。

生命科學至今尚無生命規律公理、定理的揭曉，正說明了人體無以倫比的複雜性。如同一切的研究一樣，不僅需要有持續的熱情，還需要正確的方法。方法又受認識水平、認識條件、認識手段等客觀條件的限制。方法的開拓與認識本身一樣，都有一個逐漸建立的過程。

經驗在不斷重複的過程中，能被總結成理論，且可涵蓋生理功能、病因病理、治則治法各個方面。如「熱之所過，血為之凝滯」(〈金匱・肺癰〉)，即是熱邪可致血瘀的理論。但這些都屬局部、具體、零碎性的，只是針對某個具體問題的經驗，在關於整體、關於過程、關於聯繫與鑑別時，都力有不逮。

經驗更不長於前瞻性地預知病情的發展演變與轉歸。例如，有人的惡寒發熱不藥自癒了，有人卻演變成了黃疸，或是出現了水腫，甚至有人發展為神昏驚厥⋯⋯後果完全不同，經驗卻無法提供指導。療效不穩定又無法回答「為甚麼」的醫，必然讓人無法滿意，甚至令人不能容忍。

「為甚麼」的問題是理論問題。但經驗無法僅憑自身建立起系統理論。可是即便醫學知識全無，病痛也不會稍等。故謀定而後動的理性，與聊勝於無的嘗試，醫學與非醫學，任何可用的方式都會涉獵，自主原創有困難，不免就會尋求外援。

以陰陽概念作為系統的中醫學理論，其出現大約是在春秋戰國時期。時間上與哲學的興起幾乎同時，說明醫學是在迫切地主動尋求外界的支援。

哲學的一般性，雖不能如診病般，揭示每病的特性，謀求相應的治療，但在病意識出現前的階段，因其五臟系統的定位、八綱理論的定性，對治療方案的選擇，有指導性思路的作用，即便它不能達到具體組方的級別，仍對中醫學有極大的幫助。從此診斷與治療的思考有了路徑，而哲學的抽象性，也留下足夠的解釋空間，允許內容建設、充實。今天在亞健康時，在疾病不明時，這仍是常用的方法，因其尚包含了診人的內容。

第 3 節 哲學是引進還是入侵？

3.1 引進而非入侵

哲學進入中醫學，只能是因為醫學的主動引進，而非是哲學的入侵，證據有如下六點。

3.1.1 醫哲相左之處，以醫學為主導

比如從哲學上說，陰陽是互根的，所謂孤陰不長，獨陽不生。但在中醫學裏的五臟虛中，腎有陰虛、陽虛，甚至陰陽兩虛，肝卻只有陰虛，並無陽虛；脾又只有陽虛，並無陰虛……這樣參差的情況，明顯是以破壞哲學性的代價，換取對醫學實見的尊重。不在乎哲學的完整性，是因其更注重對醫學認識的服從。前表 4 中五時、五方、五聲等項目已在對中醫臨牀的指導項中消失，也是其服從於醫學的發現，接受醫學取捨的結果。

3.1.2 哲學內容可出現在枝節處，而非關鍵處

觀察可知，哲學的引入以醫學的所需為首要，由醫學從容決定。如〈素問・生氣通天〉通篇只強調陽氣的作用，「陽氣者若天與日，失其所，則折壽而不彰」；且強調的只是衛陽：「凡陰陽之要，陽密乃固」。從哲學的角度看，衛陽只是人體諸陽之一，它也並非是諸陽中最重要的，《內經》中「生之本」「取決於」的關鍵，從來沒有提到

過衛陽。但這個問題對當時的中醫學卻很重要。因為彼時外感病高發，探討抵禦外邪的機理非常急迫。

3.1.3 不是所有哲學都被引入中醫學

據《漢書》記載，周朝晚期的思想家有九：儒家、道家、墨家、陰陽家、法家、名家、縱橫家、農家、雜家。對中醫學發揮作用，產生影響的只有精氣陰陽五行等學說。

屬哲學範疇的流派學說內容甚多，可是它們卻並沒有都進入中醫學。進入中醫學的也不是當時流傳最廣、影響最大的哲學。有能力分辨、選擇甚麼適合，只能出現在醫主導的情況下。即是醫的伸手求援，而非哲學的主動入侵。哲學是中醫學在面對自身的巨大困難時，所尋求過的諸多外援中的一個成功案例。哲學的進入，是醫發放的「通行證」，「通行證」的發放，提示不是所有的哲都可在醫的國度自由出入，並非所有哲學都獲「入境」。主導甚麼哲學可以進入的是醫學。

3.1.4 所引進的諸多哲學，在中醫學地位不同

中醫學對哲學的利用，其開始或也只是先借喻說理。如人「因風氣而生長，風氣雖能生萬物，亦能害萬物，如水能浮舟，亦能覆舟」;「夫病已成而後藥之，亂已成而後治之，譬猶渴而穿井，鬥而鑄錐，不亦晚乎！」只是一種比喻，不是指藉以比喻的那門學科的全部，不是用了一個學問的細節作比喻，即意味着可用其全盤。

氣、精、神、陰陽、五行、天人相應關係等哲學學說都進入了中醫學，參與中醫學理論的構建，但它們在中醫學裏的作用不同、地位不一。而決定這一切的仍只可能是醫，是醫學依據其與生命（包

括疾病）機制的相符程度而決定。

3.1.5 中醫歷史中沒有出現過拒絕性質的抗爭

哲學在中醫學充當的是理論作用，如果不是因為醫學的主動引進，使中醫學有足夠的選擇取捨空間，中醫學一定會感到被粗暴撕裂的痛苦，而不斷試圖反彈。

哲學構建中醫學系統理論的標誌是《內經》。自《內經》之後，中醫學對包括它在內的醫學經典的註疏[18]，是一種歷朝歷代未曾中斷過，亦未曾式微過的持續行為。它超越了朝代的更迭，超越了醫學家個人的好惡，亦超越了潮流的興衰。顯見只有確實觸摸到了生命的本質，才能維持住這樣一場跨越兩個世紀之久的不滅熱情。沒有人能影響一個學科兩千餘年的走向。尤其是科技迅猛發展的近兩百年。存在的理由，必有其客觀原因。

歷史上是有過對經典的質疑，甚至廣泛質疑的。金元時代這一現象極為突出，如張元素提出「古方今病，不相能也」，王好古提出「傷寒古今為一大病，陰證一節害人為尤速」，朱震亨說「操古方以治今病，其勢不能以盡合」，張從正則說「古方不能盡治今病」等等。但質疑的都是治療，不是以臟腑八綱為首的理論。不缺質疑的精神，而沒有質疑，只能是因為認可，不需質疑。也説明它的成功，確實捕捉到生命的機理。

相反，西醫學與中醫學都屬醫學，較之哲學與中醫學的關係更近，但中醫學對其拒絕的態度則十分明顯。究其原因，不可忽視的是新文化運動中曾試圖讓西醫學強行介入，「改造中醫」的外來意圖。

18 註，對經典原文字句的註解；疏，對註的再註解。

3.1.6 哲學的引進是一次性的

哲學進入中醫學是一次性的，不會伴隨每次哲學的進步而起舞，尤其是系統性的理論和主流圈的情況。也就是説引進哲學不是中醫學的常態，它發生在醫學建立之初，早期中醫學由醫術向醫學變身的階段。建構形成之後的中醫學，再也未有類似將自己的核心理論讓位於「他人」的情勢發生。既因後來的哲學所回答的命題變了，也因後來的中醫學成熟程度變了。

秦醫和的六氣病因論含陰氣、陽氣觀。〈史記・扁鵲傳〉有陽和陰急、病之陽、病之陰、五臟等詞彙。《周禮》則有五味、五穀、五藥等利用五行説歸納的內容。哲學的產生與醫學引進幾乎處在同一歷史時期——春秋戰國時期。意味着哲學甫一出現即被醫學援用，體現出醫的迫切性。

而當醫學發展壯大，就對哲學無此需要，哲學也就無法進入。所以哲學進入中醫學幾乎是一次性的，僅只是春秋戰國時候的哲學。而宋明理學雖然昌盛，中醫學在明清時期新崛起的溫病學術流派裏，卻並未見到理學的身影。

哲學無論是最初的被引進，還是其在中醫學的存在狀態，整個過程中，醫的主導地位從未喪失。

醫哲關係裏，是醫學的主動伸手而非被迫開放，這一份從容非常重要，它使醫學有條件作最佳選擇，可以促進學科進步，卻不至被強行干預發展。理念的完整性得以保留，避免了可能的被迫改變。

3.2 辨析引進與入侵的意義

哲學畢竟不是醫學。以非醫學代行醫事，尤其是行系統理論之事，不免令人強烈不安。若是醫學的自主選擇，則醫學隨時都可從容進退，只取其有益處，又可隨時改變主意，改良所引項目的內容。任何一個學科都會發生類似的行為，只是其引進的內容或有不同。比如西醫學藉助的放射性同位素知識、超聲技術等等，都屬對於其他領域的知識有條件的採信。

即便是哲學，世界上其他的民族醫學，包括西醫學的前身，在相似的醫學階段，也都有借鑑史。如希波克拉底提出「四體液」理論，認為四種體液和諧平衡，人即健康，失衡就會疾病；古希臘—羅馬傳統醫學有火、氣、水、土四元素説；埃及傳統醫學認為人體由土（固體）、水（液體）、火（體溫）、氣（呼吸）等構成，氣與血平衡即健康，失衡就疾病；印度傳統醫學則認為機體是由地、水、火、風等元素組成，認為人的機體功能由「氣、膽、痰」這三個要素決定，三者平衡即健康，失衡即疾病等等，都是引入哲學（抽象的一般）解釋健康與疾病的機理。

反之，若是醫學是被入侵的一方，就意味着要對「侵入者」強制性服從，意味着對其無條件的尊重。如此帶來的改變，是斷裂性質的創傷，其產生的相應知識，是需要被懷疑，難以被信任的。

第 4 節　哲學獨勝的原因

因為困難尋求外援，是很容易理解的想法。因不知甚麼幫助能解決問題，求助曾是普遍撒網式的。哲學是被中醫學尋求的外援之一，是經醫學實踐淘汰後的勝出者。

保存下來的中醫學文獻表明，中醫學當初尋求過的外援包括古代哲學、天文、地理、曆算、氣象、兵法，乃至社會學等。其內容涉及理論體系與具體方法。中醫學裏至今仍保留着古人當初利用非醫學、非哲學學科知識以認識生命的內容。如「風氣雖能生萬物，亦能害萬物。如水能浮舟，亦能覆舟」，又把有「善行數變」特徵的臨牀表現責之於風。但風的理論還是遠不足以構建系統性理論，加上「濕性重濁下趨」等仍不能，這些其他學科太過專業的學問，與整體的生命規律相差太遠，甚至完全不相干，自然會被建設中的系統理論捨棄。

從外援獲得解決的可能性甚小。因為這不是關於某項具體技術、具體手段、具體方法的引進，而是關於生命整體全部認識的理論。這是生命各部功能的告白，是各部之間關係的宣祕，是生命與疾病、與衰老、與死亡抗衡演變發展規律的綱領。不用說，這樣的理論一定是賦有極度學術獨特性的，任何其他學科的理論都不可能匹配適用。除了哲學，當時的那種哲學，其中原因不外乎以下三點。

4.1 早期哲學關注的主題

哲學家們普遍認同，東西方早期哲學的最大不同，是中國哲學重在回答人的生命問題，而西方哲學家關注的對象則是自然，以自然界為主要課題。中醫學中人與自然的關係，生命的由來，生死問題等方面的觀點，都可追溯到之前的哲學思想的影響，甚或直接沿用。

關於生命觀，哲的觀點是，如〈易傳・繫辭下〉:「天地之大德曰生」; 醫的觀點則是，如〈素問・四氣調神大論〉:「與萬物沉浮於生長之門」。

關於生命的本質，哲的認識是，如〈莊子・知北遊〉:「通天下一氣耳……人之生，氣之聚也，聚則為生，散則為死。」〈莊子・大宗師〉:「與造物者為人，而遊乎天地之一氣。」中醫學的解釋則是，如〈素問・寶命全形論〉:「人以天地之氣生，四時之法成」「天地合氣，命之曰人。」〈難經・八難〉:「氣者，人之根本也。」〈素問・六節臟象論〉:「天食人以五氣，地食人以五味。五氣入鼻，藏於心肺，上使五色脩明，音聲能彰，五味入口，藏於腸胃，味有所生，以養五氣。氣和而生，津液相成，神乃自生。」

關於生命的由來，哲學的觀點如〈易傳・繫辭下〉:「天地絪緼，化物化醇，男女構精，萬物化生。」中醫學的論述則如〈素問・金匱真言論〉:「夫精者，生之本也。」〈素問・六節臟象論〉:「腎者主蟄，封藏之本，精之處也。」

關於肉體與靈魂的先後關係，哲學的觀點如《左傳》昭公七年:「人生始化曰魄，既生魄，陽曰魂。用物精多則魂魄強，是以有精爽，至於神明。」醫學的觀點則是〈靈樞・本神〉:「故生之來謂之精，兩精相薄謂之神，隨神往來者謂之魂，並精而出入者謂之魄。」

凡此種種，高度一致。

4.2 早期哲學所用的方法

但哲學對中醫學影響最大的，還不是上述這些知識性質的認識，而是認識世界的方法。而這方法，也不是出自儒道兩家，而是陰陽家。陰陽與五行，即是陰陽家認識世界的工具與方法。以陰陽學説解釋世界的由來，五行學説則用以解釋世界的結構。

陰陽五行學説之所以被中醫學用作認識人體生理與病理的工具，乃因為它們在方法上的普適性特性。

4.2.1 以象取類，智者察同

何謂以象取類？象，本義指動物大象。但因「人希見生象，而案其圖以想其生。故諸人之所以意想者皆謂之象」(《説文解字註》)。象的諸多擴大意裹，有形狀、樣子、景象、現象、象徵之意。即象是事物表現出來的，能被人看、聽、聞、觸摸感覺到的一切樣貌。這些象是外貌 (外象)，是事物自身的呈現，未經過人的思維加工。取，《説文》: 捕取也。類，《説文》: 種類相似，唯犬為甚。段玉裁註 :「類」本謂犬相似，引伸假借為凡相似之稱。故有「種類」一詞，它指依據事物的品名、性質或特點而分的類別。類是事物的性質，不同於象的是，它是理性思考的產物。一方面，它較之表像，認識更深入，更接近事物的本質；另一方面，類是人對事物性質的認識，性質雖有本質性，但人所認識到的性質是否已經抵達本質，是否已是所有全部的本質，又與人的認識程度有關。

對於外界事物（認識對象），人類具有知道其「是甚麼」，明白其「為甚麼」的能力。但有能力知道，有能力明白，不等於已經知道，已然明白。「能知」與「已知」之間隔着無法預測的遙遠距離。影響二者接近的因素，既有認識者（主體）的各種限制，更受認識對象（客體）複雜度的掣肘。

面對月球人們從只能「舉頭望明月」地遐想，到藉助天文望遠鏡、宇宙飛船的細緻觀察，乃至親身造訪的觸摸。認識條件的不同，得到的認識結果差異巨大。而即便親身到訪了，認識仍遠未完成，一如我們對於自己腳下地球的諸多不明白。早期的人類因技術條件低下，認識手段匱乏，認識只能以直接觀察、歸納總結的方式進行。

白居易《賦得古原草送別》:「離離原上草，一歲一枯榮。野火燒不盡，春風吹又生」，就是憑直接觀察，對原野裏各種小草共性的歸納：原野上的小草雖樣態不同，壯弱不一，但它們都以年為一次生命的變化周期。一株如此，另株亦是；一種如此，另種亦是。變化的方式是枯與榮，榮一定發生在春季。這是它們的共性生命規律，這些屬性的植物被統稱為草類。但春風「吹生」不是「催生」，那是甚麼「催」生的呢？與春風有沒有關係，與甚麼有關係？春風是誘發、激發，還是製造了新生的活力？為何野火亦不能滅殺這種頑強的生命力？這些關於生命機理（即抽象規律）的認識，即「為甚麼」的問題卻難以藉由直接觀察實現。

因為世界的普遍規律，生命的內在機理，並不能完全被我們的觸覺、聽覺、嗅覺等肉體感官直接感知。可是歷史上有一個相當的時期，人類的認識手段卻處在唯有人類自身的肉體感官可用的狀態。

對古人而言，一方面，外面的世界浩繁無邊，變幻複雜，莫測難解；另一方面，又秩序嚴整，春生夏長，寒來暑往，從不失信。世界的複雜，使認識絕難，但世界的秩序性，又使得它可以被人類認識。秩序的存在，很容易讓人聯想到背後的神祕支配大力：「道者，萬物之所然也，萬理之所稽也」(〈韓非子・解老〉)。

這一力量在人類文明的早期曾訴諸於萬能的神，被認為是超人類的傑作。當人們開始從客觀的角度思考這一問題時，也就意味着哲學出現了。或許正是因為受神創造了世界萬物的啟發，才過渡到是一股客觀力量導致世界的誕生。又或許是人類有從最簡單處起步思考的認識規律，才會有一尊神與一股力量的想法。具體原因不能確知，總之那時有一種觀點是，世界的出現是因了一個總規律使無中生出有：「天地萬物皆以無為本。無也者，開物成務，無往而不存在也。陰陽恃以化生，萬物恃以成形」(《晋書》)，故「天地之道，可一言而盡也」(《中庸》)，再於「有」中出萬物：「道生一，一生二，二生三，三生萬物。萬物負陰而抱陽，沖氣以為和」(《道德經》)。這其實是哲學上著名的一元論世界本原觀(當然還有多元論觀。但即便多元，相較於萬事萬物，仍是極高度的概括)。萬事萬物都由一個或幾個總的規律左右，是東西方哲學史裏都曾有過的認識階段。

但是怎樣找到共有的規律呢？技術的限制，所能用的只有歸納的方法。通過觀察，從不同事物的共性之處進行歸納，共性即是共同性質，是現象深處的性質特徵，是比事物本身更靠近抽象規律的部分。這一共性，即是類，分類。以類作別，類別，也就是按類歸納。

這種認識方式注定使認識的結果(抽象規律)帶有在不同事物間的普遍存在性，也就是哲學的屬性。這種方法，《內經》中稱之為「智者察同」。

何謂智者察同？這個詞出於〈素問・陰陽應象〉。「察，復審也」

(《說文》)，「纖微皆審謂之察」(賈誼《道術》)，故有明察秋毫之謂。「察異」即是致力於尋找不同，致力於發現事物的自身特殊之處。「察異」是人作為動物的本能(如辨別甚麼是食物，甚麼危險等)，如果被本能束縛，即是愚。「同」指的是不同事物的共性，「察同」為何是「智」的象徵？因為「同」由對不同事物的歸納而來，不但如此，所察到的「同」一定比直觀的觀察所得更接近事物的本質。因其目標明確：「道也者，不可須臾離也，可離非道也」(《中庸》)。

4.2.2 以類比象，觸類旁通

眾所周知，由歸納得到的知識，其知識的真實程度，與歸納所基於的樣本量有絕大關係。樣本量越大，歸納得到真的知識的可能性就越大。例如天氣是每天都經歷的大樣本事件，「日暈三更雨，月暈午時風」「月暈而風，礎潤而雨」這些前人歸納總結的定律所傳遞的信息準確度(或曰可信度)就較高。

「智者察同」所「察」的樣本量有多大？它無所不包，且其結果要能接受「放之四海而皆準」標準的檢驗。〈易傳・繫辭下〉：「古者包犧氏之王天下也，仰則觀象於天，俯則觀法於地，觀鳥獸之文與地之宜，近取諸身，遠取諸物，於是始作八卦，以通神明之德，以類萬物之情」。〈史記・孟子荀卿列傳〉：「先必驗小物，推而大之，至於無限」。「放之四海而皆準」一詞本身即已表達了這一原則，這樣的結果，必然需要脫離具體的事物，高度抽象才能達到，這是哲理的特徵。

對所察之「同」有較高的要求，不是個別。於《內經》亦有兩見。〈素問・舉痛論〉：「余聞善言天者，必有驗於人；善言古者，必有合於今；善言人者，必有厭於己。如此，則道不惑而要數極，所謂明也。」〈素問・氣交變大論〉:「善言天者，必應於人，善言古者，必驗於今，善言氣者，必彰於物，善言應者，同天地之化，善言化言變者，通神明之理。」這還未述及相同的思想，而僅限於語言的表達。從其於各重要文獻中的反復出現來看，這已然是彼時的廣泛共識，是一種普遍狀態。陰陽就是這一性質的概念，故〈素問・陰陽應象大論〉:「陰陽者，天地之道也，萬物之綱紀，變化之父母，生殺之本始。」

大千世界，「象」極豐富複雜，所謂氣象萬千，顯然所察的「同」不可能是就「象」層次作歸納，而必須是抽象的性質，且是不同事物的共性性質。「察同」是以各事物間共存的特性反復求證的方式「證實」，共性是重複性，而具有穩定重複性質現象的背後，一般都深藏着共性規律的支撐。也就是說，察同的結果所得，就不僅是知識，越高度抽象，就越具有認識的工具、思考的邏輯這一功能。

所以醫學會以陰陽解釋。如水腫辨為陽水與陰水，黃疸辨為陽黃與陰黃等，凡病皆可辨為陽證與陰證。這雖是因技術條件限制，無法揭示各病的特殊規律情況下的權宜之計，但它至少推進了對病的認識。即水腫、黃疸的原因不止一種，猶如咳嗽不盡是感冒所致一般。今天看來，這樣的方法裏還有一個長處是，每個不同的具體人，他們對疾病的身體反應（人規律情況）因此法而得以被看見。

必須注意到，陽黃與陰黃、陽水與陰水，它們的辨別知識是不同的，那些屬專業知識。將醫學總結到的專業知識作性質意義分類的這個過程，中醫學稱之為「應象」，其中最著名的如「陰陽應象」。陰陽本為抽象的哲學概念，將其用於醫學時，需要指定何為陰，何為陽。指定後，雖然陰陽仍帶有哲學的屬性，但也有含義轉變，故哲學家未必理解中醫學陰陽的含義。陰陽是抽象規律，但其所應之象可被觀察，如生理應象：「清陽出上竅，濁陰走下竅；清陽發腠理，濁陰走五臟；清陽實四肢，濁陰歸六腑」；病理應象：「暴怒傷陰，暴喜傷陽。陽勝則熱，陰勝則寒」；藥食應象：「陽為氣，陰為味。氣味辛甘發散為陽，酸苦湧泄為陰。味厚者為陰，薄為陰之陽；氣厚者為陽，薄為陽之陰」等等。

這樣的方法，中醫學就將之名為「以類比象」。以類比象是指利用以知的類別，對未知的事物，根據其外顯的象，分析其可能的類屬，而推進認識。

如果說以象取類，智者察同是歸納，那麼以類比象，以圖觸類旁通則近似於演繹。藉助於此，可以推演認識，把握未知。如此，一個未被了解的新事物，只要知道其所歸屬的類，利用對它同類事物特性的了解，就可以對這個新事物有個大致可能的判斷，或判斷的思路。而同一類中，如果一個事物的認識率先取得突破，則意味着同類其他事物的認識也就有了深入下去的方向。

4.3 醫哲本為一源

由胡適為始，中國哲學史研究多是從諸子百家談起。但顯然，各家的哲學思想不可能是一蹴而就的，必有一個形成的過程。是在形成的過程中，因認識思想的不同，方有諸子百家之分。而在其最源頭處則是一致的，這個源頭是人類的認識本能，或者說求知本能。

此本能由食色處開始。《孟子》：「食色性也」，孔子《禮記》表述為「飲食男女，人之大慾存焉。」因為識是保證食、色能順利實現的前提與基礎，食、色是本能，識則是保障這一本能能正常運轉的基礎。

相較於動物，人類與之最大的差別即在識。動物的識多是直觀的、外在的、淺顯的、粗放的。人類作為萬物之靈，對認識的綜合分析思考能力出類拔萃，人類的識要深刻深入得多，尤其是有目的地對事物內在規律的追求探尋。人類已把這種先天的稟賦拓展成一種後天的技能，累積成內容豐富的知識，並上升為成體系的學問。

但在學科分化、術業專攻之前，在無論是知識與其承載工具都甚稀缺的最初，人們必須從發問、思考開始，即從創作開始。這是一些絕對自由的發問，絕對個性的回答。所問無所限制，所答觀點不一。哲學即是這樣的人類理性思維活動。哲學一詞源出希臘語 philosophia ，意即愛智慧。也就是說，在其最初，它不是由知識的內容定義，而是描述一類行為傾向，性格特徵。

而思考不免從身邊之事、經歷之事想起，世界的起源、生命的由來、我們從哪來，到哪裏去等等。現存的《左傳》《老子》《管子》等書中都有討論，而這些都是經典的哲學問題，醫學很易理解地，參考或直接引進了這一部分。其實，這些探討是醫學問題還是哲學問題，是後人的標籤，未必是古人當初的劃分。

醫與哲的關係，恰如醫與巫的關係，學術界關於醫是否起源於巫之爭，也不過是囿於後人的標籤。於起始狀態的古人，因為尚無醫與巫的概念分別，只要能從病痛中恢復，既然有救命稻草又何妨一試。

其實又豈只醫哲一源？「喜怒哀樂之未發謂之中，發而皆中節謂之和。中也者，天下之大本也。和也者，天下之達道也。致中和，天地位焉，萬物育焉」(《中庸》)，這是儒家的認識，亦被認作哲學思想；「凡人所生者神也，所託者形也。神大用則竭，形大勞則敝，形神離則死。死者不可復生，離者不可復反，故聖人重之。由是觀之，神者生之本也，形者生之具也」（〈史記・太史公自序〉），這是史家的認識；「故春秋冬夏，四時陰陽，生病起於過用，此為常也」（〈素問・經脈別論〉），「陰陽離决，精氣乃絕」（〈素問・生氣通天論〉）、「心者，君主之官也，神明出焉」（〈素問・靈蘭祕典論〉），「心者，生之本，神之變（處）也」（〈素問・六節臟象論〉），這些則是醫家的認識，三家思想頗為一致。

中醫四大經典，唯《內經》於民間甚熱，一個前提，即是其分化未足，離常識未遠，民間愛好者能跟得上，看得懂。而分化未足，即是學科尚在一源多歧的「一源」之處。「夫上古聖人之教下也，皆謂之虛邪賊風，避之有時，恬惔虛無，真氣從之，精神內守，病安從來」（〈素問・上古天真論〉），「病為本，工為標」（〈素問・湯液醪醴論〉），「凡治病必察其下，適其脈，觀其志意，與其病也。拘於鬼神者，不可與言至德。惡於針石者，不可與言至巧。病不許治者病必不治，治之無功矣」（〈素問・五臟別論〉）等等，《內經》中大量這樣的思想，雖是醫理，但哲理濃郁。

總而言之，以上說明，是醫學最終擇定的哲學。依據前期積累的醫學知識，對人的了解，明白哲學更切近生命規律。因為早期哲學具尚處在自然哲學階段的特點。自然哲學本是各種自然科學的前身，它關注所有事項，嘗試回答各種道理，包括醫學的。哲學更適合中醫學。

第 5 節　哲學引進帶來問題

陰陽五行學説構建了中醫學生理、病理系統的理論框架，系統理論的出現，使過往一盤散沙式的經驗有了綱領性的類別框架可供歸納；依據其類，又建立起整體的聯繫。這些並屬理論範疇。

理論為經驗提供了説理工具。「太陽病中風，以火劫發汗。邪風被火熱，血氣流溢，失其常度。兩陽相熏灼，其身發黃。陽盛則欲衄，陰虛小便難。陰陽俱虛竭，身體則枯燥……（〈傷寒論・太陽病〉）」即是利用陰陽理論解釋因為誤治而出現的諸種情況。這使之前具體經驗的認識也隨之升華。

理論亦為診斷不明的病證，或經驗未有累積的病證提供認識與治療的指導。「問曰：惡寒何故自罷？答曰：陽明居中，主土也。萬物所歸，無所復傳。始雖惡寒，二日自止，此為陽明病也（〈傷寒論・陽明病〉）」即首次以五行理論為傷寒病陽明證惡寒表現的特徵及何以會出現提供了解釋。

但這些理論不完全是哲學，因它們已接受，並一定程度地完成了醫學化的修正、改造。一方面，中醫學系統理論的框架結構藉助於哲學構建，得以由之前的醫術狀態，而躍升進入了醫學境界。但另一方面，哲學不是生命科學，系統理論的空降性，強行着陸帶來了中醫學的理論硬傷。

哲學不是醫學，哲學是一般，是常理，非常抽象，過於綱領。原則有餘，具體不足。而醫學自有其自身的特殊規律。在哲學上自洽的理論，於中醫學時卻成了束縛。束縛既是具體理論方面的，也是方法論方面的。

其對具體理論造成的束縛，最嚴重的是臟腑理論無法擴容，既無法給新發現的人體內臟器官如胰臟、胸腺、卵巢等一席之地，而對既有理論尚未覆蓋到的問題，又總是難以脱離臟腑八綱等框框思考、表達，更不可能建立甚麼。

其對方法論的束縛，最嚴重的所在，是思考方法。基於哲學作舉一反三的邏輯推導是思考方法的主體。比如「天有四時五行，以生長收藏，以生寒暑燥濕風。人有五藏，化五氣，以生喜怒悲憂恐」「積陽為天，積陰為地。陰靜陽躁，陽生陰長，陽殺陰藏。陽化氣，陰成形。寒極生熱，熱極生寒。寒氣生濁，熱氣生清。清氣在下，則生飧泄，濁氣在上，則生䐜脹」(〈素問・陰陽應象〉) 原文所體現的，就是中醫學思考問題的路徑，因其極其常用，故曰有方法論性質。這個方法的問題之處，在其基於的是舉一反三的「一」與「三」間的共性，但共性是一般，對揭示醫學的特性很是不利。對經驗的解釋，勢必涉及生理功能、病理機制、器官結構，及器官功能等等的關係。如果解釋的方法是利用哲理的一般共性一再推理，就會有引向荒誕的危險。比如「酸入肝，焦苦入心，甘入脾。脾能傷腎，腎氣微弱，則水不行；水不行，則心火氣盛；心火氣盛，則傷肺；肺被傷，則金氣不行；金氣不行，則肝氣盛，故實脾則肝自愈」(〈金匱・臟腑經絡先後病脈證〉)，無論如何解釋文中的「傷」字，如此境界的隔山打牛在人類建立的醫學中根本不存在。中醫學理論突出的名實相符模糊、邊界模糊的問題，不能説與此無關。

中醫學理論邊界的模糊，是深層次的。不僅模糊是現實狀態，而且是中醫人對模糊的不自覺。比如臟腑理論竟能長期允許不作器官落實。如果不是傳説中的鬼魂，任何功能都有物質基礎的支撐，這是常識，但中醫學中竟然存在所謂功能臟腑。又比如肝開竅於目，腎開竅於耳，但在《中醫眼科學》《中醫耳鼻咽喉科學》中卻赫然寫着它們都與五臟的任何一個都有關。這些不同的理論各適用於甚麼情況下？語焉不詳。而中醫學對這種不無衝突的並存也未作處理。

理論邊界模糊的另一個突出表現，是經驗的過度總結。這個從形式上就可輕易看出來，因為經驗總是以一種格言式的方法呈現。如「怪病從痰治」「見風先治血，血行風自滅」等等，多不勝數。其中，經驗的適用條件並不嘗試講述，不是因為難說，而是未覺有必要說。一方面，經驗是中醫學最珍貴的積累，另一方面經驗的過度總結，使得後人常常只能把經驗當故事聽，重複經驗的失敗率很高。如「補腎不如補脾」「補脾不如補腎」，兩個經驗明顯有衝突性。

至於名實問題，名是人賦予的，有主觀性；實是實物、事實。二者間有認識主體（醫學家），與認識客體（醫學的研究對象）的矛盾。因為人的認識存在種種限制，使名與實之間常常是不符的。不相符，就意味着人的認識有假，或者至少不那麼真實。而同樣是出於認識條件的限制，使人並不知道哪些有假。所以理性上時刻保持求真的意識就非常重要。但哲學具有抽象性，為了利用它，需要「應象」以落地。但這個過程中，並沒有為保證求真度，設置底線、建立方法及強化理性意識的訓練。對名實問題的不强調，不加限制的自由解釋空間，使術語概念不規範，溝通效率嚴重低下。這一問題又因歷史上的中醫學是民間自由、自發傳承的緣故而逾被放大。比如《內經》中多處「必」但顯然「未必」的講述。如「冬傷於寒，春必溫病」「夏傷於暑，秋必痎瘧」「重陰必陽，重陽必陰」（〈素問・陰陽應象〉）……有些「未必」《內經》時就已發現了：「論言夏傷於暑，秋必病瘧，今瘧不必應者何也？」但仍無助於業界狀態的改變。

中醫學的經典被一再註釋，但經典的思想並未變得日漸清晰。

一個非常明顯的例子就是，若隱去這些註釋文本的作者與著作時間，僅僅憑藉內容，人們將絕難將其排出著作的先後。

第 6 節　醫學對哲學的改造

6.1 被改造的體現

最明顯的標誌是，初進入中醫學的哲學，與當今之間，在所承載的任務與術語的含義方面都前後不一，意味着有過改變。因為醫哲關係裏，一直以來都是醫在主導，故認為這個改變是醫對哲學的改造。

哲學在中醫學主要用來解決診斷的問題。而且，解決的不是診斷的「是甚麼」問題，而是機理，即「為甚麼」的問題，以在選擇治療方案時，提供指導性的思路。

但這是哲學在當今中醫學的情況。在哲學初進入中醫學時，曾用其解釋各方面的機理。以陰陽為例，《內經》中在生理上：「生之本，本於陰陽。」(〈素問・六節臟象論〉)；在診斷上：「善診者，察色按脈，先別陰陽……以治無過，以診則不失矣」;「法陰陽奈何？岐伯曰：陽勝則身熱，腠理閉，喘麤為之俛仰，汗不出而熱，齒乾以煩冤腹滿，死，能冬不能夏。陰勝則身寒汗出，身常清，數慄而寒，寒則厥，厥則腹滿，死，能夏不能冬。」治則上：「治病必求於本」，本是陰陽。「審其陰陽，以別柔剛，陽病治陰，陰病治陽。」具體治法，在針灸是：「善用針者，從陰引陽，從陽引陰……」；在藥則是「陽為氣，陰為味。」「形不足者，溫之以氣，精不足者，補之以味。」「氣味，辛甘發散為陽，酸苦湧泄為陰。」(本段文字未標出處者，皆引自〈素問・陰陽應象大論〉）。機理回答的是「為甚麼」的問題，是內在而非表象，早期中醫學自主回答有難度，但又不能不嘗試回答。

如今則主要鎖定在診斷思路的定性方面，這意味着有過變化。

6.2 需改造的原因

最根本的原因，當然是與醫學規律不相符合。

中醫學的陰陽，與生活中的陰陽不是一回事，與哲學的陰陽亦不是一回事。這一現象也説明其含義已從哲學性，演變以醫學性。八綱中的表裏寒熱也是。表裏寒熱都是生活中的常用詞，有作為普通名詞作用的一面。表裏是位置的詞彙，但中醫學用它表達的並不是人體部位的病位，而是病性，故皮膚病雖病位在皮膚，但不等於表證。其他如水腫、黃疸等於體表可見病理表現的病也是。因為表達的是病性，故小柴胡湯證半表半裏説的含義，既非表裏之間，亦非一半表一半裏的表裏同病才能夠在邏輯上成立。而寒熱也不是指物理的溫度，不是指病人的體溫。故發熱可以不是熱證，而寒證也不是指凍傷。以對發熱的認識為例，既可以是熱證，也可以是寒證，這都是認識深化的表現，是醫學特有的內容。

為何要對哲學作淘汰或改造？無論如何，醫都是一門實用的學科。哲學是抽象、一般，醫學所需要的卻是具體、精確。醫學面對的是具體而不同的病，具體而不同體質特點的人。越是具體，細節就越多。而細節越多，同時符合所有細節的事物就越少，就越能精確。而抽象與具體，一般與精確之間，是有矛盾的。

6.3 改造的方式

方式可歸類為兩種。

如果能夠發現，能夠意識到哲學理論有違臨牀實見，不能指導臨牀時，中醫學態度會有不同。具體舉措是，在中醫學的主導下，不適合的哲學或被逐步淘汰，或被逐步改造。被淘汰是由醫學的專業內容取代，而被改造即是哲學的異化，或者說專業化，使其符合生命規律。

哲學的淘汰出局，也就是在今天的中醫學主流圈裏消失不見。主流圈以中醫專業的教材為考察項。如〈素問・陰陽應象大論〉:「氣味，辛甘發散為陽，酸苦湧泄為陰。」這是把藥物根據其氣味來認識其功效的方法，利用陰陽方法論，對藥物功效進行批量認識。這個方式，不僅不見於當今的中藥學教材，在中醫學歷來的本草著作中都不作採用。一直以來主流所採用的，都是更注重藥物功效的方法，且是一味藥一味藥地認識。

哲學的被改造，是在破壞哲學屬性基礎上的保留：哲學家大概率無法回答陰虛是甚麼，陽虛又是甚麼。

這類問題是誰在做區別與規定，哲學嗎？當然不是。相反，是哲學性讓位於醫學規律。即被醫學修正。

中醫學用甚麼手段實現了哲學術語的專指？是在臨牀醫療活動的過程中，逐漸被醫療實踐（臨牀）確認、篩選、修正。在中醫學裏，腎虛是既有陰虛，又有陽虛；肝則只有陰虛，並無陽虛；脾又只有陽虛，沒有陰虛。有與無，哲學上難以解釋，是因為這些是醫學自己的發現。

這裏有一個重要方面是一直被忽略了的。就是研究單一病時，因已能直接總結並指其機理的「為甚麼」，比如肺癰的機理是痰熱瘀在肺，中風的機理是風火痰瘀等。使診斷中對「為甚麼」的解釋，不必依賴哲學的推演。

哲學詞彙與哲學思想被改造的結果，是其哲學性一再被削弱，不斷地向着醫學性演變，醫學專業性則大大提升，以至哲學成為只是被借用的符號，如西醫學的陰性、陽性，物理學的陰極、陽極，化學的陰離子、陽離子等。顯然，改造後的內容醫學性增強，可信度也大增，正如假說經過甄別，離「真實」越近一般。這樣的異化改造今天仍在繼續着。

外章　詰難與回應

中醫學被認為不科學其中的一個重要理由，就是中醫學濃厚的哲學意味。因為哲並不是醫。

必需承認，質疑是有其道理的。

哲學對中醫學最大的幫助，是構建了中醫學的系統理論，使原本零星散亂的醫學知識聚合成一個整體，由之前的長期醫術狀態，躍升為醫學。

但另一方面，哲學如此程度的大舉進入，達到了承擔中醫學系統理論的程度。雖然被引進入中醫學的哲學，有些已因不適合而淘汰，未被淘汰者也一直在向着醫學專業化演變，但無可否認的是，演變至今仍未全部徹底地完成，臟腑系統理論仍有濃厚的哲學意味。而這也是中醫學在器官層次之後難以再度細化、深化的重要原因。意味着哲學空降到中醫學，硬着陸帶來的硬傷至今仍未完全癒合。

哲學是常理，對不了解的事物，從常理處開始假説，成功的可能性較大。但常理不是公理、定理。公理、定理是「量身定做」的，是事物的特殊屬性與本質屬性。而哲學畢竟不是生命科學，生命有生命的規律，而非哲學規律。依據哲理，不可能從實際上回答諸如「春風吹又生」中的決定性的因素是甚麼，與春風有沒有關係等等問題。依據事物間共性特徵以推進認識的方法，無法替代針對某一事物的特性深入挖掘的過程。故醫學不能停留在哲理階段，如果不能立刻進入定理、公理境界，至少要在思想上有清晰的未完成意識。

但即便如此，中醫學仍是可信的。

其信度既源自當時哲學所探討的問題、探討問題所用的方法；也源自醫學對它的改造，這些都可見前述。最重要的，是中醫學強大的臨牀積累，畢竟哲學不是中醫學的全部。

當然這個信度不是百分之分的，而是有所保留的。只是也要看到，影響信度的，不僅有哲學。即便是屬於醫學自身發現的部分，在信度上同樣也應該是有所保留的。每一次的新認識，都意味着對過往未知的發現，對謬誤的糾正。而下一個新認識未出現，也無法保證説認識已經完成，知識已絕對可信。

第四章

關於中醫學與科學的關係問題

「中醫學不科學」是社會上頗有影響的一個看法，這是對中醫學相當負面的一個論斷。

因為在我們的語境裏，「科學」這個詞，有一個判斷標準的作用。「科學」的潛台詞，是真實的、正確的、可信任的；於是「不科學」的，就有了虛假的、錯誤的、不可信任的意思。「中醫學不科學」，實是「偽醫學」的另一種表達。

很明顯，在這樣的理解裏，科學被當作了「真理」的同義詞、代名詞。但科學與真理是一回事嗎？

第 1 節 甚麼是「科學的」判斷困難

甚麼知識是「科學的」，判斷困難。無論是從內在本質，還是從外在表現都難以作出絕對肯定的判斷。

1.1 既難以從科學內涵判斷

「科學」是一個外來詞彙，從歐洲文字翻譯過來。它在英文、法文裏都是「science」，於西班牙文、意大利文亦大同小異。因為它們都來源於同一個拉丁文。日本人將其翻譯成了漢字「科學」一詞，之後大約在清朝後期被引入至漢語言中。

科學的意思是甚麼呢？按辭書的解釋，是關於自然界、社會和思維的存在形式和變化規律的知識體系。「知識體系」也是知識，「知識」卻是漢語的固有詞彙，作為科學的知識與漢語固有詞彙的知識，二者有何不同？

因為人們普遍認為科學知識才值得信任，才是真知識。也就是說，科學知識與不是科學的知識有性質上的不同。

問題是，我們這個民族歷史悠久，在科學這一詞彙出現在漢語裏之前，幾千年裏我們已經積累了大量豐富的知識，這些知識大概都會被判定為非科學知識。

非科學與不科學是甚麼關係？除非是作專業術語用，由專業對其作強行規定，否則「非科學知識」與「不科學」，字面含義完全相同。鑑於「不科學」有「不正確」即「錯誤」的意思，那過往幾千年所積累的知識，都有虛假嫌疑嗎？都需要就地臥倒，需經由科學檢驗才能重新上崗嗎？

這裏且來審視這問題的另一面，即科學有沒有資質擁有這麼強大的解釋權。有一個問題人們在認識上是有普遍共識的，就是科學還遠遠沒有完成對世界包括生命的認識。這個「沒有完成」有兩方面的含義，它或是對世界的認識仍有局部未曾涉及，或是雖已經有所認識，但程度是尚在過程進行中的，並未徹底完成。猶如某種程度盲人摸象狀態裏的盲人，對過往所積累的知識中，科學尚未涉及的部分，科學就沒有方法來判斷是真或是假。

無論如何，科學知識也好，非科學知識也罷，都是人對世界的認識。而對這些知識裏哪些比較真，哪些不太真的判斷，也是人的認識。除非人們對世界已經全部、徹底了解，這樣的判斷才能真的完成。

那在科學知識之外有可能有真的知識存在嗎？當然。比如人們已經屢次發現，有些出土文物的工藝非常精美，這些文物在那個墓穴裏又常常不止一個，是成批量地出現。能穩定地再現，說明那時製造這些物品的工藝性知識是可信的，也就是工藝性知識是真實的。而這些物品有些在今天因為工藝失傳，竟一時無法仿製出來。不能仿製，說明科學不能解釋。這說明，至少有些工藝性知識，或者說經驗性知識是在科學知識之外存在的真知識。

科學知識只是對部分事物的部分真相的了解。人們已經有所認識——比如因為經驗而得到的知識，就判斷為一定不是真的，這個想法缺少判斷的根據，甚至缺少常識，邏輯不通。

1.2 亦難從科學外在特徵判斷

對過往積累的知識，不是總能絕對結論其是否科學的問題，其實人們早就已經注意到了。所以普遍的做法是，變通為用科學知識的外在共性特徵以助判斷的方法。所總結到的科學知識的外在特徵計有如下四項：

1.2.1 客觀

客觀，是指不依賴於人的精神意識而存在。這樣的東西往往看得見，摸得着，當然是真的，比如花草樹木外在特徵的知識。

利用知識的客觀性特徵來判斷其是否科學，否定的是主觀性的知識。但是，主觀因素的知識不等於盡皆為假。有一個事例可以很好地說明這一點，就是人們對測謊儀的研製。有研製的必要，正是因為人們在主觀意識的支配下，所言說的內容裏有真實存在。所以這裏強調科學知識的客觀性，排除主觀因素性的知識，並不是因為凡有主觀因素參與的，都是假的，都是不科學的意思，而是有技術上無法確定的緣故。缺少技術手段完全證實或徹底否定其是真還是假。

一方面，人們心理活動的內容雖有主觀性，但人們有心理活動這一能力其實是客觀存在，它所產生的心理活動裏當然有真知識。另一方面，客觀的真是真實，不等於真相，更不保證完全、徹底的真相。比如冥王星是真實存在的，因為可以通過天文手段看到它，但冥王星的真相是甚麼？它早前曾被認為是太陽系第九大行星，後又被除名，是與不是的判斷，前後都是科學知識。

真相類的知識一般都屬內在機理。對人類而言，自然界事物的機理非常複雜，即便有了客觀科學的真相性知識，除非人類真的知道它們已經是真相的全部，否則不能藉由其判斷其他真相類知識（無論有無主觀因素參與）的真與假、孰真孰假。因中醫學與西醫學有諸多不同，於是就結論說中醫學是偽科學，就屬於這樣的邏輯謬誤。

1.2.2 能證偽

即能被反證。科學知識不但能被證實，還要也能被證偽。比如天狗食日說，是傳統民間對日食原因的知識性解釋。為甚麼發生日食了呢？這個解釋是，因為天狗把太陽吃了。所以人們用敲鑼打鼓放鞭炮的方法，製造噪音，嚇唬天狗，天狗受到驚嚇，就會把嘴裏的太陽吐出來。這個方法每次都成功，似乎證實了這個知識是真的正確的，但是假如不敲鑼打鼓呢？日食現象也能消失。不敲鑼打鼓就是反證，這個天狗食日說不能通過證偽的驗證，所以不是真的知識。

但另一方面也要看到：

其一，有些知識不是不能證偽，而是證偽的條件暫時還不具備。這個容易理解。比如科學假說。不但是不能被證偽，證實的條件也都還沒有具備，但是它是科學的。這部分知識不能武斷為假知識，而是待證實與待證偽。

其二，是真知識，但是不能被證偽。比如數學、邏輯。這一點提出科學知識具有能被證偽這一特性的卡爾・波普爾（《猜想與反駁》）自己就已經發現了。所以他在書中明確說，不能證偽的知識，不等於就是假的、錯的。

其三，用錯證偽或證實的方法。比如常見的證明中藥有效或無效，用的都是西醫學基於對人體的了解而設計的方法。而西醫學並未對人體已經完全徹底了解。以尿路感染為例，這是一種常見病，尤其是成年女性。因為常見，中醫學從臨牀總結到了許多有效的藥物。但過往有一個階段曾經試過，把這些聲稱有效的中藥與常見的引起感染的病菌一起培養時，發現這些中藥並不能殺死這些病菌。於是就曾有結論說，實驗證實中藥無效，説它有效是偽知識。即有效這個結論被證偽了。後來對於尿路感染這個疾病的認識往前推進了，發現病菌侵入後，泌尿道的防禦反應其實極其複雜，比如尿道黏膜表面的粘附性。通過改變黏膜的阻力，讓它阻力變小，變光滑、不粘，病菌就難以附着在上面，在尿液的沖刷下，輕易就被排出體外，從而產生療效。而經證實，有一部分中藥就是這樣發揮作用的。

1.2.3 由科學方法獲得

即知識是用科學的方法獲得的。甚麼是科學的方法？所謂科學方法，我將它歸納為，是為了保證研究結果的真實性，而設計出的控制性方法。換言之，科學方法至少包括兩個方面的內容：

第一個方面，是在非科學研究時也一定會用到的方法。比如為了尋求某治療用藥物，需研究其是否有效，多大劑量有效，是否有毒性等等。這一類的研究項目無論是否科學，方法都一定會設有。

第二個方面，是為保證研究結果的真實性而設計的控制性方法。這方面的研究設計，是科學研究中被格外強調的一個理念，可謂是科學方法的特徵性內容。其原則是，將其他也可能對研究結果造成影響的因素，設法排除或控制在研究因素之外，以確保研究結果確實是研究因素所引起的。即確保因果關係是真實可信的。

西醫新藥的臨牀試驗環節已經形成了科學方法的具體標準。比如人們普遍了解的多中心、雙盲、隨機、對照、大樣本的方法。其中多中心指儘量分散在多個不同環境的地域進行試驗，以避免某一地區可能的特殊性，如環境因素、人羣結構、生活和飲食習慣等對結果帶來的影響。雙盲指參加試驗的醫生與病人都不知所服是試驗用藥還是對照用藥包括安慰劑[19]，以此避免醫患雙方心理因素的影響。隨機不是隨意，而是科學方法裏的一個專業術語，用這個方法來決定病人是進測試新藥組或是對照組。控制的也是可能的人為因素的影響。對照即是相互比對參照。被對照的多為以下兩種情況：一種是，試驗新藥所治的某病已有治療用藥，但療效未盡如人意，或是有較大的副作用，或是已經對它有明顯的抗藥性。這個已有的藥即可作為對照組，以觀察試驗新藥是否療效更優，或是同等療效下，是否副作用更小等。另一種情況則是，這個某病尚無任何治療用藥。這時要設空白對照。空白指的是只給服安慰劑，安慰劑是沒有藥物成分的，故謂之空白，目的還是在控制試驗結果是否受心理因素的影響。大樣本指參與測試的人數要足夠多，以避免測試結果只是偶然。

某新藥對某病是否真的有效？以上諸原則，是西醫在臨牀測試新藥時，為了確保研究結果的真實性，而設計的標準流程。

但按照有關管理規定，有些中藥的新藥臨牀測試，卻可以豁免此標準流程的某些部分，這也成為中藥被詰難、詬病的原因之一。這個問題雖然屬於管理的環節，但管理規定的基礎是醫學的認識。所以還是必須回到醫學認識上來談（將於後文專述）。

在科學方法問題上，要認識到，即便是用科學的方法獲得的知識，也未必必然是真的。因為科學方法的研究中，控制影響結果真

19 所謂安慰劑，指所給的藥物裏並沒有藥效成分，只是一些澱粉丸、糖丸之類，並沒有治療作用。但它可能起到心理暗示的作用，使病情獲得好轉，這種情況稱為安慰劑效應。

實性的因素這一件事，若要控制全面，就需要對所有可能的影響因素都有了解。但在現實裏卻常常是，之所以需要對問題做研究，正是因為對這個問題沒有全部徹底的了解。沒有了解，也就無從控制。成為一個悖論。很明顯研究結果的真實性與影響因素的複雜性，是負相關關係。同樣，非科學方法獲得的知識，也並不盡皆為假。如之前所説文物製造時能重複再現的工藝性知識。

1.2.4 系統化

這個特徵更加不能作為知識是否為真的判斷標準使用。因為任何系統都有尚未成為系統的開始階段。那個階段的知識若不真，後面的系統性知識也就不可能為真了。

第 2 節　科學知識不必迷信

迷信，指無條件地盲目相信和尊崇。科學知識不值得迷信，也不必迷信。科學知識、科學技術、科技產品都是科學認識的結果，憑常識我們早就知道，它們都會被更新，甚至淘汰。因為科學知識是科學家發現的，科學家也是人，也難免有侷限、犯錯誤。重要的是，限制與錯誤不是個別科學家的個人原因，也就是說，影響不是偶然發生，而是不可避免的，這是認識問題上的客觀規律。因為人的認識既受客觀條件的限制，也受主觀認識能力的影響。

客觀條件的限制如，根據某些病具有的長幼率相類似性，或者傳染性，可以推定是外來因素為病。但歷史上的中醫學沒有顯微鏡，看不到病原微生物，所以對於那些由病原微生物所致的病，就只能從可以觀察到的環境或者說氣候因素進行推理解釋，比如風、寒、濕、熱等。這雖然有一定的正確性，因為病原微生物也需要適宜的生存環境，它所適宜的環境，也可以視為它的某種特徵屬性。比如 SARS，到了當年的夏天，就自然慢慢消失了。但這種方法不是中醫學的首選。當客觀條件限制不存在時，比如蛔蟲病因，蛔蟲的成蟲能為人肉眼所見，蛔蟲又是生活在腸道的寄生蟲，它會隨糞便甚至通過嘔吐而排出體外，讓人可以看見，中醫學對於蛔蟲這個病因的認識，就不會以風、寒、濕、熱之類解釋。也就是說，風寒濕熱這樣一個抽象的、給人想象空間的解釋，是因為客觀條件限制造成的不得已。

主觀認識能力的影響如，明清時代傳染病流行，當時有醫家吳有性提出，這些傳染病的病因，「非寒非熱，非暑非濕」，而是空氣中另有一種看不見的東西，他稱之為「異氣」(「乃天地間別有一種異氣所感」《溫疫論》)。這個異氣其實就是通常所說的病原微生物。只是他沒有顯微鏡，故這個異氣說的提出，不是因為看見，而是通過思辨得到的結論。思辨是一種主觀認識能力，每個人的這個能力不同。同樣青史留名的陳修園即認為吳有性的想法不可接受，是「創異說以欺人，實昧其病由也。」(《陳修園醫書五十種・醫學三字經》)。這就象杞人憂天這個成語，一直以來都是以其比喻不必要的或缺乏根据的憂慮和担心。但今天的知識告訴我們，杞人的這個擔心是很有道理的，因為確實有被外星球撞擊的極大可能。

所以科學發現是一個逐步逼近真相的過程，被更新與淘汰的，就是非科學知識。而在發現進一步的真相前，這些非科學都以科學的面貌存在着，並且人們也不知道哪些知識是絕對的真的，哪些是不夠真的，是將會被更新乃至淘汰的。進一步，會被更新，甚至淘汰，就說明它不那麼真，真的程度不徹底。這就與真理的屬性殊不相同，所以科學不能擔當判斷過往知識真與假、正確與錯誤的標準。

至於不必迷信，比如每餐吃甚麼，是興之所致，還是要嚴格地按科學辦事，進食要像植物人維持生命一樣，每日只是服用規定劑量的水、糖、蛋白、維生素、微量元素等等之類的藥片；睡眠要像機器人一樣，幾點睡覺、幾點起牀嚴格地分秒必究。起牀可以有鬧鐘，但到點不能入睡怎麼辦？不甚科學的生活方式，人類已經實行了千萬年，如今難道需要在科學的名義下，全部改成如機器人作業一般嗎？

所以說，科學的，未必盡是真的。不科學的，也未必就一定不是真的。

第 3 節　科學的意義

人們既不能利用科學的屬性對過往的知識作是否為真的終結判斷，甚至對科學知識自身的真實性也都還必須保持存疑的態度。因它們也是人類的認識，也受認識限制，不能迷信，那麼，科學還有意義嗎？這個問題的答案是肯定的。

科學的意義乃在於其精神。這個精神就是求真。雖然是否真不是總能終結判斷，但求真的精神則是終結的，必須時刻在線，不懈追求。

第 4 節　科學的內趨力與中醫人

求真的內驅力是人性。所謂人性，是指人類所普遍具有的心理屬性，這個心理屬性的底層部分甚至在動物中也存在。不難理解，如許特徵的人性，是與生俱來的天性，不是後天影響的結果。故是超越種族、超越文化，是人所共有的。

「性相近，習相遠也」(孔子)，决定「性相近」的就是人性，而此「性」最基本的內容，是「食色」——「食色性也」(孟子)。我認為「食色」還有一個共性的基礎，是「識」，即辨別。比如辨別甚麼是食物，甚麼是不能吃的有毒物，怎樣能找到食物，怎樣能避開危險等等。因為都與生命的安全有關，故「性相近」。而這些都容不得假，容不得假，就是求真。

「食色性也」在動物界的存在尤其明顯。人因為進化的緣故，表現不如動物般突出，但從一些不證自明的成語還是可以看出。指鹿為馬、張冠李戴、顛倒黑白、混淆是非等等成語，表達的都是需要較真，不可含糊的態度。至於指鹿為馬、張冠李戴為甚麼不對，會有甚麼後果，並不需要論證，因為人們不會對此質疑。也就是說，這是個不證自明、無需爭議的問題。這個共同一致的是非觀，其形成很難解釋為是後天訓練的結果，只能是因為它契合了人性中的求真本能。所以即便民族不同，文化不同，但世界上並沒有民族推崇、致力於對假知識的追求，甚至即便只是對假知識的容忍。

反人性的行為卻需經後天訓練，才能做到。比如孔融讓梨，指孔融幼時，就能把大個的梨讓給哥哥吃。梨是食物，是「食色性也」的內容之一。大個的梨，意味着更多的食物，對於小孔融來說，本能支配的力量更大些，而竟能將之出讓，意味着他對占有食物人性本能的克服與背叛。小小年紀就能如此，所以能夠成為千古佳話。

中醫學存在了二千年，中醫從業者數量龐大，且留下了海量的歷史文獻。若說一入中醫門，中醫人就都不約而同地、有意識地反人性、反求真，反科學精神起來，卻又沒有在文獻裏留下任何人性掙扎的痕迹，沒有產生任何鼓勵與人性鬥爭的故事，實在說不通。

尤其是，若不求真，一味造假，就意味着沒有療效，這樣的醫生一定會被市場淘汰，市場決不可能容忍作假。

第 5 節　中醫學不科學觀的漏洞

中醫學不科學觀的含義並不嚴謹，並不如觀點持有者所以為的必然指向虛假。從字面看，可以有不同解釋：

一、若是指不是經由科學的方法得到的知識，成立。畢竟科學一詞出現在漢語的時間遠遠晚於中醫學出現的時間。

二、若是指現有科學不能完全解釋中醫學，也成立。

科學知識是人對世界的認識成果。即便已有的科學知識全都是正確的，也只是對世界了解，包括對人類生命的了解的一部分。科學不能解釋的，就認為它是虛假的，這一立場本身，就是不科學的。同樣，用非科學方法了解到的知識就一定都是假的這個預設，也是不科學的。

比如中藥馬錢子有劇毒，為減低其毒性，中醫學的傳統炮製方法，是用油炸或砂燙。這種方法幾乎是馬錢子的獨門祕技，很少用在其他藥物的炮製方法裏。後經科學研究發現，馬錢子的有毒成分是番木鱉鹼（strychnine）、馬錢子鹼（brucine）等，經在攝氏 230 度左右的高溫炮製，可減低其毒性。且這個毒性降低的機制，主要是通過改變毒性成分的結構，而並不是單純地降低含量達成。科學發現，精確了馬錢子的知識，但在科學發現之前，傳統技術裏的經驗性知識並不是假的。

三、若是在說中醫學是偽科學，並將其作為中醫應被取締的理由，則顯然不能成立。但遺憾的是，在現實裏，偏偏都屬這一意味。

偽科學知識雖然也屬非科學知識的一種，是假知識，但人們一般用這個詞表達那些主觀有意的造假。如果中醫學這個學科的知識都是偽科學的話，意味着造假就成了這個學科的宗旨。這是徹底反常識、反邏輯的，因為這樣的學科沒有任何一方，包括醫學的從業者能夠容忍。

第 6 節　「不科學」因何聲在業外？

中醫學當然有它的問題，而且不止一種，也不僅是在枝節處。只是這些問題不適合用中醫學不科學解釋，更不能構成為中醫學應被取締的理由。另一方面，也要注意到，持中醫學不科學且應被取締觀點的人，絕大多數都是來自於中醫行業之外，尤其那些觀點激烈者。其中著名的如胡適、傅斯年等都是中醫圈外的文化精英人士。

這些異見人士不是輕狂孟浪之輩，但不懂中醫，至少不是很懂，卻對一個不懂的學科，認真嚴肅地提出嚴峻的指責，而且幾乎是在同時提出，其原因不可不追究。鑑於當時的中醫學至少沒有發生引起注意的惡性醫療事故，也沒有發生重大的內部變化，也就是說，促使這些異見人士達成共識的原因，並不是源自醫學內部。這就需要考慮到，有來自外部的社會原因，故社會原因必須要加以考察。

中醫學不科學這個觀點的出現，主要有兩個聲音較多的時期。

6.1 20 世紀初

這一時期的特點是爆發性出現的、人數眾多。從如何解決這一問題的角度看，竟足夠形成了三個不同的派別，這就是中西醫匯通派、改造中醫派和廢止中醫派。能成為「派別」，說明人數都各有一定規模，時間上有一定的持續性，並且造成了一定的社會影響。而當時竟然有三個流派，共識人數之多可以想見。

對一個事情形成廣泛的共識，從來都不是輕易能夠達成的。那麼，這一時期突然爆發式出來的這個中醫學不科學的共識，是甚麼原因造成的？

每個學科都有自己的問題，中醫學當然也不例外，但中醫學的問題都是一直以來所固有的，不是突然新出來的。這就意味着，這個突然爆發出來，眾多人數達成共識的對中醫學不科學的指責，不是中醫學內部產生了新的問題，而是從外部看中醫學的標準與要求變了。

換一個角度看也一樣，任何一個學科的問題，若圈外人士都能看出，且不是一兩個人的看法，這個問題一定不是處在問題的苗頭、萌芽狀態，而一定是很嚴重、很明顯。但因為彼時中醫學並沒有突然顯示出其問題「嚴重」「明顯」的情況，卻在同樣的時期內，共為業外人士所不容，其原因也是只能指向社會因素。

當時的社會有甚麼大變化？是鴉片戰爭帶來的強烈落差衝擊，因落後的遠不只是某一項技術、某一個行業。胡適有「五六年前，我也曾發『中國不亡，世無天理』的感慨」[20]。陳獨秀認為，歐洲文化與中國傳統文化是「絕不相容之物，存其一必廢其一」[21]。故有全盤西化之主張，有新文化運動。新文化運動是遠比中醫學不科學說影響更大的主張。而文化的含義非常寬泛，中醫學無疑不是新文化的產物，而是舊文化的代表。

新文化的代表是甚麼？科學。當時「科學救國論」的觀點也影響廣大。如此舊文化代表的中醫學，得到「不科學」的標籤可謂順理成

20 中國社會科學院近代史研究所中華民國史研究室編：《胡適往來書信選》，北京：中華書局，1979 年。

21 李經緯、鄢良編著：《西學東漸與中國近代醫學思潮》，武漢：湖北科技出版社，1990 年。

章。北洋政府教育總長汪大燮謂「吾國醫術毫無科學根據」。梁啟超指出中醫儘管能够治好病，卻沒有人能够說明中醫之所以能够治好病的道理，陳獨秀說是因為中國的醫學不知道科學，所以回答不了問題。傅斯年强調「國醫與近代科學不相容」，胡適則認為西醫能說清楚病人得了甚麼病，雖然治不好病，但西醫是科學的；中醫雖然能治好病，就是因為說不清楚得的是甚麼病，所以不科學。本來療效是醫學的第一價值，此時卻變成若被認為「不科學」，就有了偽醫學的意味，而偽就是假。說明至少在這時，人們已誤將科學作為類似於真理性質的評價標準使用了。

科學救國論，「救國」這個詞很嚴峻，當時的人們認為，國家已處在危亡的狀態，故需要拯救。而拯救的策略，在於科學。科學是外來文化的產物，將它置於能夠救國的地位，就意味着對一切非科學的，也就是傳統文化的產物作全盤否定。因為所有不科學的，都是有礙救國大策的，都應該剝奪其生存權。

這樣的觀點雖鮮明激烈，原因卻只是彼時的社會問題，中醫學是「城門失火」時被一並殃及而已。提出這一觀點的諸位只是醫學圈外的文化精英，表達的只是觀感印象，不是基於專業的判斷。精英們也是人，面對國家的危亡，急切救國的心情可以理解，但用甚麼方法救，是否凡傳統的都是應該被取締的？很明顯，急於求成的態度，縮窄了他們的認識視野，影響了對自身文化包括中醫學價值的公允判斷。

6.2 現今當代

當今目下，中醫學不科學觀的聲音仍不時出現，它仍不是因為中醫學發生了重大惡性事故與急劇改變，相比於20世紀初，發聲者多為業外人士的現象更為突出，但人數沒有那麼多與集中。故其發聲的原因，當仍屬社會共性心態。

脫離了科學救國論那樣一個鮮明的背景，原因或是多方面的。如：

一、將科學誤認作真理的代名詞。比如我曾在現場問過學生：「科學的反義詞是甚麼？不可以用不科學回答」，當時有來自中國香港的同學說：「是宗教」，而有來自中國內地的同學則說：「是迷信」。反映出大家對「科學」一詞本質屬性在理解上的偏差，及訴求的不同。生活中也常常聽聞「你這樣不科學」的話語，就是這一原因的反應。

二、或是商業活動中的真假混雜，激發了人們的求真慾？因此，每年的「3‧15」CCTV才有必要出一台打假節目吧。被假的欺騙，會引起一部分人們對自我的憤怒與攻擊，「真笨，竟被騙了，不能容忍」。而商業活動又涉及到社會的每一個個體，被假欺騙的印象很容易引起共鳴，達成某種共識。也因此，人們才會對於真假格外敏感，以至於有時矯枉過正，意外攻擊了無辜的領域和羣體。

或者還有其他。因為正在經歷，人人都可自行思考，不必論述。

無論如何，科學不等於真理。今天認為是科學的知識或技術，明天有可能就發現不那麼科學。在發現不那麼科學之前，則又會一直被認為是科學的。而且人們將永遠不會知道，已經建立的科學知識，哪些將會被發現不那麼科學。

中醫學總是不斷被質疑，其醫學自身的問題是需要反思的，問題是存在的，但是這些問題不適用不科學來標籤。

今時今日，一方面，中醫還是那個中醫，較之百年前並無脫胎換骨的改進。專業教育中，《內經》《傷寒論》《金匱要略》等兩千年前的中醫經典著作，不僅是醫學史的章節，且還各挑負着一門獨立的專業課程，明示它們仍具有重要的現實意義。而現代中醫竟能直接與兩千年前無障礙接軌，也説明這個中醫還是當年那個中醫。另一方面，科學卻有了突飛猛進的變化。

在這樣的狀態下，中醫學卻越來越廣泛地被世界接受認同，不僅在中國大陸地位穩固，聯合國世界衛生組織（WHO）也持續向全世界推廣中醫針灸學，一再公佈追蹤研究所得的針灸治療優勢病種。另外，多個國家或地區亦都設立法律法規，將針灸納入醫保體系。而在日本、澳洲、英、美、加等多國或地區的大學教育科目中，更是赫然有中醫學在冊，這就不僅是中醫學的一個針灸分支了，這是潛在或已經執業的成批正規醫療建制。德國也已經建有多所中醫院。……

這塊世界性中醫熱的蛋糕，是切在西醫學已成為天下霸主的今天。百年前求生存的中醫學竟能星火燎原，影響世界，這一現象，不是甚麼人物可以只手遮天，也不是甚麼團體的主觀願望可以做到，只能是中醫學確實有其獨有的、無可替代的優勢。

外章　部分中藥方的免檢權問題

問題的起因是社會上有相當的非專業人士，對部分中藥在註冊新藥時，能享有一定的豁免權有疑問。這種疑問尤其出現在西藥新藥無法獲得豁免權的情況下。當然，中藥的這個豁免權是法規性的條款，不容人自行解釋，我這裏只是就其中被公眾高度質疑的部分，從中醫學學術的角度分享個人的理解與看法。

外章 1 所謂免檢權

一個新藥在取得上市許可前，需按新藥註冊的法規要求，完成相應的檢測項目。完成並通過者，方有可能獲得國家藥監局（下簡稱國藥局）的審核認可，才能上市。「免檢權」指有一部分性質的中藥，國藥局授予其享有豁免檢測的權利，即不必經相關檢測，已有可能獲得上市許可。這未免讓人不放心，因而頗被社會詬病。

因豁免而被廣泛質疑的，主要有雙盲、隨機、對照、多中心等項，都屬臨牀試驗的環節。按有關規定，臨牀試驗分為四期，逐期順序進行。但其實至第三期完成，獲得認可，已可申請批准上市：

I 期臨牀是安全性測試。因為西藥多是化合物，之前未在人身上用過，故需要此階段。是小樣本（指受試人數）的測試。

II 期是有效性測試。在新藥所治疾病的目標人羣中進行。也是因為之前未在人身上用過，故需要此階段的實測。也不是大樣本。

III 期就是真正的「實彈演練」了，雙盲、隨機、對照、多中心等都發生在臨牀試驗的環節，杜絕人的心理因素對結果的可能性影響。當然 II 期的時候也有這些要求，只是 III 期時受試的人數更多，樣本量大，增加了杜絕偶然性的可能。

外章 2 免檢甚麼？

免檢項目據國藥局發佈並於 2023 年 7 月 1 日起施行的《中藥註冊管理專門規定》為準（下簡稱「規定」）。

外章 2.1 中藥所指

叫做「中藥」的這個術語，含義不一，比較複雜。「規定」裏所指的「中藥」，是作為與西藥相對應的概念。西藥是西醫用來治病的藥，中醫用來治病的藥在這裏就稱其為「中藥」了。但這裏的這個中藥，在用中醫學的專業術語更準確地表達時，實是方劑的「方」，即中醫學用來治病的藥，是方。方劑是中醫學的一個重要術語，指藥物按一定的原則與具體的方法所組成之物。方與藥的區別是，中藥是指一個一個的藥，稱為單味藥；而方多由兩味及以上的中藥組成。藥雖然組成了方，但多數情況下，單味的藥只是方的功能單元，不能獨立完成治病的任務。中醫治病，大部分都不是以單味藥，而是以方的形式進行，故方又常被稱之為「複方」。

當某個複方被生產時，意味着方中的藥物、用量及這些藥的加工炮製方法（如用的是生的，還是炮製過的，用甚麼方法炮製的等）都被固定下來，不再允許對其進行調整改變了，這種形式又常被叫做「成藥」。

中醫治病以方劑為主體的歷史甚是悠久，在東漢《傷寒雜病論》中，方劑已相當成熟，歷有「經方」之譽，且至今仍在大量使用。因影響非常廣大，以至於西醫進入中國後，在翻譯其行為時，仍借用了中醫學的慣例，把醫生用於書寫其用藥的紙，稱為「處方紙」，寫下用藥的行為謂之「處方」。

外章 2.2 豁免了甚麼？

一個新藥（方），允許其可以作為一種特殊商品被生產，需要滿足兩個方面的條件，一是有效性，二是安全性。西藥的新藥已建有規範性的強制要求，與其對照，中藥的部分新藥享有一定的豁免權，豁免的項目包括有效性與安全性兩個方面。其實還有對物質基礎（即有效成分）、作用機理要求的豁免，但這些貌似未受到社會公眾的質疑。

「規定」中將中藥新藥註冊進行了分類處理，各類要求不同。其中受到「豁免」保護的，主要有兩類：

一類是「人用經驗」新藥。

人用經驗是一個新造的術語，「規定」在 17 條作了解釋：「中藥人用經驗通常在臨牀實踐中積累，具有一定的規律性、可重複性和臨牀價值，包含了在臨牀用藥過程中積累的對中藥處方或者製劑臨牀定位、適用人羣、用藥劑量、療效特點和臨牀獲益等的認識和總結」。

顯然人用經驗的藥，是指通過臨牀使用，由經驗積累得到的複方。這些複方是有效的，也是安全性的。因為無效的或是不安全的會在臨牀使用的過程中被淘汰。臨牀是直接在人身上用的，故屬人用經驗，即在病人身上使用而獲得的經驗。

其中還有一個條件也很關鍵，即「固定」(第 20 條[22])。包括組成處方的藥物固定及工藝固定。能夠固定，不再需要修改調整，意味着從內容到技術都已成熟。水到渠成，故可「形成固定處方，在此基礎上研製成適合羣體用藥的中藥新藥」(第 5 條)。

「人用經驗」的藥所享有的豁免權是彈性的：「申請人可根據已有人用經驗證據對藥物安全性、有效性的支持程度，確定後續研究策略，提供相應的申報資料」(第 19 條)。

「對數據進行合理、充分的分析並給予正確結果解釋的人用經驗，可作為支持註冊申請的證據」(第 19 條)。(其豁免條例歸納如表 5)

還有一類是「古代經典名方中藥複方製劑」。

「古代經典名方」雖不是一個新造的詞語，但在這裏其內容有嚴格的指定，有別於通常所説。這個嚴格的指定，就是有關管理部門所建的古代經典名方「目錄」。如果是「目錄」之外的古代經典名方，豁免將不適用。第 51 條：「其他來源於古代經典名方的中藥複方製劑的註冊申請，除提供相應的藥學研究和非臨牀安全性試驗資料外，還應當提供古代經典名方關鍵信息及其依據，並應當提供對中醫臨牀實踐進行的系統總結，説明其臨牀價值。對古代經典名方的加減化裁應當在中醫藥理論指導下進行。」

22　第 20 條　作為支持註冊申請關鍵證據的人用經驗所用藥物的處方藥味（包括基原、藥用部位、炮製等）及其劑量應當固定。申報製劑的藥學關鍵信息及質量應當與人用經驗所用藥物基本一致，若製備工藝、輔料等發生改變，應當進行評估，並提供支持相關改變的研究評估資料。

表 5：「人用經驗」新藥註冊豁免條款

	非臨牀研究		臨牀研究		
	安全性	有效性	I	II	III 期
「規定」	不豁免[23]	豁免[24]，[25]	不豁免	豁免[26]	豁免

目錄裏的古代經典名方中藥複方製劑，享有「上市申請實施簡化註冊審批」(13 條) 優惠原則。(具體的豁免條例歸納如表 6)

23 第 22 條 由中藥飲片組成的中藥複方製劑一般提供嚙齒類動物單次給藥毒性試驗和重複給藥毒性試驗資料，必要時提供其他毒理學試驗資料。如中藥複方製劑的處方組成中的中藥飲片均具有國家藥品標準或者具有藥品註冊標準，處方不含毒性藥味或者不含有經現代毒理學證明有毒性、易導致嚴重不良反應的中藥飲片，採用傳統工藝，不用於孕婦、兒童等特殊人羣，且單次給藥毒性試驗和一種動物的重複給藥毒性試驗未發現明顯毒性的，一般不需提供另一種動物的重複給藥毒性試驗，以及安全藥理學、遺傳毒性、致癌性、生殖毒性等試驗資料。本規定所稱毒性藥味，是指《醫療用毒性藥品管理辦法》中收載的毒性中藥品種。

24 第 21 條 中藥創新藥處方來源於古代經典名方或者中醫臨牀經驗方，如處方組成、臨牀定位、用法用量等與既往臨牀應用基本一致，採用與臨牀使用藥物基本一致的傳統工藝，且可通過人用經驗初步確定功能主治、適用人羣、給藥方案和臨牀獲益等的，可不開展非臨牀有效性研究。

25 第 26 條 來源於醫療機構製劑的中藥新藥，如處方組成、工藝路線、臨牀定位、用法用量等與既往臨牀應用基本一致，且可通過人用經驗初步確定功能主治、適用人羣、給藥方案和臨牀獲益等的，可不開展非臨牀有效性研究。

26 第 23 條 來源於臨牀實踐的中藥新藥，人用經驗能在臨牀定位、適用人羣篩選、療程探索、劑量探索等方面提供研究、支持證據的，可不開展 II 期臨牀試驗。

表 6：「目錄」內的古代經典名方中藥複方製劑新藥註冊豁免條款

	非臨牀研究		臨牀研究		
	安全性	有效性	I	II	III 期
「規定」	不豁免[27]	豁免[3 28]	豁免[7]	豁免[7]	豁免[7]

「古代經典名方中藥複方製劑」，其實也是人用經驗的藥，且積累的人用經驗時間更長，人數（樣本數）更多，實是「人用經驗」裏更優質的一種，故應享有更大的豁免權，這主要體現在對臨牀研究的要求上。但在非臨牀研究的安全性部分，「規定」對其「目錄」內古代經典名方的豁免，卻似乎又沒有更寬容。如於「人用經驗」新藥的這一部分，僅要求「提供嚙齒類動物單次給藥毒性試驗和重複給藥毒性試驗資料，必要時提供其他毒理學試驗資料。」而於古代經典名方，卻需「開展相應的藥學研究和非臨牀安全性研究」（50 條），不知何故。

外章 3 學術上的理解

中藥新藥免檢，因為只是部分中藥方可享有此免檢權，哪些中藥方，雖有規定，但仍會有一定的操作空間，帶來管理上的絕大難

27　第 50 條　按古代經典名方目錄管理的中藥複方製劑申請上市，申請人應當開展相應的藥學研究和非臨牀安全性研究。

28　第 48 條　古代經典名方中藥複方製劑處方中不含配伍禁忌或者藥品標準中標有劇毒、大毒及經現代毒理學證明有毒性的藥味，均應當採用傳統工藝製備，採用傳統給藥途徑，功能主治以中醫術語表述。該類中藥複方製劑的研製不需要開展非臨牀有效性研究和臨牀試驗。藥品批准文號給予專門格式。

度，如何以相應的管理細則規範管理，相信是一個需要專門研究的長期課題。

人命關天，那為何不一切從嚴，而是干犯此忌，置管理於極大風險之地？從醫學的認識上，我認為既是因為可以免檢，更是因為需要免檢。

外章 3.1 可以免檢

一、因不是新的藥物、新的處方、沒有新的成分

猶如人們日常所食用的動植物，中醫學所用的單味藥也都是天然的產物。作為食物的動植物，總是不出所料的那些，作為中藥的單味藥，也無非祖傳下來早就了解的那些。不同的複方，只是這些天然產物的不同搭配。而有豁免特權的複方，包括古代名方、人用經驗方，不但方中的藥物，是在成百上千年的時間裏，一直在臨牀被使用的，且其方中藥物的搭配，也是在成百上千年的時間裏，一直在臨牀被使用的。並且，如果不是要將它們由藥廠生產出來，而是在醫院診所，由醫生手寫處方的形式，就不會觸犯任何規管條例，沒有任何問題。

這些特性都與西藥殊為不同。西藥的成分，或是人工合成的全新化合物；或雖非全新，但是經加工提純，濃度非天然的人工產物。濃度的改變對藥物、對人體的影響，絕不僅是物理性質的量上的，也可能是化學性質的。西醫在新藥獲准上市前，也不會出現在醫生的手寫處方紙上。

那麼中藥的新藥，新在哪裏？是新的成藥產品。以前要一味藥一味藥地手寫在處方紙上，有了這個成藥後就不用了。而且，手寫

的處方中藥，一般都要經先浸泡後煎煮，再以湯劑的形式服用，費時費事，又口感不好，尤其是孩童，較難説服他們接受。成藥產品有實現劑型改良的可能，對需要長期服藥的人羣格外有利。

二、因不約而同而真實可信

豁免是基於經驗，經驗即便如何長期，畢竟還是比較粗糙的，沒有經過科學方法的標準流程檢驗，其結果，真的真實可信嗎？

我認為某種程度是的。理由可用不約而同來説明。不約而同的「同」是指相同的藥物，用於相同的病證，取得同樣的療效。「不約」是指眾多使用某個方劑的醫生（「眾多」的原因，既有時間長而積累的，也有因一個大國的人口基數大，從事醫生這一職業的人數也會相應地多），因身處不同的朝代、不同的地域，絕對無法事先約好，人為故意地用某方治某病，從而對結果形成干擾。而只能是這些藥物真實地具有治療那些疾病的功效。不約而同的基數越大，真實性就越大。這其實是用另一種方法實現了多中心、雙盲、隨機等方法想要達到的，控制人為主觀因素目的。

另一面，雖然張仲景書中的方劑都屬經方，但地位不同，因其不約而同的基數不同，差異極大。説明這個基數不是時間的自然積累，而是經臨牀使用驗證後，自然淘汰篩選的結果，更加説明療效是真實的，沒效的會被淘汰。

外章 3.2 為何需要免檢？

豁免是基於經驗，經驗的內在機理不明，即便有不約而同的特點，但其方法是粗放的。可以想見，它必定為管理帶來極大的難度。比如有无良商人藉此条例而行不法之事的風險。為免此險，完全可以從嚴要求，不予綠燈放行，那為何有必要行此險棋呢？

因為迫不得已。這是一種藉用西藥新藥的方法不適用，而適用的可行性方法又尚未能建立的情形。不適用的原因如：

1. 中藥多是作用於人，有別於西藥是作用於病。

診斷是對疾病事實的判斷，醫學不同，醫學面對的疾病事實卻是相同的，不同醫學的診斷本應相同，但現實卻是中西醫學的診斷不能互譯，提示當中有西醫學沒有的內容。

西藥的療效以對疾病的影響為判斷指標。但中藥會因為人不同，在即便所病相同的情況下，而用藥不同。尤其在人規律佔主導因素的情況下，完全不適合用病指標作療效觀察。

而人體自身因素的項目，又大於現有西醫學對人體了解各項目的總和，以至尚未能建立相應的測試方法。

2. 診人尚無法獨立於醫患的影響。

中醫學的診斷，在定性與定量（嚴重性）兩個方面，都非常依賴病人的主觀感受，甚至包括醫生的主觀感受。比如虛分幾個等級，如何分？由人進行評定，主觀性成分很大。

如此事情就進入了兩難，一方面是無法剝離主觀因素，另一方面，新藥研製科學方法裏，最重要的就是剝離醫患雙方的主觀因素部分。這都使得科學方法的標準流程在中藥時，尚無法執行，也執行不了。上世紀八十年代面對文革造成的中醫人材青黃不接的現象，全國多處曾建有老中醫老專家電腦診治系統，這一系統的爛尾與診斷中迴避了尤其是對醫者一方主觀感受的依賴，大概是脱不了關係。

推動免檢的還有另一種更強大的需要，它來自市場。因為西藥有療效未如人意處，而中藥確有其一計之長。這是免檢的正面意義。

中藥（方）是在實用中得到的知識，這使它能繞過治療的內在機理，不必依賴一定要明白為甚麼。治人是全然不同於西藥的路徑，多一種方法也就多了一個救人性命的機會。對這之中療效穩定，又具有不約而同豐厚積澱的部分，在管理條例上傾向從寬放行，而非從嚴禁止應該是不難理解的。當然這一放行只是鑑於臨牀需要的權宜之計，另一邊仍要不忘積極建設適用於中藥的檢測方案。

第五章

關於外感熱性病的問題

如果就某一類有共性（而不是單個）規律的疾病而論，中醫學對外感類疾病的認識成就，大概是任何其他類病（如內傷病、婦科病等）都無法與之比擬的。只是在成就的同時，也留下諸多事關認識的重大問題。

第 1 節　所謂外感病

所謂外感病，指外來病因造成的，且疾病的規律以所感受的外邪為決定因素的疾病。

外來病因為病，是說的病因來源，以區別於源自人體自身的原因。故外感病是一種類別稱謂。一般把人體自身原因所致之病稱為內傷病。

中醫學非常强調「正氣存內，邪不可干。邪之所凑，其氣必虛」觀，〈靈樞・五變〉並記載有「小骨弱肉者，善病寒熱」現象。但即便如此，就所患的疾病而言，因為不感受病邪，即不會罹患只屬於這一個疾病規律的病（如沒有感染 2019 新冠病毒，就不會患新冠肺炎），故此類病的最重要因素仍是病邪。

「疾病的規律以所感受的外邪為决定因素」，指這一類病的共性特點是，病邪決定了所患疾病的規律，包括人體的病理改變、疾病表現、演變過程及轉歸預後等等。鑑於人體抗病能力的存在，相較於人體所接觸到的外邪的種類、接觸後發生疾病的機率，外感病的發生所佔比例極小。「疾病的規律以所感受的外邪為决定因素」這一定義還意味着，若屬因人體自身功能低下，對外來致病因素缺乏本應有的抵禦、防禦能力，而發生的外來因素致病，則不屬外感病範圍。包括先天性及後天性的免疫缺陷症，艾滋病即屬後者。

外來病因不同於外來原因，故跌仆外傷等等所致之病是不在外感病之列的，因無外邪進入人體。而有外來病因進入人體為病也不盡屬外感病，如癆病、傷食、狂犬病，包括部分過敏性疾病如漆瘡，以及凡肉眼能見的寄生蟲病，如蛔蟲、蟯蟲等。這大概是因為傳統概念裏，外感病是區別於內傷病的一個類屬。而癆病、傷食、狂犬病、漆瘡、蛔蟲、蟯蟲之類，在傳統手段下，致病原因已能夠直接確認，不需要藉助外感病的含義以縮小診斷範圍，故習慣上它們就被排除在了外感病的含義之外。而對致病原因不能直接確認，意味着是憑藉疾病的臨牀表現作的判斷（臨牀診斷），其中起病急驟、進展迅速、傳染性強者更易被注意到，故被指為外感病的往往是有此類內容特徵者。

至於氣候因素，如受溫度、濕度等的影響致病，雖然亦能被觀察到，但因為後來詞義擴大，相關術語的含義不斷趨於複雜、抽象，將在下節「外感病因」中闡述。

外感病、內傷病是基於病因的來處對疾病的類別進行的劃分，是中醫學的獨特現象。如此區分的意義在於，外感類病有共性規律可尋。藉助於此，可加深對已知之病的認識，也有助於對新發現尚不夠了解之病的探索思路。

中醫學在其發展史上的絕大部分時間裏，所面對與處理的，都是不同的外感類病。它們在困擾醫學的同時，也使醫學累積了經驗，推進了認識。猶如普通感冒因為常見，未受過專業訓練的人，大致上對它也能有所診斷及應對一樣，當外感病成規模地集中出現（如流行病）時，就成為短時間內的常見病。而大量的同一疾病病人，也非常有利於醫學篩選應對它們的診斷知識與治療方案。中醫學所積累的外感病的知識，已支撐起中醫專業教育的兩門主幹課程，傷寒論與溫病學。

第 2 節　外感病因

外感病的病因有六淫説與癘氣説等諸多學説。但無論多少種説法，它們的實質是相近的。相當的部分是病原體生存環境（或者説疾病發生時的氣候）的特徵及引起人體疾病的表現。若這些病原體能夠被單獨認出，則會將其從六淫中獨立出來，如瘧邪、癆蟲，甚至從外感病中獨立出去，如蛔蟲、蟯蟲等。

六淫中的燥邪、濕邪與空氣的濕度相關，暑邪則指溫度，所致病症為人們不能適應這些環境而出現的表現。但它們也指在某個季節，由適宜那個季節的環境條件而繁殖生存的病原體所致的疾病，這層含義也是風、寒、火（熱）邪含義的主體。比如寒邪的意思不是指過低的外界氣溫環境，也不是指人體出現了凍傷、低體溫症之類，而是需根據專業規定的疾病表現特徵才能作出的判斷。

2.1 六淫與癘氣

外感病的病因，在通行的《中醫基礎理論》裏，濃縮為六淫與癘氣這兩項內容。只是實際的情況遠較所述複雜。

對於六淫的內涵，主流的論述是指不正常的氣候。六淫是風、寒、暑、濕、燥、火六種外感病邪的統稱。因風、寒、暑、濕、燥、火亦指自然界六種不同的氣候變化，為示區別，正常者被稱為「六氣」，反常時，即稱為「六淫」，有時也稱為「六邪」。

關於它們的反常所在，常指為兩項：一是「發生太過或不及，非其時有其氣」，如應溫而寒，應涼而熱，或絕對溫度、濕度逾越常規者；二是氣溫的變化不够平穩，於短時間內相差激烈，忽冷忽熱。無論哪種反常，人適應不到，即可成為致病因素。而反常的判斷，都是與以往常見的氣候變化規律相比而來。中暑是該類病因含義所致之病的典型代表。

癘是一類疾病的名稱，指外感病中嚴重厲害的那一類。《說文》「癘，惡疾也」。從過往被冠以癘病的共性處可以看出，嚴重與厲害，指不但病勢沉重，預後不良，且具極强的傳染性，即對社會個體與羣體都危害嚴重。病因癘氣即是强烈致病性和傳染性的外感病邪。

含義與癘氣相似的，尚有疫氣、毒氣、戾氣、異氣等多種說法。《說文》:「疫，民皆疾也」,「皆疾」的原因也是病有極强的傳染性，且往往亦病勢沉重，以至甚至有「疫鬼」這一詞彙。〈素問・刺法論〉:「疫之與癘，即是上下剛柔之名也，窮歸一體也。」因為癘與疫含義相仿，故有癘疫、疫癘這樣的詞組。「毒氣」的毒也是厲害的意思，是與癘、疫相似的另一個用字；「戾氣」的戾是違背、違反；「異氣」是有別於常者之氣，强調的是與尋常致病之氣的不同，當然不是輕微過尋常，而是對情況嚴重的强調。即也是有別於尋常的厲害之意。這是因為傳統中醫學以民間傳承為主，用語不甚統一，在當今中醫基礎理論中，則悉以癘氣名之。

無論癘氣、疫氣、毒氣、戾氣、異氣等說法，都不是指具體某一個病邪，而是對某一類病因的統稱。

雖然癘與疫都是極嚴重的公共衛生事件，在一個傳統的農業國，勞動力的流失本該被社會、被醫學極度重視，但除《內經》外，專業書籍中以癘與疫為用語的記載都不可謂多。

這大概是因為，疫與癘都是指的傳染性强又後果嚴重的一類病，它們的發現並不需要專業知識的支撐，顯示它們是普通民眾的視角，是民眾口中所用的詞彙。曹植《說疫氣》:「建安二十二年，癘氣流行。家家有殭屍之痛，室室有號泣之哀。或闔門而殪，或覆族而喪。或以為疫者鬼神所作……」但這樣嚴重的病，在同時代人的張仲景那裏，卻全書不見癘、疫二字，有的是「建安紀年以來，猶未十稔，其死亡者三分有二，傷寒十居其七」(〈傷寒雜病論・自序〉)。傷寒與書中的霍亂、痙、濕、暍等都是具體的病名，它們是醫學人士依據專業知識對不同的癘或疫所致不同疾病的判斷，即疾病大流行，人人都能看見，但能「看出來」是甚麼疾病在大流行，卻要有專業背景者才有可能做到。

2.2 癘氣內涵是六淫

病因癘氣所致之病可被觀察到，而癘氣本身，因在歷史上沒有條件捕捉到實物，使有兩種存在可能：或是完全未被意識到，或是依據病情而推測到。無論哪一種，癘氣實質都只能隱身在六淫學說之中，而對其實質的認識，也只能以六淫的面貌出現。

如傷寒與瘧病都是高傳染性(瘧疾是藉助蟲媒傳播，謂之蟲媒傳染病)疾病，傷寒病的死亡率，由〈傷寒雜病論・自序〉可知，以健康人口(而非發病人數)為基數時，「其死亡者三分有二，傷寒十居其七」；瘧病之「瘧，酷虐也。凡疾或寒或熱耳。而此疾先寒後熱。兩疾似酷虐者也」(《釋名》)。即二疾皆符合癘氣致病的特點。但《內經》講述傷寒的病因是「人之傷於寒也」，或是兩感於寒(〈素問・熱論〉)；瘧病則是「風寒之氣不常也……此皆得之傷於暑」(〈素問・瘧論〉），寒、暑都屬六淫，表明《內經》尚未意識到此二疾是癘氣為患，對它們病因的認識，是以六淫思路為指導的。

那麼當能意識到是癘氣為患時，是否就一定有了獨立於六淫病因之外的內容？

「此氣之來，無論老少强弱，觸之者即病」（《瘟疫論》）提示，歷史上，因缺乏相應的技術條件，癘氣這一類病因並不是通過「視而可見，捫而可得」（〈素問・舉痛論〉）的方法，基於對實物的發現，作出的病因結論，而是根據該類疾病的特徵推測得出的結果。有病流行，超越個體差異，極易推測是外來原因作祟。而「一巷百餘家，無一家僅免，一門數十口，無一口僅存者」，如此慘烈，又顯然與尋常的六淫為病時殊為不同，必將指向六淫之外的原因。

以 SARS 的發現為例，起初是於臨牀發現該病的疾病表現、尤其是疾病的演變過程與已知的任何一種肺炎有異，故被稱為非典型。而這些「有異」在不同的病人間又具有明顯的共同性，即排除了這種「有異」是因為病人個體差異的原因。這種情況下，臨牀判斷推測出現了一個新病種是很自然的。這時若無實驗室手段跟進，認識就會停留在推測到了疾病原因的階段。SARS 當年的推測有衣原體、支原體、病毒等多種觀點，而當不知衣原體、支原體，乃至病毒為何物時，自然就會推測是否氣候異常；若氣候並無明顯異常時，則會推測是某種癘氣為患。即便如此，這次的這個癘氣的內涵如何？因為不能直接觀察到實物，能感知的只是癘氣所生存的環境因素，故還是只能通過氣候因素理解。

氣候能被人觀察到的，無非或是溫度的寒或熱（暑）、濕度的潮濕和乾燥及風勢風力的有無强弱等等，風寒暑濕，這是六淫的內容。又因癘氣一定有發生的時間，這個時間的病因學意義必須與季節或氣候聯繫才能顯現。即癘病一定發生在四季的時間裏，而四季是六淫的地盤。癘氣只能以六淫術語引導思路與表達，如此，癘氣的認識就隱身在了六淫學說之中。

病因癘氣並不是只有一個高傳染性標籤的空殼，而是有具體的內容的。只是癘氣的實質內容，其實是建設在了六淫的名下。或者說，癘氣的內涵知識，隱身在了六淫體系的致病因素中。是隱身而非藉助，因中醫學從未有癘氣之寒與六淫之寒（非癘氣之寒）之類的分別，區分癘氣與六淫的知識與意識都未建立。

這一問題至今亦然。最典型者如傷寒病因，當今仍在糾纏於廣、狹義之爭（實質在是否僅是寒邪致病）。無論廣、狹義，皆未超越六淫範疇，癘氣的內涵仍然以六淫的面貌出現。也就是說，根據疾病的特徵推測到的癘氣，與其說是作為病因，莫若說是被追究的原因更合適些。

2.3 病原微生物

外感病的發生，病因是主導因素，這其中生物性致病因素（如寄生蟲、病原微生物）是無法繞過的話題。中醫學雖沒有「病原微生物」等語詞，但卻並不是從未意識到它們的存在。依據認識清晰度的不同，認識程度的不一，表現為幾種不同的形式：

一、肉眼可見。

對於肉眼可見者，如蛔蟲、蟯蟲等寄生蟲，中醫學是將其獨立於六淫之外的。但這類病因數量極其有限，它們對於指導中醫病因學發展方向的可能意義，一直未引起注意。甚至隨着衛生條件與衛生習慣的改善，該類疾病的發病率日益下降，竟至呈現出逐漸淡出中醫病因學內容的趨向。

二、肉眼不可見。

對於肉眼不可見者，如細菌病毒等病原微生物，歷史上因缺少顯微技術的支持，只能利用它的側面特性作出推測，察覺度的不同，處理方法大致有三：

一是處理成如瘧邪、癆蟲之類，專病專指的外感病邪。這樣的病邪雖只是推測到的原因，有一定的假設性，與蛔蟲等能親眼實見者，確鑿度不同，但在性質上是大致一致的。

二是處理成癘氣之類，雖未能實現專病專指，但也有區別於六淫病因的意識。

三是完全尚未能察覺到，隱身在六淫名下者。如瘧病之邪在《內經》中被認為：「夫痎瘧皆生於風」「夏傷於大暑，其汗大出，腠理開發，因遇夏氣淒滄之水寒，藏於腠理皮膚之中，秋傷於風，則病成矣」「溫瘧者，得之冬中於風，寒氣藏於骨髓之中，至春則陽氣大發，邪氣不能自出，因遇大暑……」等等，雖說法眾多而複雜，但皆不出六淫範疇。

癘氣是一個類屬性質的術語，或者說它並不專指某一項病原體，瘧邪與癆蟲卻要較之更進一步。在認識上，瘧邪與癆蟲顯然處在更清楚的較高級別。

三、可據側面特性推測。

至於可以利用來作推測的側面特性，指具高度傳染性、又在短時間內大量流行的疾病。這是這一類病因較為共性的特點。

〈素問・刺法論〉:「五疫之至，皆相染易，無問大小，病狀相似。」疾病的大流行性中醫學不可能不注意到。出現疾病大流行的原因，在氣候與往年相較又無特別異常時，很易推想到是另有一個有別於六淫的特別存在。癘氣、瘧邪、癆蟲都是因這樣的途徑而獲得的認識。如金張子和《儒門事親》論述痢疾的病因是瘴癘:「是歲瘴癘殺人，莫知其數，昏瞀懊憹，十死八九」;明代呂坤《麻疹拾遺》認為麻疹的病因是天行癘氣:「麻疹之發，多在天行癘氣傳染，沿門履巷，遍地相傳。」

在此基礎上，若疾病的表現、演變過程，具有較好的辨識度，病的診斷清晰可行，對其病因的認識就可能實現病因之邪的專病專指。如宋代許叔微《普濟本事方》講述肺癆病因是「肺蟲居肺葉之內，蝕人肺系，故成瘵疾，咯血聲嘶」;明代張景岳在〈質疑錄・論無痰不作瘧〉推測瘧病的原因是「瘧邪隨人身之衛氣為出入」;清代程鏡宇《痧喉闡義》指出「丹痧」(丹痧是兒科所用病名，在《溫病學》則名曰爛喉痧) 的病因是「疫痧時氣」;清代洪稚存《北江詩話》認為鼠疫的病因是某種特別的「氣」:「趙州有怪鼠，白日入人家，即伏地嘔血死，人染其氣，亦無不立殞者」等等。

癘氣被當今中醫學指為與六淫並列的外因病邪。既是六淫之外的一類，且與六淫是並列的關係，似乎有暗示六淫之邪不具傳染性之意。因若也具傳染性，六淫與癘氣將不是性質上的不同，而只是傳染性程度的區別。但實際的狀況卻並非如此。癘氣與六淫的關係，不是有無病原微生物的分別，癘氣內部，戾氣也好，疫氣也罷，既不是病毒與細菌的關係，也不是不同病毒或不同細菌間的關係。但無論哪種，它們都是病原微生物的藏身之所。

2.4 六淫內涵分化參差，途徑不一

癘氣、病原微生物因素外，六淫含義仍然複雜。因為六淫含義發生了延伸分化，且各自的分化程度不一。因常見性不一，也因缺乏理論指導，是民間的自發行為。

2.4.1 六淫演變過程推演

「六淫」的主要內容雖於《內經》已經出現，但「六淫」一詞則後起於《內經》。六淫的內涵有一定的動態變化性，《內經》各篇六淫（為方便起見悉以「六淫」稱之）含義所指也不盡統一（應是因為各篇並非同一人、同一個時代所作之故）。但即便如此，鑑於《內經》是現存最早的中醫理論著作，六淫的主體內容已大致定型，《內經》之後的病因學建設，或未能在實質上推進《內經》，或只屬醫家的個人建樹，未能進入主流形成廣泛影響（如吳又可的非風非寒異氣說），故梳理《內經》有關六淫的內容仍是最有意義的。

人類對世界的認識，都是從生活實踐中起步，受實踐經驗的啟發。外感病因的認識亦應如此。《內經》中即存有大量對外部世界的觀察內容，應屬六淫學說的起步之說：「地有高下，氣有溫涼，高者氣寒，下者氣熱」（〈素問・五常政大論〉）；「風寒在下，燥熱在上，濕氣在中，火遊其間，寒暑六入……燥勝則地乾，暑勝則地熱，風勝則地動，濕勝則地泥，寒勝則地裂，火勝則地固矣」（〈素問・五運行大論〉）。並將之建立起與人體的關係。如「因歲之和，而少賊

風者，民少病而少死。歲多賊風邪氣，寒溫不和，則民病多而死矣」(〈靈樞・歲露論〉)。

關係包括生理性的與病理性的。

生理性的如：「天寒衣薄，則為溺與氣，天熱衣厚，則為汗」(〈靈樞・五癃津液別〉)，「天寒則腠理閉，氣濕不行，水下留於膀胱，則為溺與氣」；「故有寒暑，寒則皮膚急而腠理閉，暑則皮膚緩而腠理開」(〈靈樞・歲露論〉) 等等。

病理性的包括多個方面：氣候異常尤其是災害性氣候因最易引起注意，大概是首當其衝，《內經》中記載了幾乎所有的災害性氣候：「春霜烈風」「秋霜疾風」「卒風暴起」「久曝大旱」「久陰霪雨」等。它們與人體健康關係密切：「賊風數至，暴雨數起，天地四時不相保，與道相失，則未央絕滅」(〈素問・四氣調神大論〉)。

於是自然就會意識到外部因素的重要。如「夫天之生風者，非以私百姓也，其行公平正直，犯者得之，避者無殆，非求人而人自犯之。(〈靈樞・五變〉)

至於大量「古人居禽獸之間，動作以避寒，陰居以避暑」(〈素問・移精變氣論〉)，「智者之養生也，必順四時而適寒暑」(〈靈樞・本神〉) 之類，則可理解為從另一角度體現了這一認識。

而不同的氣候條件，與特定的臨牀表現間因果關係的建立，則意味着可憑藉臨牀表現進行病因診斷，如「因於濕，首如裹」「因於暑，汗，煩則喘喝，靜則多言」「因於露風，乃生寒熱」「風勝則動，熱勝則腫，燥勝則乾，寒勝則浮，濕勝則濡泄」(〈素問・生氣通天論〉)。

當這類內容出現時，因其已不依賴對氣候的審視，而是僅憑藉臨牀表現即可作病因診斷，病因從可感知的具體氣候抽離，判斷脫離了人們的生活經驗，進入唯專業人士方能進行的層面，意味着六淫內涵已從最初的直觀可感有了抽象化的飛躍突變。

外感類病的疾病有百種，病因卻總是不出六淫這一體系，這一關係等式只有在六淫內涵包羅複雜時，才能成立。這是漫長的歷史裏，不同的學者以不同的方式處理其發現所形成的結果。

2.4.2 六淫分化參差

《內經》的多個篇章皆以「風雨寒暑」為固定詞組。〈素問・調經論〉「夫邪之生也……，得之風雨寒暑」，〈靈樞・口問〉「夫百病之始生也，皆生於風雨寒暑……」，〈靈樞・五變〉「余聞百疾之始期也，必生於風雨寒暑」，〈靈樞・百病始生〉「夫百病之始生也，皆生於風雨寒暑清濕……，風雨則傷上，清濕則傷下」等等。當然可以把它們理解為六淫的縮略指代，不過也不能排除這是較早期認識的形態。因為寒暑風雨是自然界常見現象的概括，寒暑指的應只是溫度，燥與濕則指的是環境的濕度。或是四季氣候特點的概括。因其被用來解釋每個季節好發病有所不同的原因。「冬傷於寒，春必溫病；春傷於風，夏生飧泄；夏傷於暑，秋必痎瘧；秋傷於濕，冬生咳嗽」(〈素問・陰陽應象大論〉)，皆未出生活經驗的總結範圍。

風雨寒暑只有四個因素，若認識凝固於此，不再發展，所形成的病因，當會只有「四淫」。只是人類的認識是不會停歇的，隨認識的深入，而新增的知識，不同的醫家採取了不同的處理方式，其中影響最廣泛的是六淫説，因其對治療有切實的指導性。

但六淫內涵的推進不是齊頭並進式的。六淫各自都有自身特有的內容，如何判斷彼此間分化程度是否一致？這裏所用的方法是，以是否可以生活經驗解釋為判斷標準。基於的想法是，生活經驗是非專業人士亦持有明白的知識，意味着這類知識的專業性不強；而超越生活經驗的部分，則意味着醫學的掘進深入，相較而言，是醫學性、專業性較為深刻的內容，是非專業人士未必清晰理解的內容。

中醫學以疾病的臨牀表現作六淫病因的判斷。六淫的暑邪、燥邪、濕邪都有生活經驗程度的內容。即對於這些病邪臨牀表現的判斷，用不能耐受環境中高溫、乾燥、濕度太大而產生的不適可以解釋。且也能於環境因素獲得驗證。雖然不同的人，適應外在環境的能力不同，但因為不處身在這樣的環境裏，不會發生相關的病變，説明環境因素仍是決定性的因素。而另外三邪則不然。寒邪的知識裏全無凍傷、火（熱）邪不是為火燙灼傷，風邪與風勢大小強弱全無關係，寒、火（熱）、風邪的診斷無法、也就不必經過自然氣候是否符合的驗證。

疫情期間曾有病例口罩過敏，以消風散獲得控制。之所以用消風散，因為過敏所致的搔癢等症中醫學認為屬風邪。雖然過敏的發生是外來因素的口罩，但這裏的風與自然環境裏所颳的風並無關係，它只是醫學借用的詞彙，作為一類臨牀表現的符號使用，表達的是醫學自行規定的內容。這種情況下，風的診斷就不會尋求外界因素的證實，比如最近是否風勢強勁或持續颳風之類。

2.4.3 六淫分化途徑不一

在缺乏清晰理論的指導下，對外感致病因素的認識推進以一種自發的狀態進行，呈現出的擴容途徑有二。

一、於六淫之外新增因素。

首先是在風雨寒暑的基礎上，作更多因素的增補。〈靈樞・順氣一日分為四時〉風雨寒暑外，提及「燥濕」。至宋代陳無擇〈三因極一病證方論・卷二〉明確提出「六淫」一詞，但其內容無「火」而是「熱」:「夫六淫者，寒暑燥濕風熱是也。」疫氣之類則是另一種形式的因素擴大。其他如晉代葛洪《肘後備急方》提及失食飲懭、漆瘡、瘈犬咬毒、沙虱毒等。隋代巢元方《諸病源候論》指出牛肉緣蟲是食用不熟牛肉所致，癭病與所飲水質有關，漆瘡則是「人有禀性畏漆」等。明代汪綺石《理虛元鑑》講述虛勞之因時，將痘診之因、境遇之因、醫藥之因與外感之因並列，這些都屬外來因素。清代王孟英《隋息居重訂霍亂論》對霍亂的流行，述及居地條件、水質污染因素。

新增因素的方法，使原因素的單純相對得以保持。如暑邪，憑藉着其在時間上一直都有着嚴格的限定（夏至至立秋之間），使較之風邪、寒邪、熱邪等內涵要單一。為了保持暑邪的相對純粹，其他季節因氣溫異常升高而致病之邪，在原「風雨寒暑」之上，增設熱邪、火邪等等。相反地，雖然寒與暑本是對應冬夏的氣候特點，「夏傷於暑，秋為痎瘧」「冬傷於寒，春必溫病」，但是寒邪就不僅出現於冬季，也正是因為寒邪含義擴大，故未再另設表示寒涼的外邪。

燥與濕大致也是。燥指氣候的乾燥，若屬身體內燥則以津傷、陰虛等形容。燥本是秋令，但《內經》中也有多條「秋傷於濕」的語句，或因當時所處的氣候不是秋燥而是秋雨更突出的緣故。濕有氣候潮濕與環境潮濕兩大類。因其有形，能被直接觀察到，一直區分清晰。如「傷於濕者，下先受之」「因於濕，首如裹」(《內經》)，「濕傷於下，霧傷於上」(《金匱》)。即氣候之濕犯人體上部，環境之濕犯人體下部。至於身體的內濕，以痰飲水濕形容，基本不與外濕相混。

得益於沒有大規模擴容，暑邪、濕邪、燥邪的診斷都較容易。但新增因素有一個瓶頸，即必須以能發現為前提。這在沒有技術支持的情況下，殊為困難。如含氧量，純度（含花粉、砂塵雜質）、病原微生物等。這決定了新增因素的方式無法成為外感病因學擴容的主體形式。

二、六淫內部分化。

六淫內部發生由直觀到抽象符號的轉變。詞義被擴大，含義被引申，趨向抽象化。這是主體形式。在《內經》時已很明顯。〈靈樞・百病始生〉:「夫百病之始生也，皆生於風雨寒暑，清濕喜怒」。外因所致百病無非風雨寒暑所致，以六淫之「六」對應百病之「百」，六淫顯然有再分化的需要。〈素問・瘧論〉開篇首句即是「夫痎瘧皆生於風」。但此處的風不是指具象的自然之風，是依據病人的臨牀表現推測所得，即風的含義已被擴大成抽象的專業術語，故非專業人士不藉助專業知識不能明了風邪的意思。篇中又謂「此皆得之夏傷於暑」，但或許是被「論言夏傷於暑，秋必病瘧，今瘧不必應者」之類問題的推動，篇中的「暑」並非指高溫中暑之意，「此皆得之夏傷於暑，熱氣盛，……因得秋氣，汗出遇風，及得之以浴」，或「夏傷於大暑，……因遇夏氣凄滄之水寒，……秋傷於風，則病成矣」。顯然，言「傷於暑」，是因其注意到瘧病高發有一定季節性，但認識卻已超越了將病因簡單歸結於季節氣候因素。六淫屬性的判斷不是簡單地由季節决定，意味着六淫從氣候的所指中剝離了出來，這是其詞意擴大抽象化的特徵。

不斷擴容後，六淫由最初反映的主要是氣候問題，而抽象為中醫學的專用術語。如〈靈樞・刺節真邪〉:「陰陽者，寒暑也」,〈素問・五運行大論〉:「陰陽之升降，寒暑彰其兆」,〈素問・氣交變大論〉則是「陰陽之往復，寒暑彰其兆」,〈素問・陰陽應象大論〉:「以天地為之陰陽，陽之汗，以天地之雨名之。陽之氣，以天地之疾風名之」等等。

甚至逐漸變成一類臨牀表現（象）的比類符號。〈靈樞・歲露論〉:「寒則皮膚急而腠理閉，暑則皮膚緩而腠理開」，意即症見皮膚急而腠理閉者，可診為寒；症見皮膚緩而腠理開者，可診為暑。同類相仿原文的內容皆可用此法作理解。如〈素問・玉機真藏論〉:「今風寒客於人，使人毫毛畢直，皮膚閉而為熱」的含義。即病因的判斷變成為依據的是臨牀表現，成為中醫病因學的一大特色。

2.5 古今有「不能」與「不為」之異

當今中醫學一面極度讚揚明代吳有性異氣病因學說，一面卻從不試圖沿着這一方向發展建樹。顯然，其心口不一並不是因為技術上的限制，不是出於無奈，而是不為。言與行的矛盾，耐人尋味。

需注意的是，這種不為並不是中醫學的傳統，而只是當今中醫學特有的選擇，於古人，只是因為不能。

在古人，癘氣的諸多具體內容被包含在了六淫之內，但這不是有意為之，而是根本不知其存在。因為對正名已有理性的自覺認識，但凡能够有所察覺者，一定會「因變以正名」(〈素問・六節藏象論〉)。

如《內經》中已普遍注意到這樣的現象:「有人於此，並行並立，其年之長少等也，衣之厚薄均也。卒然遇烈風暴雨，或病或不病，或皆病，或皆不病，其故何也？」(〈靈樞・論勇〉)，「卒然逢疾風暴雨而不病」〈靈樞・百病始生〉，「雖犯風雨卒寒大暑，猶有弗能害也」(〈靈樞・本藏〉) 等等。理解的結果是，有觀點認為：「風雨寒熱，不得虛邪，不能獨傷人。卒然逢疾風暴雨而不病者，蓋無虛邪，故不能獨傷人。此必因虛邪之風，與其身形，兩虛相得，乃客其形」(〈靈樞・百病始生〉)。這是《黃帝內經太素》《針灸甲乙經》的版本。此版本中「虛邪」是一個固定的詞，且於前後文統一一致，避免了通行版本中一時「邪」，一時「虛邪」的矛盾難解。據此版本的文意，表明人們發現風雨寒熱，即便是猛烈過和風細雨的疾風暴雨，且即便此疾風暴雨是猝然遭遇，而非習以為常，亦不會必然導致疾病發生。從而推導出應該是風雨寒熱中需隱有使人虛的「虛邪」時，方致使人疾病。而〈素問・八正神明論〉〈靈樞・小針解〉〈靈樞・邪氣藏府病形〉則是分為正邪與虛邪兩種。如「虛邪與正邪之風」，「虛邪之中身也，灑淅動形。正邪之中人也，微，先見於色，不知於身，若有若無，若亡若存，有形無形，莫知其情」；〈靈樞・刺節真邪〉則更區分成正風、實風、虛風等方法。

而對「一時遇風，同時得病，其病各異」(〈靈樞・五變〉)，「風之傷人也，或為寒熱，或為熱中，或為寒中，或為癘風，或為偏枯，或為風也；其病各異，其名不同」(〈素問・風論〉) 的問題，〈靈樞・五變〉通過比擬的方法，從人的體質解釋；〈素問・至真要大論〉則從另一個角度進行推演：「夫百病之生也，皆生於風寒暑濕燥火，以之化之變也。」化與變有正常與異常，或者説質變與量變之異。也就是説，〈素問・至真要大論〉的作者認為，六淫內部沒有構成不一的問題 (如有虛邪與沒有虛邪之類)。感受相同的外邪，病卻不同，是因為邪進入人體後，發生了不同變化的緣故。這是佔居了中醫學主體的立場，包括張仲景也這樣認為。其原因可能是所有外感病的早期即表證階段，臨牀表現大致相仿，之後才顯現出各病不同的緣故。

〈靈樞・百病始生〉〈素問・至真要大論〉等等，無論哪種，都是注意到在同樣的六淫環境下，有病有不病，病者又有所病不同的情況，而嘗試作出的解釋。這說明，歷史上，中醫學未曾試圖故意對不同視而不見，這也包括在病因之外的其他醫學義項上。它同時也說明，病原微生物學於中醫學的歷史上未能發生，不是因為拒絕，而是因為不能。

不能的含義有二。一是能意識到時，不會視而不見，不會拒絕承認。限於技術，不能追蹤到具體構成的癘氣，若能夠察覺到它，即便只是察覺到與六淫有所不同，也都採取了另行為之命名，將之區別開來的做法。二是這一不拒絕的態度是出於本能的自發行為，並不是已經成形的指導性理論。這兩點都與當今中醫學有別，當今中醫學的不為是拒絕，是有意為之，刻意為之。技術條件與吳有性時已大為不同，但對病原微生物或者說對六淫病因的突破，卻毫無建樹。這一態度能在整個業內保持高度一致，如此的自覺，只有在強大理念的指導下才能實現。只是這是否足够理性，足夠通達，就見仁見智了。

2.6 如何判斷是否趨向進步

致病因素是客觀存在，對客觀存在的認識趨向清楚當然意味着進步，這本是常識。但在專業爭鳴時，常常發生的一個現象是，丟了常識。

人們憑藉常識已經可知，在能够分辨的情況下，要儘量將不同的事物區分開來。區分是推進認識的方法，有助於對事物自身規律的認識，使認識得以深化。這是一個有廣泛共識的常識性原則，或者説體現了人類認識規律的基本要求。區分的行為，在趨勢與方向上是朝向進步的，它的反義詞是混淆。

但卻有人誤會中醫學的整體觀就是不作區分，《內經》亦有「智者察同，愚者察異」之説。如何理解？

愚字從心，與性情有關，説的是，若一根筋地只知察異，則只能算作是愚者的境界。同時「愚者察異」也顯示出察異是普遍行為，是人的共識。因為察異是人的本能。而察同則只有智者才有能力做到，因其要克服、違逆人的本能。但要注意的是，不僅察異是區分，察同也是。所謂察同，正表明是在不同的事物對象間尋求它們的相通、共同之處。這之中，如果對異沒有充分的了解，所求到的同，在認識的性質上，就不可能達到核心本質的程度。整體觀是同，但是高質量的整體觀卻應該是充分察異（即整體觀的內部構成）後的所得，拒絕察異（區分）不能認為就是在堅持整體觀。

SARS、2019 新冠肺炎的察覺，都是首先在臨牀觀察到病有不同，是臨牀診斷在先，之後才在實驗室分離到病毒，予以確認。正是因為人的本性拒絕指鹿為馬，當發現異類的存在時，不可能不試圖辨別、追究。尤其當這個異類是癘氣之類會導致嚴重後果的事項時。

癘氣、疫氣、毒氣、戾氣、異氣等都用一個「氣」字，這表明，它們是一種雖能清晰意識到其存在，但卻不能被視覺、觸覺、聽覺等感知的特殊物質。癘氣、疫氣、毒氣、戾氣、異氣等等，是在學科對問題加以規範統一之前，不同的人對同一發現各不相同的命名，因為這是在學科理論指導前的行為，説明它觸及了人的察異本能。正如普遍以賊風虛邪等區別於正常之風，當所致之病在傳染性上有明顯差別時，不予區別倒是不可理解的。

以此進步觀來觀照外感病因學，將蛔蟲從外來病因中獨立出來就是進步，瘧邪、癆蟲等病因能夠實現與疾病的專屬關係，亦屬病因學的進步。癘氣之類有別於六淫術語的出現，在主觀上有强烈與尋常六淫作區別的意圖，仍認為是進步。至於其在客觀上，是否有技術手段實現這一主觀意圖，則是另一件事。

由察異引導的病因學進步的方式，只發生在古代，多由感性本能推動，即是自發性的，於理論上並未形成理性自覺。而在當今，則是基本完全中止了此類進步。

歷史上，有足够辨識度又傳染性甚高的疾病極多。在病已能被認出，並單獨設置的情況下，病因方面賦予一個相應的帶假設性質的專屬病邪，如瘧邪、疫痧時氣、麻疹時邪之類。這類疾病在辨識技術上並無難度，但這樣的內容於中醫學內卻極少，絕大部分，仍都是以六淫的面貌出現的。如隋代巢元方〈諸病源候論・小兒雜病諸候〉指小兒中風（相當於西醫學的脊髓灰質炎）的病因是「夫風邪中於肢節，經於筋脈，若風夾寒氣者，即拘急攣痛；若夾於熱，即緩縱不隨」。清代陳葆善撰《白喉條辨》，謂其病因乃「陽明燥令，天久不雨，燥氣盛行，邪客於肺，伏而化火……遂夾少陰君火，循經絡而上與所伏之燥火互相衝激，猝乘咽喉清竅而出，或發白塊，或白點，名曰白喉」等等。

當今如何？明代吳又可《溫疫論》：「夫溫疫之為病，非風、非寒、非暑、非濕，乃天地間別有一種異氣所感。」這種將異氣與六淫作區分的的病因觀，是被當今中醫學極盡誇耀的，言其遠早於西醫病原微生物的發現，是一種了不起的進步。讚賞當然是出於認同與肯定，但另一方面，在有充分的條件發展「異氣」知識的情況下，卻又從未試圖沿着吳又可的思路，延續、推進、光大這一病因觀。矛盾態度的背後，是學術思想的混亂。

在當今，六淫立論仍是外感病因學的主體。尤其有悖邏輯的是，同一個具體的異氣為病，卻被冠以不同的病名，屬於不同的病種。如根據《溫病學》[29]，已知是乙腦病毒所致之病，卻既是伏暑，又是暑溫；已知是鈎端螺旋體細菌所致之病，卻既是濕溫，又是伏暑，還是暑溫。這也使同一個病種內，包括了多於一個的異氣病因。比如，伏暑與暑溫兩個病的致病之邪，就都不止一種異氣。既然外感病時病因是決定性的重要因素，這樣的處理方式，學術理論讓人迷惑，診斷知識非常不利於把握。

2.7 六淫理論的破與立

外感病作為一類疾病，是中醫學建樹最偉大的領域所在，但其病因學知識卻與之很不匹配，呼喚着當今中醫人的理性有必要更加強大一些。

六淫理論所存在的不足之處是顯然的。不破不立，突破也將從其中產生：

29 孟澍江主編，《溫病學》，上海：上海科學技術出版社，1985 年第 1 版。

首先，於六淫內部，當謀求六淫實物的落實。

由於缺乏必要的技術手段的支持，對人體感受了六淫之邪的判斷，一直以來所用的方法，都是依據病人的臨牀表現進行推測。這一診斷方法需要以下三個條件才能不致誤診或漏診：

一是六淫之邪每一項的臨牀表現，都絕不相同或相似。但實際上，不同的邪，表現往往卻近似。如《諸病源候論》:「凡酒性有毒，人若飲之，有不能消，便令人煩毒悶亂。」但令人煩躁悶亂的，卻遠不止酒性:「凡狗肉性甚躁熱，其疫死及狂死者，皆有毒，食之難消，故令人煩毒悶亂」「野菜芹、荇之類，多有毒蟲水蛭附之，人誤食之便中毒，亦能悶亂，煩躁不安」。中醫學雖已總結到了一套經驗性知識，但僅是經驗，難免是不夠的。

二是六淫之邪的每一項，都是單因素的，即每一項都只指一個病邪因素。但這卻决無可能。病有百種，邪卻只有六個？二者間的關係，只有六淫是六大類別，即六淫的每一項都遠不止一個病邪因素時，才有可能成立。以寒為例，同為寒邪，所致疾病卻不止一種，其既可致瘧病[30]，也可致痹病[31]；或致癰疽[32]等等，但中醫學卻未對寒邪再作區分，包括沒有六淫之寒與癘氣之寒的分辨。

三是影響病人臨牀表現的因素只有邪一項，這時的臨牀表現才全部都可用來作病因的判斷。但很顯然，這是中醫學最反對的，因為還有人因素的影響。

因大部分的疾病都無法滿足上述三項條件，導致極易發生誤診、漏診。如邪雖有風、寒、暑、濕等的不同，但在它們的某個階

30 〈素問・瘧論〉:「瘧者，風寒之氣不常也。」
31 〈靈樞・陰陽二十五人〉:「感於寒濕則善痹。」
32 〈靈樞・癰疽〉:「寒氣客於經絡之中，則血泣……不通……，故癰腫。」

段，卻都以寒熱為主症[33]。這時僅依據寒熱這個臨牀表現，就很難分辨是感受了六淫之邪的哪一種。而且這個問題即便結合自然界的氣候情況也不能獲得幫助與改善，因還有「一時遇風，同時得病，其病各異」(〈內經・靈樞・五變〉) 的情況存在。不能作實物認證時，實難認定。

六淫之因不能作實物落實時，為甄別帶來困難，也就意味着為誤會留下了空間，二者一體兩面。此外還有誘因與病因的區別問題。

為謀求六淫的落實，首先必須對六淫的內容構成進行甄別：「蓋當其時，適有某氣，專入某臟腑經絡，專發為某病」(明代吳又可《溫疫論》)。「某」是數學上的 X，六淫由無數的 X 組成，需將其一一解析出來。

其次，要突破六淫框架的束縛。相同的氣候條件下，極大可能不只有一種病在流傳。此時六淫之象雖類同，如同為寒邪，但發生的疾病卻不同。比如大頭瘟、爛喉痧都好發於冬春兩季，既然外感病病因是主因，大頭瘟、爛喉痧這兩個完全不同的病，病因上本應有區別。以適應目下雖用同一個病邪因素表達，所指的卻很可能不是同一個事物的問題。比如仲景書中的傷寒病，是感受寒邪為病，痙病也是。因為這兩個病的病變表現與病變過程各有不同，提示這兩個病的寒邪即不是同一個事物。

---

33 〈素問・玉機真臟論〉：「今風寒客於人，使人毫毛畢直，皮膚閉而為熱。」；
〈素問・生氣通天論〉：「因於露風，乃生寒熱。」；
〈素問・骨空論〉：「風從外入，令人振寒，汗出頭痛，身重惡寒。」；
〈素問・六元正紀大論〉：「溽暑至，大雨時行，寒熱互至，民病寒熱。」；
〈素問・異法方宜論〉：「中央者，其地平以濕，天地所以生萬物也眾，其民食雜而不勞，故其病多痿厥寒熱。」；
〈素問・刺熱論〉：「肺熱病者，先淅然厥起毫毛，惡風寒，舌上黃身熱。」。

第 3 節　外感病的診斷

外感病內含眾多的單一病。

3.1 病因診斷不可行

外感病的疾病規律既是以所感受的外邪為決定因素，感受的外邪不同，使病不同，那麼邪的確認就應該是診斷外感病最重要的因素。但雖然如此，在歷史上，限於缺乏有效檢測邪的技術手段，中醫學遭遇過的外感病雖種類繁多，關於邪的認識，卻推進困難，多處在假設推測的狀態。最著名的是「夫溫疫之為病，非風、非寒、非暑、非濕，乃天地間別有一種異氣所感」(吳又可《溫疫論》)，異氣的意思即是不同於一般常氣的它氣，這個不同，基於的是臨牀判斷，關於病因卻只是推測。是否不同、是甚麼導致的不同都還有待證實。

在當今，技術手段本應不是限制病因診斷的瓶頸，《中醫內科學》明確指出瘧病是因瘧邪 (即瘧原蟲) 為患，癆病是癆蟲致病。但另一方面，中醫學並沒有致力於試圖從病原微生物角度進行診斷也是不爭的事實。甚至，都未給予尊重。以溫病學為例，它的疾病設立原則就不是依據病邪 (致病原) 的不同。其原因應該仍是對中西醫關係的誤會。這樣的情況下，外感病的診斷就需另行設法。

3.2 臨牀表現診斷

依據疾病的臨牀表現診斷，任何時候都是臨牀醫學的重要方法。

外感病因的主體是六淫學説，只是六淫的確認，不是對六淫之邪的直接揭示，而是對它們引起的後果狀態（即人體感受病邪後的反應）的歸納總結，這個狀態以臨牀表現的形式呈現。身體的臨牀表現本是雙規律共同作用的結果，但在外感為病時，起病急驟，與平時狀態易於區分；爆發性流行時，也易於收集到不同人的共性部分。

某些疾病，具高度辨識性的臨牀表現（包括疾病的演變過程），使診斷易於實行，如天花，晉代葛洪《肘後方》：「比歲有天行發斑瘡，頭面及身，須臾周匝，狀如火瘡，皆戴白漿，隨決隨生，不即治，劇者數日必死，治得差後，瘡瘢紫黑」；如白喉，清代鄭梅澗《重樓玉鑰》：「喉間起白腐一症，此患甚多，小兒尤甚，且多傳染，所謂白纏喉也」；如猩紅熱，清代金保三〈爛喉丹痧輯要・葉天士醫案〉：「有爛喉痧一證，發於冬春之際，不分老幼，遍相傳染，發則壯熱煩渴，丹密肌紅，宛如錦紋，咽喉疼痛腫爛」等等。

但也有相當的疾病不具這種高度辨識性的表現，這時即需另行設法。例如〈素問・逆調〉：「人身非常溫也，非常熱也，為之熱而煩滿者。」〈素問・瘧論〉：「夫瘧者之寒，湯火不能溫也；及其熱，冰水不能寒也」「至病之發也，如火之熱，如風雨不可當也。」這是一種將主症進一步細節化以助診斷的方法。

綜合更多主症的細節，可更多地支持診斷。如《傷寒論》：「太陽病，或已發熱，或未發熱，必惡寒，體痛，嘔逆，脈陰陽俱緊者，名曰傷寒」「太陽病，發熱而渴，不惡寒者，為溫病」等等，因結合了「發熱」之外的其他表現，四診合參，當然較僅依據一個發熱判斷證據充足。只是因為一個疾病的不同階段，主症會發生改變，加劇了問題的複雜性，更多細節的方法，即通常所謂的四診合參，仍難以做到如指紋或 DNA 級別般的唯一性。

此外，既然外感熱性病是一個類屬的概念，有未發現熱性的共性臨牀表現？普遍被落實在「以發熱為主症」這一點上。發熱確實是這一類疾病最普遍的臨牀表現，17 世紀約翰・赫胥姆寫有《論熱病》，書中即指出發熱是不同類別肺炎的共性臨牀特徵，假肺周圍炎病人發熱輕微；胸膜肺周圍炎則是高熱突出，並伴有呼吸困難等。而在 2019 冠狀肺炎流行時，海關、學校、餐廳等場所的入口處，都擺放着儀器，監測人們的體溫，説明當代醫學仍然認為，關於該肺炎，發熱是比咳嗽更具診斷價值的顯性指標。但另一方面，稍具常識者亦都知道，發熱的診斷意義最多只能算作是一個粗糙的篩查，因為其他疾病所致的發熱也不罕見。

3.3 病變過程諸要素診斷

病變過程諸要素包括疾病的階段，每一疾病階段的持續時間，相應的臨牀表現，轉歸預後、必然性較高的繼發症等項。

這一診斷方法，過往的中醫學在診斷中被高度依賴。如瘧病：「病瘧以月一日發，當以十五日癒，設不差，當月盡解。如其不差，當云何？此結為癥瘕，名曰瘧母」（〈金匱・瘧病〉），如傷寒病：「或癒或死，其死皆以六七日之間，其癒皆以十日以上」（〈素問・熱論〉）。如黃疸病：「久久為黑疸」（〈金匱・黃疸〉）……因為各病的演變過程要素眾多，且必然性強，不同的病幾不可能在這些眾多的必然性細節上都相符合。這意味着，這個診斷方法的準確性是高的強的，但其不足是錯失早期診斷的時機。對此苦惱，張仲景的方法是利用脈診窺測內在：「病咳逆，脈之何以知此為肺癰？」「當有膿血。」「吐之則死。其脈何類？」(〈金匱・肺癰〉) 這個方法在今天，即是各種儀器檢查的利用。

此外，若在流行的時間（季節）上有規律者，也有助辨識，如春溫、暑溫、冬溫、濕溫（發生在雨濕較多的夏秋季節）等，都在時間上有一定的規律性。反之，若流行時間跨度太長，季節性不明顯，就很容易出現同一時間內，同時有多個疾病在流行的情況。比如 2019 新冠肺炎，持續經年，而 2020 年的 11 月香港又遭逢流感流行，若沒有實驗室病毒診斷技術的支持，就不可能分辨，而只能混為一談。

第 4 節　熱性病

4.1 熱性是病性，不是病邪

外感病通常又被表述為外感熱性病，簡稱為熱病。熱病是外感病的互辭，僅指外感病因所致者，包括諸多病種在內。〈素問〉有〈熱論〉專篇，又有〈刺熱論〉〈評熱病論〉〈瘧論〉等，講述了多種熱病。「今夫熱病者，皆傷寒之類也」，指出傷寒病是當時最常見的熱病。不同的年份，大流行的病不一樣，換在 2022 年第五波疫情大爆發時的香港，就是「今夫熱病者，皆 2019 新冠肺炎之類也」。

外感可由風寒暑濕燥火六淫所致，病因不同，但為何「人之傷於寒也，則為病熱」(〈素問・熱論〉)，而沒有外感寒性病之類？因為這不是由邪的特性決定的。外感熱性病的熱性，不是病邪，是疾病的性質，是這一類疾病的共性性質。這個熱性，通常又用化熱形容，化熱不等於發熱，發熱是體溫，是全身症狀；化熱可以是痰黃、涕黃等局部改變。

六淫皆走向化熱一途，使成熱性病。這個性質是人體抗病機制的作用結果。

4.2 熱性是外感病的共性

因為人體對外來致病因素的抗病機制，它不是對每一種邪都預置了一種針對性的抗病機制的形式。如果是那樣就太危險了，因為一旦有所疏漏，病邪就會長驅直入，無所阻擋。這是一方面。另一方面，世界上有多少種對人體有害的邪？不僅如此，邪的定義也不固定，比如對大多數人無害的食物，在有些人那卻可能是嚴重的過敏源（即邪），甚至這個過敏源還可能是後來才莫名出現的。所以人體對外邪的抗病機制，不可能是如同醫學上以疫苗防治疾病那樣的方法。而是一種基本版配置，在遇上外邪後，這個配置通過它的升級功能更新換代，最終達到特異性抗邪的結果。中醫學用「化熱」來表達這個機制的運作。故無論外感何邪，皆以熱化為歸途。即便最初感受的是寒邪，在人體此規律的作用下，也會在病的過程中逐漸化熱。

引起這一熱化機制的外邪也包括被劃分在六淫之外者。包括肉眼可見的寄生蟲，如蛔蟲，其熱可以是發熱、咳嗽等蛔蟲併發症，也可能是低熱、煩躁。蟯蟲病雖發熱罕見，但會有局部化熱的表現。食積亦然，發熱雖不必見，但腹脹噯腐、大便酸臭皆屬局部熱化的表現，故主治食積的保和丸消食導滯外，尚有清熱藥連翹。所以，外感熱病的熱性是對非自生性疾病（或曰外感病）共性規律的歸納。

4.3 具體熱病的不同由邪決定

借用仲景所經歷的外感熱性病的大致規律佐證：比如痙病，太陽為始，在太陽時，痙的主症其實尚未出現，出現時已然化熱入裏：「病者身熱足寒，頸項强急，惡寒，時頭熱，面赤目赤，獨頭動搖，卒口噤，背反張者，痙病也。」該病有別於傷寒病，化熱深重，故有必要直接進入大承氣湯階段：「痙為病，胸滿口噤，臥不着席，腳攣急，必齘齒，可與大承氣湯。」

比如肺癰，亦以太陽為始，後化熱入裏：「風傷皮毛，熱傷血脈。風舍於肺，其人則咳，口乾喘滿，咽燥不渴，時唾濁沫，時時振寒。熱之所過，血為之凝滯，蓄結癰膿」，最後「膿成則死」。

比如水氣病，仍以外感為始，隨化熱入裏，主症水腫顯現：「寸口脈沉滑者，中有水氣，面目腫大，有熱，名曰風水。視人之目裹上微擁，如蠶新臥起狀，其頸脈動，時時咳，按其手足上陷而不起者，風水。」「風水，惡風，一身悉腫，脈浮不渴，續自汗出，無大熱，越婢湯主之。」

外感病時，邪是主因。那病邪決定甚麼？決定各個具體疾病的所病不同，包括各病有不同的化熱過程、時間、程度及熱的病位、臨牀表現等等，於是各病的診斷要點也就不同。這些不同的具體病與熱病是個性與共性的關係。

4.4 化熱不典型者，需慮及人因素

利用這一點，中醫學不但以之診病，也以之判斷人體的狀態。即若不能化熱，或化熱不能典型，則說明或存在有人因素的異常（詳見本書證問題的有關部分）。

4.5 表寒證或只是化熱之起始

有一個重要的問題或許一直都被忽視了。這就是被謂之曰「表寒證」者，它或只是化熱機制的第一階段，未定等於感受的是寒邪。這是六淫內涵極複雜的另一面。

表寒證的診斷，嚴重依賴惡寒一症，有所謂一分惡寒一分表之說，但實際上，外邪引起的惡寒，是發熱的前期症狀，即先寒後熱。

現代醫學亦總結到被外邪感染的迹象有：疲勞、食慾下降、發冷、發燒、盜汗、隱痛或疼痛，嚴重者體重也會有所下降。並注意到，細菌、病毒感染均可引起患者相同類型的症狀，很難區分。這與中醫學所觀察到的很是一致。其中發冷與發燒，於生理性時出現率極低，而成為有重要識別度的指徵。而發冷顯然是發燒的前期階段。

既然諸外感病的熱性這一共性性質，是軀體抗邪機制決定的，該機制是系列活動，以惡寒為起始，以化熱為後續就不難理解。即外感熱病凡有發熱，則其第一階段都會有惡寒，輕重長短之別而已。這樣，傳統概念裏的風熱，就也可能不是純粹的表證，而是化熱的初起。如此就可解釋辛涼解表劑中為何有清熱藥，甚至以其為君的問題，如銀翹散。

厘清這一問題的意義在於，在認識上，有助對真相的追究；而在應用上，則有助強化診斷時的化熱意識。既然只是第一階段，意味着這個狀態將只是暫時的，是會發生變化的。而不同的病，惡寒階段的持續時間與程度不同，化熱所需的時間、過程、表現也不一，故也有助強化診斷中的病意識。如腸癰是熱性病，〈金匱・腸癰〉在症見「時時發熱，自汗出，復惡寒」時，即以「大黃牡丹湯主之」。

大黃牡丹湯是瀉熱破瘀劑，顯然此處的惡寒即既不等於表寒，也不是寒邪。

六淫的判斷皆以病人的臨牀表現推導而定，如同病人惡熱，未等於感受熱邪，惡寒也不可等於感受寒邪。前者是業界共識，後者則尚未引起注意。

第 5 節　傷寒病與外感熱病

傷寒病的含義所指，是中醫界的一大爭議問題。所爭議者，於顯處，是廣、狹義傷寒觀之爭；於未注意處，是《內經》《傷寒論》的所指其實並不在廣、狹義傷寒觀之內。因其含義不清，與外感熱性病的關係自也會產生爭議。

5.1《內經》中的傷寒

《內經》中的「傷寒」是單一病的病名，是熱病之一。這個「單一病」的意思是，於《內經》，傷寒病既不是凡因寒邪所致疾病的統稱（即不是狹義傷寒），更不是外感熱病的同義詞（即不是廣義傷寒）。它意欲指向的是某一種寒邪所致的疾病，作為病名，是與瘧疾、乙腦，甚至 SARS 等並列平行的關係。

是否單一性的判斷，是動態的，隨着技術的進步會有所更新，比如感染性肺炎，主要被分為細菌性、病毒性和真菌性三大類。但這是 20 世紀顯微鏡技術進步的結果，因其使細菌、病毒等病原微生物得以暴露，而在那之前這三種類型只能是作為一個病認識的。「意欲指向」考察的是其主觀意願，以擺脱客觀技術條件限制的影響。

一、「今夫熱病者，皆傷寒之類也。」

首先要說到〈素問・熱論〉，其「今夫熱病者，皆傷寒之類也」一直以來都被誤讀了。「今夫熱病者，皆傷寒之類也」的意思是，在撰寫此篇文獻的年代，所流行的外感病，主要是傷寒病，此外當然也有一些常規流行的病。也就是説，在《內經》中傷寒病是諸多熱性病之一，熱病與傷寒，二者是領屬關係。但一直以來，這句話都被誤解作「夫熱病者，傷寒也」。然如此解讀，就變成了熱病等於傷寒，既然二者相等，論述的意義何在？

二、《內經》中傷寒病包括諸多細節特徵。

《內經》講述的傷寒病，包括了當前流行情況（「今夫熱病者，皆傷寒之類也」）、病的性質（「人之傷於寒也，則為病熱」）、病程及預後（其死皆以六七日之間，其癒皆以十日以上，熱雖甚不死）及每程的時間、主症等，因為不是所有的熱病都能同時具備所有這些具體的細節特徵，故書中的傷寒病應是一個單一病。

三、《內經》中有大量與傷寒平級的其他熱病。

《內經》中還有大量與傷寒病平行級別的其他熱病。如陰陽交、風厥、勞風、腎風、風水、瘧病等。這些病就是「傷寒之類也」的「之類」。因其遠沒有傷寒病的流行性，發病率低，對它們的認識自然就不够全面、不能深入，使它們的內容遠沒有傷寒病項目齊全。這與普通百姓能講述常見病的感冒，而不能講述少見的其他病的情形是相仿的。

《內經》的傷寒病，雖述其病因是「人之傷於寒」，凶險型者是「兩感於寒」，但它不等於溫度的寒，也不是所有寒邪所致的病都謂之傷寒。不是任何一種起初有寒的臨牀表現的病都為傷寒病，當然更不是凡外感六淫所致的熱病皆謂之傷寒，而是有特定病因所致之病。如果借用瘧病以瘧邪表達其病因的方式，則傷寒病的病因是傷寒邪。

但說《內經》的傷寒病是單一病，只是說的其意向，因其在實際上不可能徹底實現，被誤診為傷寒病者無可避免。因為這個病不是依靠「傷寒邪」診斷的，而是依靠臨牀表現的推定，而不同的病，其臨牀表現不可能完全不同。

5.2《傷寒論》中的傷寒

《傷寒論》是講述傷寒病的專著，其傷寒所指，在性質上，與《內經》一致，也是指向單一病；但在內容實質上，與《內經》應不是同一個病。言其指向單一病，可從兩個方面得到實證。

一、在病種的設置上，有全書一致的思想。

前文已述，《傷寒論》及《金匱要略》對疾病的設立，有一個全書一致的原則，即是單一病為宗旨。雖然這一原則仲景於書中未以文字明確闡述，但從其所做結果的一致性可以確認。而書中的非單一病都處於「待查」的地位，是被迫於技術手段限制的結果。

傷寒病亦然。從傷寒病的設立看，仲景書中，外感熱病，包括由傷於寒邪所致者，遠不止傷寒病一個。書中諸多其他外感熱性病，與傷寒病是並列而非領屬關係。如痙病、濕病、暍病亦是外感熱性病，在《傷寒論》四個古本（玉函本、宋本、唐本、康平本）中，於該病篇的首條，有「傷寒所致太陽病，痙濕暍三種，宜應別論，以為與傷寒相似，故此見之」（玉函本。其他古本文字稍有出入，但主旨相同）。明確説明，寒邪亦是痙濕暍三病的病因，因這三個病起病時與傷寒病表現相象，診斷時需與傷寒病鑑別，故出現在傷寒病的論述中。這意思極明顯了，即痙、濕、暍病也分別是外感病之一，其與傷寒病，四者是並列平行的關係。此外，《金匱》部分的瘧病、肺癰、黃疸的穀疸、水氣病的風水等也都是外感熱病。

正是因為傷寒病是單一病，故全書只有傷寒病的內部以六經架構，因為這只是傷寒病的病規律，猶如只有肺癰病的病規律是表證期、釀癰期、潰膿期一般。只是表證期、釀癰期、潰膿期只是單純的病規律，而傷寒的六經既有病規律，也有人的，可謂是複調式。痙濕暍病雖亦以六經的太陽為始，但再無六經的其他下文，因其病規律不同。也正因如此，才能與傷寒病鑑別。

這是一種以單一病為設立疾病的思想宗旨，結合《金匱》來看，這種思想全書一致，而傷寒病更是其積累豐厚的部分，是其學術思想突顯之處，所以，《傷寒論》的傷寒病只能是意欲指向一個病，絕無可能是所有外感熱病的總稱，也不可能是凡寒邪所致外感熱病的統稱。

二、從傷寒病的具體內容看，只能是單一病。

與非單一病時不同，單一病因能把握到疾病的演變，雖各病程階段的主症不同，亦不致將其診為不同的病。允許主症發生變動是單一病的特徵之一，傷寒病與此相符。外感熱病的具體疾病有多種，各病規律不同，傷寒病六經傳變規律也不能涵蓋所有熱病的規律（比如以衛氣營血為特徵者），因它只是一個病的。

《傷寒論》中有大量藉助日程數字以診斷病情的內容，如「傷寒二三日，陽明少陽證不見者，為不傳也」「太陽病，頭痛至七日以上自癒者，以行其經盡故也」「病人無表裏證，發熱七八日，雖脈浮數者，可下之」等等。這些日程數字的意義，只在單一病時才能成立。因不可能所有熱病都是同樣數字日程的規律。

從臨牀表現的判斷基準看，相同的臨牀表現，因為病不同，而診斷意義不同，診斷不同。如寒熱往來一症，於傷寒病時是少陽小柴胡湯證，於瘧病則屬溫瘧白虎湯證等。

從處理病證名時，張仲景的行文慣例看。張仲景的行文體例是，對於彼時人所共知的概念，是不出定義的，如咳嗽、嘔吐、瘧病、虛勞。若不是，則會於該病第一條講述定義，如百合病第一條是「百合病者，百脈一宗，悉致其病也」；狐惑病的第一條則是「狐惑之為病……」等。傷寒病未作定義。從其〈傷寒雜病論・自序〉知，傷寒病是當時社會最大的流行病。而因其是「撰用〈素問〉」，故知他對傷寒一病的含義所指，是繼承的《內經》的概念。這也從另一側面說明，仲景筆下的傷寒病，意欲指向的是一個病。

只是與《內經》相仿，《傷寒論》傷寒病的單一性，也只是一個努力追求的目標。在實際上，仍無法排除有他病誤診為傷寒者，誤診者眾，甚至使其病的主規律被干擾，被混淆，而不够明顯。

此外，對比《內經》與《傷寒論》傷寒病的具體內容，不難發現，兩書的傷寒病應該不是同一個病。這也是《傷寒論》六經病時，於每經病起首有必要自行定義（習稱六經提綱證）的原因，因與《內經》有別。

「熱病」一詞於《傷寒論》，僅於〈傷寒例〉內有一見：「脈盛身寒，得之傷寒；脈虛身熱，得之傷暑。脈陰陽俱盛，大汗出不解者死。脈陰陽俱虛，熱不止者死。脈至乍疏乍數者死。脈至如轉索者，其日死。讝言妄語，身微熱，脈浮大，手足溫者生。逆冷，脈沉細者，不過一日死矣。此以前是傷寒熱病證候也。」熱病與傷寒似是並列關係。但若果如此，仲景會另有他篇詳加論述，且會提及與傷寒病的鑑別診斷問題，如將痙、濕、暍病與傷寒作鑑別一樣，但實際上都沒有。《傷寒論》是一部臨牀專著。討論的是具體病的診斷與治療。如果他將「熱病」作為一類病的名稱，書中未出現「熱病」一病，就很容易理解，此其一。其二，〈傷寒例〉的作者歷有看法認為不是仲景，而是王叔和。故於仲景處，傷寒與熱病的關係應視同《內經》。

5.3《難經》中的傷寒

廣義傷寒與狹義傷寒說之所以糾纏不清，是因為《難經》，可謂始作俑者。〈難經・五十八難〉:「傷寒有五，有中風，有傷寒，有濕溫，有熱病，有溫病，其所苦各不同。」其中「有五」者即習稱的廣義傷寒，它是各種外感病的統稱，即凡外感（六淫皆可）所致的病；五者之一者，即是習稱的狹義傷寒，指寒邪所致的熱病。顯然，它將傷寒既作為外感病的統稱，又將其作為外感之一。而熱病則成了廣義傷寒之一，與狹義傷寒並列。這是當今廣、狹義傷寒說的起源，也顛覆了《內經》已奠定的傷寒與熱病的關係。

與《內經》相比較，《難經》賦予傷寒病新的含義，是造成傷寒病概念混亂的重要成因。《難經》與《內經》不是繼承關係，不僅此處，也不僅一處，前人早有共識。如清代徐靈胎:「其說有即以經文為釋者，有悖經文而為釋者，有顛倒經文以為釋者。……其間有大可疑者……以《難經》視《難經》，則《難經》自無可議；以《內經》之義疏視《難經》，則《難經》正多疵也」(〈難經・經釋〉)。

《難經》對傷寒、熱病的論述僅限此類程度，並無任何細節內容的鋪陳跟進，可謂只有觀點，未闡述任何理由。故本大可不必多加理會，但它卻因某種「幸運」的眷顧，而產生了重大的影響，直至於今。不但造成傷寒學界廣、狹義傷寒説爭執不下，也是各主編版本的《溫病學》教材，在審定傷寒與溫病關係時的基石。

中醫學史上有一個類似的例子，即十八反、十九畏説，亦影響甚廣，業內盡人皆知。十八反、十九畏屬藥物的配伍禁忌，本應嚴加遵守。但當中有不止一組配伍都已被網開一面。如烏頭或附子與半夏的配伍，尤其是附子與半夏，常常見用於臨牀，只要醫生另加簽字，藥房不會拒絕出藥。更且，這些配伍禁忌還出現在張仲景的經方中。如赤丸中有半夏與烏頭，附子粳米湯中有半夏與附子，甘遂半夏湯中有甘遂配甘草等。出於對張仲景的崇拜，有關注家學者包括教材都採取了信任經方配伍，而非重申十八反嚴肅性的態度，竟以「相反相成」一詞，輕易將原本的禁忌，偷換概念成了一種特殊的配伍方法。「相反相成」説於學術上雖大欠嚴謹，但也是因為這一組配伍確實安全無大礙。但另一方面，十八反説亦未被廢止。

一個專業術語，分別有廣義與狹義兩個含義（這裏的廣、狹義是普通名詞，不是指傷寒病時的專用術語），一般皆是由狹義專指為始。之後若又有相關、相似的內容發現，此時如果不用新造一個術語的方法解決，就會用改造一個舊有的術語，擴大其含義的方法。如衄血，本指鼻出血，後凡非外傷所致的外部出血亦以衄名之，如肌衄、齒衄；再如悸，本指心悸，後他處的自覺跳動感亦以悸名之，如臍下悸。狹義者是本義，廣義者是後起擴大之義。狹義者一般都是因為常見而被率先發現。

傷寒病亦應是狹義為先。從構詞關係看，傷寒即傷於寒，被寒所傷。寒表病因。傷寒是從病因角度起的病名。但中醫學的病因寒，其內涵複雜，傷寒病能實現專指其中的某一個，相信是因為彼時傷寒病大流行的關係，即因為流行，使所見者皆是此病的緣故。故這是因為事實而非醫學的認識導致的結果。而在認識上，限於技術條件，卻只能用歧義多端的寒來表達。如《金匱》有「服食節其冷熱苦酸辛甘」一語，「服食」是用指服用丹藥的專有名詞。服食丹藥而產生嚴重後果甚至喪命者是可以觀察到的，推測原因是所服丹藥不當也不難想見。但因欠缺技術手段揭曉是其中的重金屬作祟，故只能從常理的冷熱苦酸辛甘處作想。這裏的「冷熱苦酸辛甘」，就類似傷寒病的寒，都只是能夠被想到的表象。從表象進行甄別控制難免困難，大概這就是造成傷寒一病詞義擴大的內在原因。

第 6 節　温病與外感熱病

溫病與熱病的關係亦混亂不清，甚至同一個術語，在同一本書中，含義所指也有相當出入。篇幅的原因，這裏就處在核心地位的《內經》《傷寒論》《溫病學》中的含義所指作一梳理分析。

其中，「溫病」在《傷寒論》中有一次出現：「太陽病，發熱而渴，不惡寒者，為溫病。若發汗已，身灼熱者，名曰風溫。」溫病、風溫是與傷寒相鑑別的病種，三者關係平行並列，即熱病與溫病是領屬關係，溫病、風溫、傷寒都是熱病之一。

6.1《內經》中的溫病與熱病

《內經》各篇不是由同一人，甚至不是同一個時代完成的作品。於不同的篇章，溫病與熱病用詞不同，但幾無於同篇同時出現的現象（見表 7）。

表 7：《內經》中「熱病」「溫病」出現篇章表

篇名	熱病	溫病
〈生氣通天論〉		√
〈陰陽應象大論〉		√
〈三部九候論〉	√	

篇名	熱病	溫病
〈通評虛實論〉	√	
〈熱論〉	√	
〈刺熱論〉	√	
〈評熱病論〉	√	
〈長刺節〉	√	
〈水熱穴論〉	√	
〈六元正紀大論〉	√	√
〈本病論〉	√	√

表中可發現，用熱病時，基本不用溫病。意味着熱病與溫病，二者很大可能是互辭，而以熱病一詞影響較廣。但為何一時用熱病，一時用溫病？《內經》不是一人一時的著作，民間傳承，不規範的原因，個人語言習慣要考慮進去。

而在〈素問・六元正紀大論〉〈素問・本病論〉兩篇，同時出現了「熱病」與「溫病」二詞，又該如何理解？因其行文思路很規整（見表8），很容易發現，這兩篇中，是作為含義有出入、級別相平行的類別名使用的。而一般認為，〈素問・六元正紀大論〉是唐王冰所補，〈素問・本病論〉則更晚，作為《素問遺篇》之一，被認為是宋初的文字。其與《內經》他篇含義的出入，正說明在這些術語上所指混亂的情況。

表 8：〈六元正紀大論〉〈本病論〉中溫病、熱病含義所出表

〈六元正紀大論〉	太陽司天之政，氣化運行先天	溫病乃作
	少陽司天之政，氣化運行先天	溫病乃起
	少陰司天之政，氣化運行先天	熱病生於上
	厥陰司天之政，氣化運行後天	熱病行於下
〈本病論〉	寅申之歲…久而不降，伏之化鬱	民病……溫病欲作
	辰戊之歲…久而不降，伏之化鬱	民病……熱病欲作

6.2《溫病學》中的溫病與熱病

《溫病學》是後起的學科，它不等於原著的《溫病條辨》或《溫熱論》，這裏選擇今人所編的《溫病學》作討論的基礎，是因其影響力。因為今天的中醫執業者幾乎全都以本科學位的取得為前提，而《溫病學》教材的內容不盡等於原著。各版教材雖主編不同，但在學科重大問題上，是高度一致的。

在《溫病學》中，溫病學的概念是「研究溫病發生、發展規律，及其診治方法」的學科。顯然其中的關鍵處在於「溫病發生、發展的規律」，診治方法是基於對規律的把握所得。

那甚麼是溫病？五版、七版《溫病學》共同的規定為：「現在一般把外感疾病中，除風寒性質以外的急性熱病，都屬溫病範圍。」五、七版教材主編分屬南京與廣州中醫藥大學，是當今溫病學科的

翹楚，其觀點堪當該學科的代表。

分析這個定義，被納入溫病學的範圍者，必須滿足以下三個條件，且缺一不可。一是疾病的發生，必須是由外來因素所致。它排除的是人體自身原因所致的疾病。至於將如肉眼可見的寄生蟲病及瘧病、肺癰、風水、黃疸、麻疹、痢疾、白喉等病亦除外，那是歷史上形成的習慣。二是病因，外感六淫，但寒邪除外。又把這些可致溫病的邪統稱為溫邪。三是病性為熱性，但屬寒邪化為熱性者除外。

這些條件可被歸納為兩個熱性要求：其一，是外感病因是熱性，統稱為溫邪。排除的除寒邪外，還有寒濕（濕熱被獲認可）、涼燥（燥熱亦被認可）。因邪不能獨立判定，需依賴病人的臨牀表現判斷，故這也被表達成溫病發生時的熱性。其二，是疾病發展過程中也保持着熱性的屬性。

長期以來，人們總是將《溫病學》放置在與《內經》《傷寒論》《金匱要略》並列的地位上。《內經》《傷寒論》與《金匱要略》的主體內容，本是完全可以被同類學科覆蓋的，比如《內經》與《中醫基礎理論》；《金匱要略》與《中醫內科學》《中醫婦科學》，內涵與外延都每有重疊。卻能取得獨立專業學科的地位，是因為本該被繼承的，未能被很好地繼承，即經典的現實意義是因為當下的問題而存在（否則將只是歷史意義）。

《傷寒論》也是經典，有關外感病，它本是應該由《溫病學》覆蓋的。與其他三門經典學科不一樣，溫病是中醫學自覺地留給《溫病學》完成的一項任務，所研究的臨牀疾病與中醫內科學、婦科學、兒科學、外科學等於實質上，屬並列的臨牀學科。

但是抱持着這樣學科理念的溫病學，卻並未將同屬「溫病」範疇的傷寒病包括在內。理由為「傷寒是外感風寒邪氣所引起的疾病」。也就是說，溫病學刻意用「溫病」而不是《內經》常用的「熱病」這一術語，是因其將一部分熱病排除在外。比如傷寒病，很可能也包括各溫病學教材未予納入的仲景書中的「痙病」—— 因其也是以風寒在表起病[34]，也是過程中化熱[35]。這就使溫病淪為不是指外感熱病的全部，而是指外感熱病中的一部分。

另外，若以《溫病學》所强調的感邪途徑「溫邪上受，首先犯肺」為判斷標準，那些不是首先犯肺的外感熱病當不在溫病之列，也使溫病淪為只是一部分熱病。只是《溫病學》未以此標準甄別是否溫病，故此標準不適用。顯然，與《內經》相比較，當今《溫病學》的溫病與熱病的關係，既有一致，也有出入。《溫病學》的溫病是熱病，但不包括寒邪等所致，在起始時不是熱性者。

6.3 對溫病學定位的疑問

審視《溫病學》的概念要求，似有可商榷之處。一個獨立學科的設立如果是由內在規律驅動，而不全由人的意志決定，設置溫病學學科的內在驅動力顯然是概念中所說的「溫病發生、發展的規律」。鑑於每個病之所以不同，是因為它們各有不同於它病的自身規律，

34 太陽病，其證備，身體强，幾幾然，脈反沉遲，此為痙。栝蔞桂枝湯主之。(〈金匱・痙濕暍病〉)；
太陽病，無汗而小便反少，氣上沖胸，口噤不得語，欲作剛痙，葛根湯主之。(〈金匱・痙濕暍病〉)。

35 痙為病，胸滿口噤，臥不著席，腳攣急，必齘齒，可與大承氣湯。(〈金匱・痙濕暍病〉)。

《傷寒雜病論》試圖捕捉的即只是一個個病的特殊規律。而溫病學，它期待完成的目標，則是溫病這一類病的總體共性規律。這是溫病這一術語有必要產生及存在的內在原因。

一類病共性規律的揭示，具有非常重大的意義。因為這不但可通過互相借鑑啟發，有助於加深對已知疾病的認識，也會對一個新發現而尚未及充分了解的外感類病，具指導性意義。

溫病的共性規律，當然是熱性。只是，既然每個病有其自身的特有規律，那麼一類病的共性規律又是由何而來？或者說是甚麼決定了不同的病卻有着共性的發生發展規律？這一問題似未見溫病學作明確分說。

有一個線索：溫病學對於可納入溫病者，有一個排除標準是病因方面的，它排除了由寒邪、寒濕、涼燥之邪所致的外感病。也就是說，溫病必須是溫（熱）之邪（包括濕熱、燥熱等）所致者。體會這一溫病學的做法，似乎其認為，邪的屬性決定了溫病的共性規律，溫病學的本質是「溫邪學」。

但若果真如此，共性規律就不是對每病個別規律的認識升華，而只是收集一些有相同性質（熱性）的病歸納在一本書裏。這樣的方法，不是對溫病規律的揭示，而只是整理歸納而已。溫邪不足以成為溫病學作為一個獨立學科存在的理由。

且也不可行，「從理論上講，溫病的病因是感受溫邪，但溫邪的確立還是以證候的溫熱為特徵依據的」。證候的診斷基礎是臨牀表現。而這裏的臨牀表現是人體對病邪的反應，這個反應不是無限多樣性的。因為人體對不同病邪的反應，不是各有不同、各自對應的關係，無法做到對每一種病邪（包括未知）的，都有不同的特徵性的反應。故這樣的診斷方法將使漏診、誤診率不可估量，且無法控制。

比如伏寒化溫的問題。伏寒化溫屬當今溫病學範圍，「伏」是溫病學發病形式的用語，其將發病類型分為新感溫病與伏邪（又稱伏氣）溫病兩類。「新感」指感受當令病邪即時而發的一類溫病，「伏邪」指感邪後未即時發病，邪氣藏伏，逾時而發的溫病。《傷寒例》：「冬時嚴寒，中而即病者，名曰傷寒，不即病者，至春變為溫病，至夏變為暑病。」只是，伏寒是如何判定的？伏寒時，若最初沒有寒的表現，則將不知其存在；而若有寒的表現，則應如傷寒病般，被排除在溫病之外。

第 7 節　六經與衛氣營血

熱性是外感病的共性規律，規律的機理是人的抗病機制。不僅是溫邪，六淫觸發的都是這一機制。也就是說沒有必要另設溫病一詞，因溫病即是熱病，都是類屬性的概念。傷寒屬熱性病，也屬溫病。但如何理解傷寒病以六經與溫病以衛氣營血分證的不同？

7.1 六經

該如何定位傷寒病中的六經概念？

《傷寒論》所用六經的名稱，源自《內經》的傷寒病，但實質不同。《內經》的六經是單線傳變關係，即只是病的演變規律：「傷寒一日巨陽受之」「二日陽明受之」「三日少陽受之」「四日太陰受之」「五日少陰受之」「六日厥陰受之」至「七日巨陽病衰」「八日陽明病衰」「九日少陽病衰」「十日太陰病衰」「十一日⋯⋯十二日⋯⋯病日已矣。」它可以用時間名詞代替。《傷寒論》的六經雖也有傳變關係，但不是單線，而是複式的。即不僅有病因素的（比如太陽傳陽明），也有異常的人因素的（主要是陽氣的不足），後者不能確定是否處在該病必然的傳變軌道上，還是素體如此。

傳染性疾病因流行會在短時間內大量出現。其相似的臨牀表現及傳變環節的各種細節，足够讓臨牀醫學意識到這是一個單一病種，甚至是一個新的單一病種。但這卻不足以精確診斷，誤診不可避免。

《傷寒論》的傷寒病雖以單一病為追求，但由於技術手段的原因，在實際上，傷寒病不可能做到單一病的純粹性。結果是一定有誤診為傷寒的非傷寒病卻不自知者，比如傷寒病中載有蛔蟲（蛔厥）、黃疸、痢疾等病。2019 新冠肺炎確診及所謂「復陽」（實際是對轉「陰」的誤判）史，顯現出即使在當今確診一個病亦有困難。

由於有其他病被誤診為傷寒，這些其他病各自有着自身的病規律。它們的混入，使傷寒病內容蕪雜，不僅干擾了傷寒病典型演變規律的總結，且因以六經為架構，意味着所有的內容都必須放置入六經的某一經之中。誤診為傷寒病的他病，雖各有自身迥異的病規律，也不得不被强行塞進六經病的某一經之中，使六經病的性質變得複雜，理解困難。

但另一方面，傷寒病的演變規律又一定被包含在其中。試試換位思考，如果我們是仲景，面對被認為是傷寒病的諸多複雜內容，該如何理出這個病的框架頭緒？

常用的方法有陰陽兩類劃分法（如今之陽黃、陰黃，陽水、陰水）、五臟劃分法（如《內經》的五臟痿、五臟六腑咳）及依據病的演變規律劃分法（如肺癰的分期）。陰陽與五臟分法都是在無法總結到病規律時才用的方法，不在仲景的首選之列[36]。這是因為，陰陽、五臟分類法不能在框架結構上顯現某病的特有規律。北宋哲學家邵康節《觀物內篇》有謂：「夫所以謂之觀物者，非以目觀之也，非觀之以目而觀之以心也，非觀之以心而觀之以理也」，認識上能超越自我中心，以他物的自身規律為首要，可視為高下之別。

36　如仲景書中的痰飲病有五臟飲，但仲景取的是痰飲、懸飲、溢飲、支飲四飲分法；水氣病有五臟水，但仲景取的是風水、皮水、正水、石水四水分法；最典型的是咳嗽，《內經》是五臟六腑咳，仲景竟徹底捨棄不提，而作肺痿、肺癰的分辨等。

不同於五臟系統的一般，六經是《內經》總結傷寒病得到的獨有演變系統，是特殊。不難理解，仲景為何選擇了它。架構一個病的框架，最佳的方式是跟隨、反映其變化的軌迹，尤其是各個不同的重要階段。「熱入血室」「熱入因作結胸」「大熱入胃」「入裏則作痞」雖也是演變變化，但不够主流，故不能擔當框架結構。也就是說，《傷寒論》的六經一定包含了最重要的演變關係。

但仲景處理的傷寒病的材料遠不如《內經》的單純。因仲景稱之為傷寒者，遠不如《內經》記載的那麼逐日演變，單純典型。被誤診為傷寒病而不自知的部分，會溢出《內經》六經的傳變軌迹。所以他必須重新定義六經的內容，這就是《傷寒論》六經病於每經篇首的定義（習稱為提綱證）。這一書寫體例，在《金匱》中曾一再重複出現，每病凡有必要定義者，皆出現於病篇之首。

如此，個人認為，六經間既存在演變關係，又不全是演變關係。六經之中存在演變關係並無爭議，因原文有多處體現[37]。但如何傳變則難有結論。可以確定的是，太陽為始，然後化熱入裏，即陽明，這是典型的傳變關係。這個傳變關係有《傷寒論》的原文支持。之後的一個主線是，若病情急重，陽氣不繼，急轉直下，則成陽亡陰證。主要是被後人稱為太陰及少陰寒化證的內容。第 281 條「少陰之為病，脈微細，但欲寐」，「但欲寐」是精神萎靡，第 286 條更直言「少陰病，……亡陽故也」。而第 323 條「少陰病，脈沉者，急溫之，宜四逆湯」，四逆湯是回陽救逆方，有「急溫之」的必要，當然是因陽亡在即。

---

37 「傷寒一日，太陽受之，脈若靜者為不傳；頗欲吐，若躁煩，脈數急者，為傳也。」「傷寒二三日，陽明少陽證不見者，為不傳也。」「傷寒六七日，無大熱，其人躁煩者，此為陽去入陰故也。」「傷寒三日，三陽為盡，三陰當受邪。其人反能食而不嘔，此為三陰不受邪也」。

但少陰亡陽的條文裏，作為主症，絕大多數都見到「下利」「下利清穀」「吐利」「下利不止」「自下利」的描述，似乎下利才是亡陽的主因。從之前的陽明腑實便秘過渡到下利是否為傷寒病的必然規律，卻無明確記載，那麼它是否堪當傷寒病的主規律？難以定論，或可參考張仲景書中其他熱病的類似內容，如肺癰病「吐如米粥」「膿成則死」、腸癰病的薏附子敗醬散證等。

少陽是與此相對應的「複調」，指在部分人羣，雖也化熱，但因正氣不足，使化熱不能典型者，這是人規律對疾病演變的影響。不但小柴胡湯清熱不如白虎（少陽之熱不如陽明），方中用補益藥人參等也如此才可解釋；並且，固有難題「但見一症便是，不必悉具」也據此才能理解。即與陽明相比，只要不夠典型，哪怕只是其中的任何一項，也都應診為少陽，不得診為陽明，故也可以說有一定的原文支持。

難點在三陰的關係。各教材將六經部分的內容分作「本證」與「兼變證」，因「本證」與「兼變證」對應，故知「本證」即典型證。考察這些典型證可見，太陰的典型證是四逆輩，而非理中輩，似乎太陰病是為了免其空白，而從少陰中分出來的，這也可以解釋為何太陰內容甚少。因太陰屬脾，故脾氣虛寒的腹滿、腹痛症劃入太陰。而厥陰則未總結到「本證」。它似乎是將主症見厥，又不屬其他各經典型證時，都劃歸其下。太陰尤其是厥陰都似不在傷寒病傳變關係的主軸上。或者說太陰、厥陰在傷寒病的所屬階段不顯。此外，稱為少陰熱化證的內容應也不是。究其原因，本書認為，六經不是張仲景為傷寒病的量身定製，而是借用了《內經》的系統。而之所以不「私人定製」，乃是因誤診進來的其他病干擾了對傷寒病規律的把握，無法做到。

7.2「六經鈐百病」

或正因為《傷寒論》的六經中包含了病、人雙重規律，而不是單一的病規律，適用性廣，後世至今皆有擴大其用的傾向，所謂「六經鈐百病」說。

所謂「六經鈐百病」，這一詞語，出自清代俞根初：「以六經鈐百病，為確定之總訣。」(《通俗傷寒論》)，但其思想，早已見諸古人。如清代柯韵伯：「仲景之六經，為百病立法，不專為傷寒一科，傷寒雜病，治無二理，咸歸六經之節制」(《傷寒來蘇集》)。通俗地說，「六經鈐百病」是指百病皆以六經為思路診斷。這一觀點，在今天有廣泛共識。這一要求本身，說明當前的診斷思路指導性尚不足够，存在問題。只是六經能否鈐百病？

不管將六經解為經絡說、六氣說、臟腑說、八綱，乃至症候羣說，都需要有一個前提才能成立，這就是至少張仲景是用六經來診斷所有病的。這當然是個絕大的誤會，因其只將六經用於傷寒這一個病中。

在多個外感病的初起階段，仲景都用「太陽病」表達，如風水、濕病、痙病，甚至暍病。但完整的六經架構，只見用於傷寒這一個病，再未用於任何其他。其對六經各經病的定義，也只適用於傷寒病。此外，有些熱病更不符合傷寒病外感—化熱入裏—轉為陰證的演變規律，如瘧病轉歸是瘧母、黃疸是轉為黑疸，痙病則是病勢凶險沉重，正氣無法與之相持，以至沒有穩定轉歸的後文。

進一步，仲景書中也沒有甚麼病是共用一種分證方法的。黃疸分類是穀疸、酒疸、女勞疸；瘧病是溫瘧、牝瘧、癉瘧；水氣病是風水、皮水、正水、石水；痰飲病是痰飲、懸飲、溢飲、支飲等等，各病有各病自身的規律，分類必須跟從這些客觀規律，而不是相反。若「六經鈐百病」，各病皆以一種方法分證，明顯地，只能是人為的強行設定。而不符合客觀規律的知識，是不可能真實的。

7.3 衛氣營血

有一些外感熱性病，會出現中醫學謂之動血的情況，比如鼠疫、流行性出血熱。它們的病變規律既明顯，又未能被之前的認識理論所概括，催生了新理論的需要，這就是衛氣營血。衛氣營血諸證間的傳變關係比六經要更明顯一些。由外入裏，化熱是外感熱性病的共性規律，衛氣營血將在裏的化熱，再分為氣、營、血（出血和/或神昏）三個不同的階段或曰狀態。但衛氣營血只是某一類會發生出血的外感熱性病的共性規律。《溫病學》中所載的各病並不是每病都呈現此規律。

衛氣營血與六經的關係，相同的部分在於，它們都是對熱性病規律的總結。其中從衛到氣的部分，大致類似於太陽到陽明。當然有衛是風熱，太陽是風寒之別。就熱性這一部分而言，六經與衛氣營血大致是因屬不同的具體病，因而規律有別的緣故。其中衛氣營血趨於較為純粹的病規律，《內經》的六經也是較為單一的病規律，而《傷寒論》的六經則是交響樂，因其中還能見到不同人因素的影響，甚至其他病的內容。衛氣營血的營血階段是中醫學史上的首次提出與命名。它與營衛氣血雖用字相同，但形成為固定術語後，表達的是與營衛氣血完全不同的含義。

六經、衛氣營血辨證的主體實質，是病情演變過程。其很强的一個（或一類）病傳變過程的特點是適用面很窄，顯然有別於臟腑、氣血津液、八綱理論。

臟腑、氣血津液有實體在，故有生理功能，也可以指具體病位[38]，八綱主要用於病性的定性（包括表裏）。而若如通行的做法，將六經、衛氣營血理解為與臟腑、氣血津液、八綱並列的辨證理論，則需要回答彼此之間的關係問題。或者說，六經、衛氣營血理論補充了臟腑、氣血津液、八綱理論的甚麼不足？

至於三焦辨證，雖建立在前人認識的基礎上，但理論是清代吳鞠通所倡導的。在吳氏處，三焦間是傳變規律的關係：「上焦病不治則傳中焦，胃與脾也；中焦病不治，即傳下焦，肝與腎也。始上焦，終下焦。」（《溫病條辨》）。應該是符合這一傳變規律的病發生範圍較小，且未常態發生，吳氏的這一理論影響不大。但三焦辨證這一術語被保留了下來，只是人們借它來表達另外的意思了。如溫病學大家孟澍江言：「三焦辨證的內涵，實即人體上中下三部所屬臟腑的病變。」「三焦辨證從總的來說，是反映了溫病過程中各臟腑的病變」「對於病變發展層次的反映則不足」，故言其是「以臟腑為主要內容的『三焦』辨治體系」[39]。只是當三焦以臟腑為主要內容時，自身的獨立內核就薄弱了，無法也不必作深入探討。

要之，雖然六經、衛氣營血、三焦與八綱、臟腑、氣血津液俱作為辨證方法存在，但六經與衛氣營血是特別的，因其內部有傳變關係。而傳變關係只能發生在同一規律（或是病或是人）的作用下。

38 中醫學有些詞貌似表病位，實則不然。比如衛氣營血，是病理階段。比如傷寒少陽，常被説成是半表半裏，但從其強調不是表裏同病，也不是表裏之間可知，是以病位的形式表達的病機。

39 孟澍江：《孟澍江溫病學講稿》，北京：人民衛生出版社，2020 年。

其中衛氣營血是較單純的病的傳變關係，而六經，則是摻合有人規律的影響在內。故這二者既不應作為各外感熱性病的辨證方法，更不應視作所有疾病的辨證方法。

六經、衛氣營血、三焦都是對「怎麼回事」的探討，但它們探討的是「甚麼」的怎麼回事？傷寒病也好，溫病也罷，因為這些「甚麼」趨於抽象概念，欠缺這些概念的關鍵判斷指標，也欠缺豐富的細節，這些「甚麼」一直都處在爭鳴狀態。這種狀態下，關於它們是「怎麼回事」的討論是不可能越辨越明的。

7.4 皆與表裏有重疊交叉

與六經、衛氣營血有關的重要概念，其實還有一個，即是八綱的表裏。八綱以陰陽為總綱，表裏、寒熱、虛實因為都是對立二分，可視作陰陽的細則化或具體化。但只有表裏，發生了與六經、衛氣營血關係模糊的交叉、重疊。

表裏，是一組貌似表達位置的術語。但其實它們所指的，並不是解剖學的病位，最明顯的，皮膚病即不等於表證。表是外感病的起始階段，裏是它的反義詞。在外感病所致時，裏指起始階段之後，發生了變化的後續階段。

表以惡寒為標誌，所謂「一分惡寒一分表」。惡寒不完全是臨牀表現，它有診斷術語的性質，惡寒與畏寒的本意都是病人自覺怕冷，但當代中醫學規定，判定為外邪引致時用「惡寒」，陽虛所致時則用「畏寒」。惡寒是病人的自我感受，此時體溫可以已經出現病理性升高，即發熱。也就是說，發熱只是體徵，出現發熱並不等於病性的熱性。

具體的不同外感病，起始時的惡寒可輕重不等，持續時間不同，但中醫學未從病的角度解釋，而是將它們分為表寒與表熱兩個類別。表寒證大致同傷寒病六經病的「太陽」；表熱證大致同溫病衛氣營血的「衛」，只是表熱的實質或是化熱初起，即入裏。入裏的標誌是惡寒作罷，或較之前減輕，甚或惡熱、但熱不寒。故治表熱證的方劑中，會配伍清裏熱的藥（如桑菊飲中配連翹）或竟以清熱藥為主（即君藥，如銀翹散中的銀花、連翹）。

裏概括了表證階段之後的所有，非常複雜，且不僅有不同的具體病規律的問題，還有人體狀況（人規律）的問題參與其中。外感熱性病多是規模性地出現或是時代的常見病，醫學不可能不注意到。不同的時候、不同的地域，發生的疾病不同，但表裏只有兩個因素，失於簡單，需要再細化。分化的方法，或是僅按病規律總結，如《內經》傷寒病的六經，如衛氣營血，都是單一的疾病規律；或可立體總結，即將人規律也包括進來，《傷寒論》的六經可謂是這種方法的代表；另外，傳裏化熱的病位在局部者，則以臟腑名之。如咳嗽痰黃者名為肺熱，腹瀉臭穢裏急後重者名為大腸濕熱，尿頻尿急尿痛者名為膀胱濕熱等。

因為表裏與六經、衛氣營血的關係密切而複雜，釐清它們，向來是學術界的難題。

7.5「為甚麼」須以「是甚麼」作前提

表裏、六經、衛氣營血，乃至臟腑、三焦等等，探討的都是問題的「為甚麼」，即疾病的屬性、機理，而非「是甚麼」(如是甚麼病？哪些臨牀表現是有診斷價值的主症？演變過程、轉歸各是怎樣等等)。

但若「是甚麼」的問題不能確鑿肯定，這時對「為甚麼」問題的思考與認識，就難免混亂混淆；答案就難免隔靴搔癢、不知所云；「為甚麼」的建樹就難免只是空中樓閣，這是常識。這是對六經、衛氣營血實質的認識，中醫學分歧衝突難有進展的最主要的直接原因。

那麼是否只是因為技術條件的限制，才致使在「是甚麼」的問題上無法取得更大進展？不完全是，準確地説主要不是。這可從SARS、2019新冠的發現可知。這兩個新病種都是首先由臨牀診斷或者説發現的。因為每一個疾病都有足够多的環節、足够多的具體細節，流行病發生的時候，因其有規模地羣發，醫學發現並確認它並不困難。

中醫學在外感熱病方面一枝獨秀，但其秀的不是一個一個疾病的診斷檔案(傷寒病的定義至今爭論不休即是個很突出的例證)，而是治療。在歷史上的醫學文獻裏，包括經典性文獻，絕少見到純粹的疾病觀察記錄，總是與「為甚麼」的解釋伴隨出現。

固然，對處在某個大流行疾病時空裏的人而言，診斷是沒有疑問的。只是一旦時過境遷，後人就未免茫然。對傷寒病所指的理解分歧即主要因此。而後人身處此困境，卻並未從此改變，能而不為，不得不考慮還有主觀上的因素在。

傑出的溫病學家清代葉天士，面對的流行病是「辨營衛氣血雖與傷寒同，若論治法則與傷寒大異」(《溫熱論》)，且感邪途徑亦與傷寒病不同。葉氏所遭遇的是「溫邪上受，首先犯肺」，傷寒病則是「血弱氣盡，腠理開，邪氣因入」(《傷寒論》)，頗能説明二者一定不是同一個病了，但葉氏時代流行的是甚麼病？《溫熱論》全書甚至並未為該病命名。

這一突出的現象，在《內經》中即已顯現，且延續至今，這樣一種「千年共識」的達成，其背後深層次的文化原因，非常值得重視。

分析下來，大概至少有兩個方面：

一是對學以至用的過度重視。畢竟「是甚麼」與「怎麼辦」之間距離遙遠，從西醫學那裏人們常常聽聞「這個病目前沒有甚麼好辦法」。沒甚麼好辦法的是這個病，不是其他病。說明在「是甚麼」的問題上答案是清晰的，而沒甚麼好辦法，未免讓人沮喪，難以接受。病人這時如果臧否詰難「診斷明確有甚麼鬼用」是可以理解的，但作為專業人員，目光則應該要長遠些。發現問題與解決問題總是有時間差的，能夠發現問題是甚麼，是解決問題的前提與基礎。問題的原因總是難免複雜，很少單純，故強調具體問題具體分析。這就首先要把具體是甚麼問題搞清楚，然後才能再論其他。

二是「萬變不離其宗謂之天人」(〈莊子・天下〉) 的觀念。〈荀子・儒效〉也有「千舉萬變，其道一也」之說。面對複雜的世界，人們總是希望能找到背後的本質，以執簡馭繁。「道生一，一生二，二生三」，可以說陰陽五行說都是由此要求產生的成果。但另一方面也必須看到，這是人性裏天然的樸素願望，希望一言以蔽之，希望找到一個萬變不離於其的宗，希望以一個理論應對、解釋所有疾病的機理。願望雖然美好，但不夠現實，認識不能總是停留在此感性成分居多的階段。理性早就已經明白，沒有捷徑，不能心存僥幸，意圖繞過是不可取的，必需要逐個問題地了解，解決。

這二者都屬我們的傳統文化，正因為是文化，所以才會影響廣大，持續久遠，也更加需要引起業界的重視。

第六章

關於診斷方法中對醫者感官依賴的問題

與緊密利用現代科技手段，主要依靠精密儀器判斷疾病的西醫學不同，中醫學在診斷與治療兩個環節，對醫者個人的感官技能都還處在高度依賴的階段。

其中治療方面的依賴是較獲充分重視的，如針灸、氣功、按摩、推拿手法的訓練等，一直是得到强調的，不需贅述。

但在診斷環節則不然，中醫學的診斷方法被歸納為望聞問切四大類。即便是問診，也還包含了對病人語氣語速，言語是否有力及肢體語言的觀察等等，都對醫者的感官非常依賴。這一診斷特色的形成原因，是歷史上欠缺相應儀器技術手段支持的緣故。

但在當今，僅僅憑藉它是否足够？在認識上表現出兩大方面的問題，一是對它們的評價混亂，或是虛無化，或是神祕化；二是未意識到技能訓練的重要，有明顯的以知識取代技能的傾向，都令人擔憂。

第 1 節 感官之於中醫學

1.1 要求有尷尬

中醫學裏，不僅診斷水平的高低、病情進退的判斷，嚴重依賴醫者的感官能力，而且這一能力還直接左右着治療方案的選擇、治療效果的高下。因中醫學對疾病治療的思路不是線性的、單一的，而是會在多種因素間抉擇當下的首要問題（這也是造成不同的中醫師對同一病患有不同處方的原因之一）。

但是，這種帶有主觀性質的依賴人的感官能力的技術，在強調客觀絕對真理的現代文明環境下，竟是無法理直氣壯的，甚至是有所避忌的。

今時今日，技術依賴於人的感官能力的情形是明白無誤地過氣了。電腦程序幾乎控制着一切，不但依賴人體肉體能力的時代已經結束，產生它、理解它的背景文化亦已消失了。更有甚者，人體本有的肉體能力，也有了用進廢退的問題。

人類依靠知識生存已經有年頭了，感覺的重要性一再地被輕忽，「跟着感覺行事」成了不靠譜的註解。長期以來，在認識上，感覺一直被定位成是動物也具有的低級能力。只是，在生命歷經千萬年生存進化的結果面前，以人類有限的智慧輕易作結論說，因為依靠了動物也有的感覺，故一定是低級的，這種觀點是否也有輕佻自大之嫌？因其不但輕侮了動物，輕侮了人類，更輕侮了造物的大自然，輕侮了大自然千萬年的生存進化力量。

許多時候中醫學不得不承受來自於業內業外，自覺與不自覺的質疑與鄙視。不知是主觀認識上無法超越現代文明模式的原因，還是客觀壓力上受制於此文明方式的緣故，其與診斷技能相匹配的技術訓練，在醫學教育體系裏，已不是內容不全面、時間不足够的問題，而乾脆就是空窗。並未在內容上如西醫學般緊密結合自然科學成果的中醫學，卻在形式上自覺受縛於與傳承現代文明相配套的教育方法，使自己的特色內容沒有了現身的載體。中醫學的一些診斷技能如脈診，簡直就成了裝模作樣的表演秀。

當然，中醫教育體系裏並不缺少舌診、脈診等特色診法的內容。這兒有一個誤會，舌診脈診既是知識，更是技能，這二者是不同步的。但我們的教育裏僅教授了知識，而未訓練技能。而事實上，不僅是在如針灸這樣有賴操作手法取效的治療環節，即便中醫學中普遍使用的舌診脈診等診法，也存在着一個醫者感官能力的高低問題，這些感官能力都有書本知識之外的內容。

1.2 存在有價值

就醫學學科特徵來說，嚴格意義上，醫學是一門「不全」信息的科學。它如地震預報、天氣預報一樣，都是研究對象存在在先的情況下，才開始的設法進行了解。也因此，這些學科在無法掌握自己的研究對象全部信息的狀態下，必須對是否異常、異常之所在、異常的程度及後果等等進行判斷。因為掌握的信息不全，就一定存在誤會的可能性。儀器為人所開發研創，人對生命的了解未盡，儀器就不可能消滅這種不全。儀器的長項是人的目力所不及處，但非一定大於人所能感知的綜合。

在香港，我曾許多次被導購用普通話招呼，而且都發生在我尚未發一言，剛在櫃枱前稍作停步的情況下。她們眼神的犀利讓我終於未忍住好奇：「你根據甚麼判斷出我是內地來的？我身上有甚麼那麼明顯嗎？」那導購上下看我，笑不肯答，讓我狐疑不已。

後來我想，其實類似的「神斷」我們也常做，只是通常我們需面對一羣人時才能斷。一羣人在那，並未聽到他們的交談，但我們會說：「這些好像是日本人」「那些大概是從台灣來的」。雖然他們分明長得與我們是非常相似的人種模樣，但我們還是會看出。我們是怎麼看出的？或者用「看出」並不準確，因為他們並沒有甚麼標籤符號或者確定的信息讓我們看出。我們只是感覺到的，這個感覺包括了看，還包括一些其他的感官所感覺到的甚麼。

人的觀察是用了各種感官來做的。感到，是綜合因素的判斷。這些因素有時是用語言分說不清的，但卻不是全無道理的。在訓練有素的情況下，其正確率讓人咋舌。最典型的例子不知是否可算那些神捕——眼風一掃，人羣裏的嫌疑人立刻無所遁形，掩藏不住。中醫學的經驗已持續積累了幾千年，並且自有文字以來即有記載與交流。在長期的觀察中，在前人的平台上，發現總結了不同疾病的臨牀表現、它們之間的細微差別與分辨方法，且發現局部可反映全體（正如個體的人攜帶着他所來自的那個國家地區的某種整體信息），而且確認最能反映體內各種病變狀態的局部是舌與脈（正如神捕主要觀察人羣中的眼神），從而發育出一套具有中醫學特色的診斷方法與診斷內容。中醫學這樣的觀察若亦以眼風犀利度作比，足堪當「專業」二字。

「捨症從脈」可謂是這一能力的極致。所謂捨症從脈，是指當脈象與症狀所反映的病理有矛盾時，允許醫生捨棄症狀表現，僅依從脈象進行診斷的方法。這種捨棄選擇，差之毫厘，失之千里，非高明者不敢為。達到如此精純境界者，所需要的，不僅是知識的綜合全面，更是醫者各種感官能力的感受調度，是醫者恒久修煉的彼岸。

上世紀七十年代末八十年代中，為挽救文革中被摧殘掉的一代名中醫的經驗，多個省市都曾建立過電腦專家系統。在該系統中，將名中醫所能言說的全部診治內容都一一細列進去。臨牀使用時，由中醫專業人員完成專家系統與病人間的溝通合作。這是一個多麼好的設想，因為它意味着名中醫的無限複製。可結果卻令人失望。看來，名中醫們用他們的感官感受到了一般人有時甚至連病人都忽略了的信息。由於這些信息的細微玄奧，語言的滯後性，使名中醫們無法用詞語來梳理分辨，也就更無法言說傳承了。看來，中醫學的診斷環節，絕不僅是現有知識一、二、三點的相加、符合。難怪中醫學素來强調悟性。難怪名中醫的後人們不但是甚少勝於藍，甚至無法變藍，總也脱不了青澀者也大有人在。

1.3 依賴有緣故

正確的診斷是良好療效的前提。只是，總有一些病證的診斷是困難的。它們或是屬患病率低的少見病證，使專業人員對它的出現不够敏感；或是雖屬常見病證，但卻因表現不够典型、不够明顯而增加了辨識的難度；或是多個病證複雜並存，使病情撲朔迷離，都對醫生的診斷能力構成更高的要求。尤其在求診者是亞健康狀態時。亞健康狀態往往雖有不適，卻可無任何檢查出來的異常，因為亞健康也可稱之為亞疾病，它可以是疾病的前狀態，也可能不久恢復健康。據多個城市的調查統計，人羣中亞健康的發生率（75% 左右）大約是處於疾病狀態人數（5% 左右）的 10 倍以上。病變典型明顯時，非專業人員也能有所判斷，而像亞健康這樣的狀態，醫生的感官觀察能力就變得格外重要了。

中醫學的診斷手法裏對醫者感官能力的依賴，包括覺察（不僅是評估）病人心理狀態的能力。因中醫學認為病人心理狀態對疾病的進展有决定性影響。情志因素是中醫學非常強調的生命因素。曾經有一個返流性食道炎的病人，首診給其 7 日的藥量，半個月後復診，言此已是三診，「二診去了另一醫生處。本已大為好轉的病恙在服二診方後，又回到舊貌。可是細觀二診所用中藥與一診並無不同」。我細看二診處方，除了疏理肝氣、調理情志的四逆散被從方中移走之外，是無不同。臨牀發現，只有少數病人會直言相告不堪壓力或已經確認為是抑鬱症。多數情況下，或因壓力是長期存在，習以為常，溫水煮青蛙，病人自己並不覺察；或因不願言說其視為私隱的情緒狀態；又或不認為這對醫生的診治有何意義，依賴醫生能察覺其蛛絲馬迹，並詳加審度。

再就醫學模式帶來的影響而言，診斷環節對醫生感官能力的依賴，在中醫學中極其重要。因為中醫學的現狀仍然是，即便儀器檢查有所發現，這些發現目前也還未能納入中醫學證的診斷系統中，還不能輔助中醫學證的診斷。它們對中醫學證的診斷意義還有待再研究與再認識。中醫學的診斷主要還是依靠病人的主觀自我感受。但那些主觀自我感受又非常容易受到病人對自身痛苦的敏感程度、觀察能力、歸納能力、表達能力，乃至性格特點的影響。尤其是，病人絕大多數都是非醫學專業人員，並不明白甚麼是對診斷有幫助的信息而自覺提供，也不能有目的地主動去注意觀察、收集有助於診斷的信息。這些都使診斷發生誤會的可能性大增，也轉而使對醫生感官感受能力的要求大增。

但中醫學的教育體系中，不僅沒有針對這些要求開展的技能訓練，甚至似乎還未意識到問題來自何處。他們只是看到中醫學生乃至中醫從業者的臨牀能力不足，提出了模糊的「早臨牀、多臨牀、反復臨牀」的樸素方式以試行彌補，亦有院校試行過重返師徒式的學習方式，國家有關職能機構也一再推行大型的拜師項目。但因為不明所以，不是對症下藥，使事情雖不至適得其反，但卻大多事倍功半，甚至取效甚微。

以在中醫學的診斷環節中佔居重要地位的脈診為例來說，它是只要有了脈學正常與病變的知識就能完成的嗎？想要閱讀盲文書，如果不經過長期的浸淫練習，人們並不能摸撫出上面的符號信息，脈象的解讀比起盲文來何止難上百倍？

比如滑脈與澀脈。滑是往來流利，澀是來往艱澀，但它們往來一次所用的時間卻是一樣的，都在每分鐘 70 多次。在往來一次不到一秒的時間裏，憑醫生手下的感覺，如何能够分辨到其艱難或流利？至於醫生的左右手所必然存在的觸覺差別，則是被完全忽視了！

脈診的難，還因為同一套脈學系統，並不只用於指認病理狀態時。雖然有正常脈象是平脈的説法，但中醫學早已觀察到年輕時的脈象多帶滑，老年時則多變弦，所以滑、弦脈都可以是相應年齡組的平脈。而滑、弦脈又是病理的，滑脈的臨牀意義是主痰飲、食滯、實熱諸證，也是婦人的孕脈；弦脈則是主肝膽病、痛症、痰飲等。

不同還不僅發生在不同年齡，不同性別、不同職業、不同狀態等等都會使正常脈象呈現不同形態，而這些不同所用的仍是同一套用來表達病理狀態的脈象系統，因為中醫學只有這一個。似乎還嫌難度級別不够，中醫學還允許「捨症從脈」！

脈學還僅只是中醫學收集信息的途徑之一。其他的診斷方法雖沒有脈學這麼突出明顯，但卻可能因為其隱蔽性，因為它的甚至未能言說，而使困難更大。

第 2 節　感到與知道

感到指通過感官感覺而知道，是得以知道的途徑之一。故知道的知，本應包括一切能夠獲知的手段與途徑，這之中當然也包含感到。最初的知道即是由感到而獲得。在哲學上，這是經驗主義者的主張，在哲學由神本向着人本回歸的歷史過程中有重要意義。

2.1 感到與知道

在身體力行的環境裏，在人體全部的感官都被使用、被激發的狀態下，有可能產生忽然的頓悟，產生創造性的思想。當然讀書也能讓人頓悟，不過多數情況下，讀書傳遞的只是知識。尤其是在以標準答案作為讀書好壞判斷標準的時候。可以說，在多數的情況下，知識只是某種「物理性」的傳遞，以好的穩定性、重複性為特徵。而思想的誕生卻屬某種「化學性」的突變，這一變化很難了解其反應時間、反應條件及反應結果。故思想的產生不是必然會得到的禮物，有知識，沒思想，是人羣中的常態。

因為知識累積得多了，直接傳承前人積累的知識，就漸漸成為了主體方式，「感到」的環節被從獲取知識的途徑裏脱開，「感到」也就不再重要。隨着人類知識越加地豐富，對「感到」的需要，被擠逼得也就越甚，以至今天通過「感到」而悟道的路徑頗有些「鳥飛絕」「人蹤滅」的意味了。

隨之而必然到來的，是感官因為不用而一再地鈍化。一些高度依賴感官能力的行業職業出現了感官訓練上的分化。與繪畫、聲樂等行業的重視相反，中醫學不僅缺乏相應專業感官技能的訓練方法，因為中醫教育的從事者，普遍都是從書本中獲得前人的知識聞道的，當今的中醫學甚至在思想認識上尚未注意到有此訓練的必要。

《史記》中記載，扁鵲為醫，是因長桑君所贈神藥：「飲是以上池之水，三十日當知物。」長桑君非普通凡人，所贈亦非普通凡藥。饒是如此，仍需飲藥三十天后才能「視病」行醫，說明中醫學至少不盡屬即聞道，即可用的知識。因知識可藉助前人的所得，醍醐灌頂，豁然而知，能力卻是一場自我的修行。前人的能力，能够移植的，只是心訣，能否到達彼岸卻在習者的個人修為。所以，如果說西醫學是一種與當今平民方式相諧配，一切精密操作皆可交由儀器完成的方式的話，中醫學卻是與那個英雄時代相匹配、高度依賴身懷異能的高人模式。

2.2 感到與知道的不同步性

感官能力與知識是不同步的。知識依靠語言來傳授，但語言即便如何發達，面對要表達的無限世界，它也總是有限的，未知的事物語言不能表達，因無內容可說。即便是已被感知到的事物，也不能用語言描述窮盡。描述未盡的那一部分，有感覺（就像盲人雖然可以從書本上知道色彩的所有知識，但它一定不同於鮮活的真實），也有技術（比如游泳的技能，僅憑書本的知識，甚至無法確保不會溺水）。

聲樂課上，老師不時提出如下要求：「戴個面罩」「戴上頸箍」「腳踏實地」「走第二通道」「90 度」「沒下巴的」「太闊了，開兩指」「陰陰地笑」「打開頭蓋」「揚起眉毛」等等，這些不同的言說，表達的其實是同一件事，即美聲的發聲方法。這時的語言多麼無奈，因它不能完全講述老師想表達的事情。而老師試圖通過變換不同說法的努力正顯現出語言的詞不達意。可是因事情未發生在身體的表面，不能讓學生看見，使學生也只有依賴語言，邊捕捉着詞彙外的含義，一邊努力地體會，並試着作出調整改變。

學生的這種信賴，是否意味着是一種愚蠢呢？如果是，那麼師兄、師姐入雲般的歌聲又是如何被訓練出來的呢？受訓後的學生們逐漸的進步又如何解釋呢？說明不能用言語表達，卻不代表不能用感官體會。正如能清晰表達也不等同於擁有了其能力一樣。

以皮膚科病的學習為例。課本用了大量的文字形容皮膚病的各種皮膚表現，甚至配合以真實病例的圖譜，但其與真實所見仍是有縫對接。因為有文字乃至圖片都未能傳達的信息存在。這些信息雖可被感受，卻未必盡能被上升到理性層面的知識所描述。這些信息雖參與了一個臨牀醫生對疾病的診斷，但還未必盡能為理性所分辨梳理，於是通常就只能用經驗來籠統指稱，使它們在醫學教育中的缺席被合理化了。這從一個側面顯示，現有的知識尚未能完全承載中醫學的全部內容，僅憑知識尚不足以傳承中醫學。

感官能力不僅有獨立於知識之外，也就是獨立於語言之外存在的特性，感官能力甚至與智力亦存在着關係上的分離。思想是理性的，但要藉助於語言才能思，才能想，感覺卻不是。習慣用右手的人，當改用左手時，甚至一個簡單的拿鑰匙開門鎖的動作都不能流暢地自如完成。左右手的生理結構並無二狀，指揮左、右手的又是同一個大腦（即同一智力水平），可是對來自同一大腦的相同指令，左右手的功能卻差異懸殊。

第 3 節　感官能力

3.1 感官能力的記憶性

大腦之外的感官不但具有學習能力，並且它們對所學的記憶，比起大腦來，還要長久得多，牢固得多。所以我們童年時唱過的歌現在猶能唱響，而童年熟記過的課文卻大多遺忘了。但是當下，除了一些特別的學科（如藝術），仍有對這些感官能力的關注，在其餘領域都有意無意地被從強大的知識體系裏忽略了。

筆者很久不開車了，某夜被迫駕駛，一路驚心後，平安到達，倒車入庫。下車後發現尚需再倒半個車位，可試行再啟動時，卻怎都想不起如何掛倒車檔！因之前只是順手一倒而已。順手，其實是手順吧，是順着手的駕駛記憶所為？我們游泳、騎自行車，記住那些技巧與動作的並非大腦。

舊地重遊、睹物思人、時過境遷，表達的是記憶，是記憶裏的心情。而舊地、睹物、境遷都有感官的參與。如果不回舊地，未睹舊物，未變換場景，即如果不讓感官的記憶發揮作用，記憶就不會那麼分明，心情就不會那麼激越，遺忘也就不會那麼困難。感官參與記住的，比只用頭腦所記住的更持久，更穩定。

有學生說過這樣一件事：雖學過帶狀疱疹一病，當時既有文字描述，也有圖片展示，但都模糊了。而一旦在臨牀真實地見了，形象生動，病狀分明，印象深刻，相信是再也不會忘卻了。這是因為在現場，有文字與圖片未及表達的其他信息？並使大腦與眼睛之外其他的感官參與了記憶？由此看來，感官參與記住的，不僅是動作、各部配合的技巧，還有表情、聲音、氣味、心境等等。

3.2 感官能力的自主性

一方面，感官與大腦的合一性，感官聽命於大腦支配的方面已獲人類的充分重視。一般認為，只有大腦才具備學習、記憶及自主意志能力。西方哲學中一個經典的範例是，將一根細木棍插入水中，由水面看去，水下部分的木棍與其水上的部分是存在一個折角的，但大腦能本能地知道這木棍並未曲折，眼見亦不為實，大腦的判斷否决了視覺之所見。

但另一方面，感官的某種獨立的自主性卻是仍然被忽略着。許多人都有過這樣的經驗：初搭滾動電梯時，上、下電梯的那一個動作，會因重心的移動而趔趄一下。踏入移動中的物體時，重心要調整，這概念在腦中是有的，但這能力要建立，卻不僅是有此知識即足够。且上下滾動與平地滾動的電梯，其重心的移動需要不同的建立方式。有意思的是，當乘搭慣了，當某日這電梯停了，卻又必需利用這靜止的電梯上下時，你會發現，即便心中明知這就等同於那素來靜止的樓梯了，但在上下電梯時仍會又一個趔趄。這是因為心中知道而身體的重心尚不知道，身體的重心已習慣於見電梯即要作調整。也就是説身體的重心不僅是由大腦知道的，也有大腦之外的甚麼參與了知道。

心不在焉，視而不見，聽而不聞，也是某種腦與感官的一時分離。自主，即是自己作主，不受他者支配。那麼感官的自主性只能是源於其所存在着的自主意志。感官的自主意志（即感官的支配功能）醫學是有所認識的，不過認為那只是一種低等反射。我想答案大概不會這麼簡單。感官的自主意志雖不能如大腦般左右一個人的行動，但它至少還會發出某種信號，甚至是强烈的信號，以提醒腦的注意。這或許就是人們通常所說的第六感吧。

3.3 感官能力的獲得

感官能力雖是一種先天的具體的本能力，但如果從未利用過它，它或會被遺忘或會被抑制，甚至消失了。孩子會較容易地被繪畫、音樂感染感動，但許多成年人關於繪畫，卻只能看懂像與不像，所以他們終年不會去看畫展；而關於音樂，許多人只能被歌詞的部分打動，所以純音樂是沒興趣聽的。這些成年人多是在知識為主體的教室裏長成的人，是被以知識取代了感官訓練而培育成的人。

失去右手的人，通過練習，可以使左手也擁有原來右手才有的全部功能。其實不僅是手，即便是腳，只要練習得充分也是可能獲得的。雙臂高位截肢的劉偉即以腳彈奏鋼琴在「中國達人秀」中奪冠，同是雙臂高位截肢的劉京生則成了用腳和嘴完成書法和繪畫創作的藝術家。香港中文大學某年也錄取過一個需依靠嘴唇才能進行閱讀的學生。這些皆非那些未練習者所能達成。

另一方面，左手或右手的擅長又是帶有一定的先天傾向的，並不完全是後天訓練的結果。生活中，常見到在某一方面先天傾向突出者，會被指認為在那一方面有天賦，簡直是天才。這類先天的傾向也是一種本能力。從這個角度而言，一個中醫生，其實也是需要天賦的。他的情商、感官能力等等都有先天的因素在內，並不完全是後天訓練的結果，這是俗話說的「老天爺賞飯吃」。至於後天的訓練，教育幫助的結果，則屬俗話說的「祖師爺賞飯吃」。

感官既是一種自主能力，存在着自由的意志，也就需要自主獲得。牽涉到感官能力內容的學科，需要有與知識教育相配套並行的能力培養，不可冀望於由知識的教育替代。在獲取方式上，能力培養也自有其獨有的規律要發現，要遵守，要研究，正如被人們稱之為基本功的那些。

「台上一分鐘，台下十年功」，獲取能力的過程非常非常辛苦，能成就的人很少很少，所以天才、英雄才會象星星一般閃爍，因為大多數人做不到。除少數幾個行業外，本是依靠人的感官本能力做的事，隨着工業革命的到來，現代文明就逐漸轉移給由機器去替代完成了。機械化的普及，使人類對感官的依賴變得越來越少，重視度也就越來越小了。

反過來，高度發達的現代文明，卻在步步擠逼、壓抑對感官能力的感受、開發、利用。感官能力是個體化的，個體間的差異非常懸殊，院校式教育卻是一致性的，標準答案規則本身即是對差異的否定。工業化規範更是不容個體差異的存在。

感官能力，實際上也就是累積臨牀經驗的能力。經驗對中醫學有多重要，感官能力的訓練就有多重要。它不但要求觀察對象的大量一致性（傷寒與溫病即是以其短時間內的大量一致性使得以率先被識別），以通過同一類別的高度重複而使感官感覺獲得強化、明確與固定，也要求觀察者的感覺敏銳性。這種敏銳性，通過訓練、反復的練習，是可以培養的，正如失去雙臂者的腳可被練習到非常靈敏一樣。

第 4 節　脈診的特殊意義

「心中了了，指下難明」，這是前人對脈診特點的形容，因難度太大，甚至信度成疑。怎麼理解脈診對中醫學的意義？

一、脈診的起源早於舌診。

以《內經》為例，其脈診的內容出現千餘次，且內容相當全面。包括診脈之重要：「善診者，察色按脈，先別陰陽。」脈診已成為診斷中重要的獨立事項：「凡治病必察其下，適其脈，觀其志意，與其病也」。診脈的時機：「診法常以平旦，陰氣未動，陽氣未散，飲食未進，經脈未盛，絡脈調勻，氣血未亂，故乃可診有過之脈」。診脈的技巧：「善為脈者，謹察五藏六府……」「此六者，持脈之大法」。不同脈診部位的所主，生理之「平人脈法」，正常「人一呼脈再動，一吸脈亦再動，呼吸定息脈五動」，及因季節「人之居處動靜勇怯，脈亦為之變」的情況，各種病理之脈等等。《傷寒論》與《金匱要略》中也有大量依靠脈象診斷的內容。如果經典是值得信任的，張仲景是不事欺誑的，那就沒有必要獨在診脈這一件事上裝模作樣。

這是脈診作為具體知識的醫學意義。心中了了是知識。脈診又不僅是知識，因其診脈的部分屬技能，它需要長期的練習才能有所獲得，缺乏台下十年功的練習，未免指下難明。而練習，尚需要中醫學為之建立行之有效的訓練方法。想像一下芭蕾，女演員以足尖起舞，而能做到舞步輕盈、優雅的養成過程，這一點就不難理解。

至於舌診的重要意義，則發現較晚。《內經》中舌診的內容甚少，僅約 30 次，內容亦與當今有很大差別。主要為舌體病變，其中以「舌捲」「舌乾」為較常見，它如「舌轉」「舌本痛」「舌難以言」「重舌」等皆僅有一次出現。屬舌苔者亦僅一見「舌上黃」。至東漢末年仍未獲重視，《傷寒論》中，屬舌診者 7 處，《金匱要略》亦僅 7 處。至於舌苔，苔黃之外，僅增白苔一項。

二、脈診是早期中醫學發現的窺探人體內部的窗口。

疾病從發生到在體表明顯表現出來，一定會有一個時間差，這個時間差對有病早治有重要意義。但疾病於體表尚未表現出來的時候，怎樣診斷？

人體內在，是醫者的各種感官都感覺不到的。針對這種情況，一個有着廣泛影響的觀點是「有諸內，必形諸外」(〈孟子・告子下〉)。這句話用在醫學上，指內在的病理變化一定會在體表顯現出來。這種診斷方法的不足之處是，及至病情顯現於外時，難免已是「落葉滿長安」的狀態，遠不若一葉知秋。另一方面，無可否認，臨牀也不無可能存在因為病情發展迅疾，未及形諸外，又或者同一個病，不同的病人，卻以完全不同的表現形諸外等，情況複雜。所以若僅只依賴「形諸外」，難免誤診漏診。中醫學注意到了這個問題。傳説中，神醫扁鵲的方法是「視見垣一方人。以其視病，盡見五臟癥結」(〈史記・扁鵲傳〉)。凡人沒有這種 X 光般的透視能力，在沒有 X 光等技術手段的支持下，中醫學的解決之道是診脈。

「病咳逆，脈之何以知此為肺癰？當有膿血。吐之則死。其脈何類？」(《金匱》) 肺癰在當時是一個以死亡為轉歸的嚴重疾病，故早期診斷早期治療非常重要。這個病有一個極具診斷辨識度的臨牀表現：吐膿血痰。但這一特徵性的痰出現在疾病的後期，憑藉其診斷時，已無異宣判死亡，「吐之則死」，故診斷不能待其出現。因為早期臨牀表現無所特別，這時就求助於診脈：「脈之何以知此為肺癰？」「其脈何類？」說明脈是早期中醫學窺探身體內在變化的窗口與途徑。

三、診脈依靠的是醫生的感官，存在不足。

雨與雪是兩樣不同的事物，但對於看不見的盲人來說，如果沒有明眼人告訴他，大概率會將下雨與下雪視為同一件事。緝毒犬有必要，也是因為人的力有未逮。鑑於脈診的難度，鑑於相應能力訓練方法的未備，在今天已有充足的條件使醫者皆可如扁鵲般盡見五臟癥結的情況下，隨着各窺探人體內部儀器的引進，可降低對脈診的依賴。

第 5 節　有限的信度

大部分情況下，事物的內在原因比較複雜，純以外部觀察方式所做的結論就不可絕對化、必然化，更不宜作過度機械、精細的確切區分。從這個角度理解中醫學的舌診、脈診、腹診、手診及耳診等被稱為全息論的內容，雖然局部帶着全體的信息，但由於這些局部並非發生病變的直接部位，未必具有現象與機理之間的必然聯繫，也未必特徵性地反應某一部位病變的精確信息。即便在一些關聯度甚高的表現與病位之間都是如此，如嘔吐可以是胃病所致也可以不是，牙痛可以是牙病的原因，也可以是心梗心絞痛的表現等。在舌、脈與病變部位之間，就更只是一種反應性的聯繫。

在這一點上，中醫學有過度詮釋的傾向。比如把舌和脈再作部位劃分，在各部位與不同的臟腑之間建立精確的對應聯繫，以作病變所在臟腑的診斷。如舌尖候心肺，舌中候脾胃，舌側候肝膽、舌根候肝腎；脈的寸部候心肺、關部候脾胃、尺部候肝腎等。雖然舌苔舌質及脈象確能反映身體的病變狀態，例如舌紅苔黃脈數與熱證之間確實存在着相當密切的關係，但也不能否認，上述方式建立起的與內在臟腑間的精確聯繫，沒有生理病理的特殊性，只有邏輯推理的一般性，是非常不合理的。如果說邏輯推理本是認識行為的重要手段，其本身並無問題，那麼至少也應有必要的註明：此是臨牀經驗而來，頗值得信任，而彼是推理而來，尚在假說的範疇，只有有限的或未經臨牀驗證。以此將想像與真實作一個清晰的區分，可惜沒有。

醫者的感官屬直觀感知，它的信度有限還在於，專業知識的建設，僅僅依靠直觀感知，無論如何其支持度都是遠遠不夠的，中醫人應對此有充分的自覺性。在肯定傳統感官診斷方式重要價值的同時，正如海關普遍使用緝毒犬之類，藉助各項現代檢查儀器手段的方法，也絕不會使中醫學異化。

第七章

關於治療的問題

十大開國元帥之一徐向前曾高熱不能止，在其夫人的堅持下，請鄧鐵濤處以中藥。熱退，乃問可有求辦之事？鄧老請轉信中央，免使中醫後繼無人。於是始有國家中醫藥管理局從衛生部中獨立而出……

治療是中醫學最強大的生命力及核心優勢所在。如果不是在治療方面所具有的其他任何醫學尚無法替代的療效，中醫學早就已經湮滅了。

相對於診斷的「診甚麼」(見本書「證理論問題」) 與「如何診」(見本書「對醫者的感官依賴問題」)，治療也可分為「治甚麼」與「如何治」。「治甚麼」是原則，「如何治」是方法。「如何診」裏「對醫者的感官依賴問題」，是談的中醫學的診斷特色，這裏「如何治」也將是，至於具體疾病的具體治療方法則不在本書宗旨之列，可詳見各專業書。

第 1 節 治甚麼

1.1 以治人為主體

疾病是病與人雙重因素共同作用的結果。只是這兩個不同的因素，在診斷與治療時所體現的作用是不一樣的，存在差異。

在診斷環節，若病規律呈現典型，則只需診病，不需另行診人。即有必要診病結合診人，只發生在人規律有異常時。但在治療環節，卻是無論病規律呈現典型與否，都既可只是治病，亦可通過治人，以達到治病。所謂治人，即通過對人體自我的抗病機制（屬本書所謂的人規律）的調整，或激發，或增強，或者為人體自我抗病機制的學習應對贏得時間。而治人正是中醫學在治療上的特色與優勢強項。

1.1.1 在病規律主導時

面對一個病人，如何判斷其是由病規律在主導？是病規律呈現典型。這時的中醫學治療，原則是以病為指導，同病同治。而在方法上，較為豐富。既有直接治病的方法，如青蒿、常山對瘧疾病的療效，即是直接針對瘧邪（瘧原蟲）取得的，謂之「截瘧」。也有如驅蟲藥使君子、苦楝根皮，針對的是蛔蟲；檳榔、南瓜子針對的則是絛蟲等等。「蟲」不同，治療它們的藥物也不同，藥的選擇性由「蟲」決定，專病專藥，糾治的是病規律中的病因（病原體）環節。其特徵是治療對病種有很強的選擇性，即通常所謂的專病專方。只是該部分內容較少，不佔中醫學的主體。其原因，在歷史上，是技術性的，比如分離病原微生物的技術欠缺。而不是理念性的，不是出於某種理論指導下的結果。所以驅蟲藥所積累的，不僅多是針對肉眼可見的寄生蟲，而且是腸道寄生蟲（因其排出體外，能被人查知）。

又，因為疾病受雙因素左右，故即便是在病規律能典型呈現時，亦可通過治人來達到治病的效果。最典型的代表是針灸術。病規律典型的病，也可用針灸治療。針灸因只是對人體實施諸如酸麻等的刺激，並未將任何物質包括藥物放置進人體，所以它的治療機理，毫無任何疑問地，只能是治人。是通過治人，調動機體自身的抗病能力，從而達到治病的目的。病規律能典型呈現時，亦可通過治人來達到治病的效果，這是與診斷環節最大的不同。

治人的特徵當是異病同治性。於中醫學內，對感染性疾病療效卓著的方藥甚多。然研究發現，如青蒿這般對病因有選擇針對性的百裏不能挑其一，提示另有作用機理。比如白虎湯既能治療瘧疾，也能治療傷寒病及多種溫病。其與青蒿不同，不是通過直接殺死瘧原蟲取得的療效，它治療的是包括瘧疾在內各種感染性疾病所導致的高熱，降低高熱引起的生命危機。至於瘧原蟲，留待身體自己對付。白虎湯為身體免疫系統發揮作用（適應性免疫，產生特異性抗體）爭取到了必要的時間。免疫系統是重要的人規律，這可以解釋白虎湯的異病同治性。白虎湯作用的環節應該是內生致熱原或中樞調節介質，它們都不止一種，這可以解釋白虎湯有一定的病種選擇性，因不是對每種內生致熱原或中樞介質都有效。

1.1.2 在人規律異常時

疾病由雙規律決定，病規律呈現能典型時，意味着病人的人規律並無異狀，故使疾病能無論長幼，率相類似。利用這一點，可判斷人規律的異常，即病規律呈現不典型。不典型的程度與其異常的嚴重性相關。鑑於人規律異常缺少能夠一錘定音的診斷指標，故可結合病人病前的亞健康狀態輔助診斷。

此時的治人，原則是以人為指導。視其嚴重程度，方法上可只是治人，亦或可結合治病。例如痢疾是外感熱性病之一，感邪而病，病性屬熱，邪是主因，大腸濕熱是典型證，主治方是芍藥湯、白頭翁湯。但若病人陽氣不足，使病的表現不能典型，則會改變治療策略。

《古今醫案按》記載了一則元代朱丹溪治其同窗葉儀的「滯下」（痢疾）案：

> 歲癸酉秋八月，予病滯下，痛作，絕不食飲。既而困憊不能起，乃以衽席及薦闕其中，而聽其自下焉。時朱彥修氏客城中，以友生之好，日過視予，飲予藥，但日服而病日增。……浹旬病益甚，痰窒咽如絮，呻吟亘晝夜。私自虞，與二子訣。……翌日天甫明，來視予脈，煮小承氣湯飲予。藥下咽，覺所苦者自上下，凡一再行，意泠然，越日遂進粥，漸瘉。……夫滯下之病，謂宜去其舊而新是圖，而我顧投以參、朮、陳皮、芍藥等補劑十餘貼，安得不日以劇？然非此浹旬之補，豈能當此兩貼承氣哉？故先補完胃氣之傷，而後去其積，則一旦霍然矣。

這是先治人，後治病。

於本書的「證理論問題」部分曾引過《醫貫》的一則治痢醫案，這裏不妨再看一遍：

> 不肖體素豐，多火善渴，雖盛寒，牀頭必置茗碗，或一夕盡數甌，又時苦喘急。質之先生，為言此屬鬱火證，常令服茱連丸，無恙也。丁巳之夏，避暑檀州，酷甚，朝夕坐冰盤間，或飲冷香薷湯，自負清暑良劑。孟秋痢大作，初三晝夜下百許次，紅白相雜，絕無渣滓，腹脹悶，絞痛不可言。或謂宜下以大黃，先生弗顧也，竟用參、朮、薑、桂漸瘉。猶白積不止，服感應丸（名為感應丸的方有多首，組成不一，但多屬溫中消積類）而痊。後少嚐蟹螯，復瀉下委頓，仍服八味湯及補劑中重加薑、桂而瘉。夫一身歷一歲間耳，黃連苦茗，曩不輟口，而今病以純熱瘥。向非先生，或投大黃涼藥下之，不知竟作何狀。

這是只治人，其餘交由人自身完成。

此痢疾兩案所用皆不是治痢的代表法、代表方，而都是依據病人自身情況的特殊性更改了的治療方法。朱丹溪用的是先益氣健脾，後轉瀉熱導滯法祛邪，趙獻可取的則是益氣加溫中到底，輔以消積去邪。說明兩案中病患皆有脾虛一面，但程度有別。朱案病人氣虛程度較輕，經補益後，猶可化熱成典型痢疾，趙案病人則是陽虛，陽虛是氣虛的加劇及性質上的延伸，故始終未能化熱。

病規律不能典型呈現時的治人，以人規律為治療的指導性原則。從病的角度看，治療方法，各不相同，很不一致，重複性低。這就與治病部分的從人治不同，治病部分的從人治，是以病為指導性原則，從病的角度看，方法是標準化的，同一個病在不同的人之間有共同性或者說一致性。

1.2 治人是中醫學的最大特色與優勢

特色在其獨有，優勢在特色的全面與豐富。治人是中醫學的獨有，大概不必多說。全面性是其覆蓋範圍，疾病無非病與人雙規律因素，治人在這兩方面都有出現，似也無需贅言。故這裏且只談談豐富性的表現。它體現在不同的具體內容中。

西醫學也有類似屬治人的內容，比如各種疾病引起的休克，是生命的一種瀕危狀態。這時的治療，也會以糾正休克為先，各種疾病的治療會被暫且擱置。只是它在休克糾正後，仍需回到治病這個宗旨上。猶如對高熱病人的物理降溫一般，有對症處理的性質。

中醫學的情況與之相仿，又有所不同。休克在中醫學謂之亡陽，四逆輩是這一狀態的主治方，它也不是由病指導下的使用，這與西醫學同。但四逆輩在救逆回陽的同時，病也可能就好了，這與主流醫學有所區別。如《傷寒論》91 條：「傷寒醫下之，續得下利，清穀不止，身疼痛者，急當救裏；後身疼痛，清便自調者，急當救表。救裏宜四逆湯，救表宜桂枝湯。」清穀不止的主治方本應是理中湯，此條用四逆，是因為下利勢甚，不止無度，甚至失禁，達到亡陽狀態，故不用主治虛寒下利的理中湯，而用四逆。其目的不在溫中止利，而在回陽救逆。但亡陽糾正之後，是否還必須回到下利病的治療？後文「清便自調」表明，四逆湯後，不僅是亡陽被糾正，下利亦獲糾正了。

中醫學的治人，不僅存在於人規律無異常（即病規律典型）與人規律有異常（即病規律不典型）時的不同狀態下，且方法更豐富，作用路徑也很可能不止一條。針灸療法不必說，藥物治療的部分亦然。以方劑的補益劑為例，補益針對的當然是人體自身，屬治人無疑。

以臟腑來看，補脾陽的方法與補腎陽的就有很大差別。其中補脾陽多以乾薑人參配伍組方，如理中丸（加白朮，便溏泄瀉時用）、大建中湯（加蜀椒飴糖，腹痛突出時用）；乾薑人參半夏丸（加半夏，主症嘔吐時用），這些都是漢代已經形成、規範成熟的方劑。而補腎陽則是以大量補陰藥為組方基礎，如腎氣丸、右歸丸等等，都用了大劑量的熟地。氣虛補氣，陽虛補陽外，尚有利用氣血、陰陽、臟腑的關係「間接補」，包括以補氣的方法補血（如當歸補血湯，方中用大量的黃芪為君），以補陽的方法補陰（所謂善補陰者，必於陽中求陰。如左歸丸），以補陰的方法補陽（所謂善補陽者，必於陰中求陽。如右歸丸），培土以生金（即通過補脾達到益肺的效果，如參苓白朮散）等。

而所有這一切補益諸法的實現，都是需要人體自身參與的，所謂熟地可補陰，但熟地不是陰。其含義舉例來説，西藥補益（如果可以這樣説的話）是直接補充，如直接輸血，而中藥則顯然不是。它的長處在於，未曾擱置人體自身因素的積極參與，不會產生終身藥物依賴。

有賴人體自身因素的參與，中醫學對這裏的人規律亦有獨特發現。通脈四逆加猪膽汁湯，通脈四逆湯由生附子、乾薑、甘草組成，主治下利所致的亡陽欲脱。其中，猪膽汁卻是性味寒涼，並無回陽之效，卻有傷陽之弊，用在此處，屬反佐。因病雖屬亡陽重症，但病人對於通脈四逆湯有格拒反應，服下則吐，無法令其發揮效用。若一時無猪膽汁，熱藥涼服亦是臨牀常用的方法之一。「格拒」是軀體的一種狀態，猶如「忠言逆耳」，不太受聽的同樣一句話，在心緒平靜的狀態下聽，與崩潰邊緣的狀態下聽，人的反應是不一樣的。亡陽是陽虛較嚴重者，通常溫補陽氣即可。相關治方四逆湯、通脈四逆湯、白通湯、獨參湯、參附湯等方中皆無反佐的配伍。知猪膽汁不是回陽的標配，或者説回陽救逆並不依賴它，依賴它的不是病規律，仍是人的狀態。鑑於亡陽也屬人規律範疇，提示人規律病理狀態的認識與救治都不是平面單一的。

更多地，則是有療效，但作用機理不詳，因不知作用環節所在。這樣的部分，推測其絕大可能亦屬在「治人」範疇。這是因為，這些治療方法多不是在單一病的診斷基礎上篩選得到的。非單一病的診斷結論，其中包含的單一病眾多，而竟能夠篩選出穩定有效的治方，其作用機理就很難同意是治病而不是治人。中醫學內大量治方都具有廣泛的異病同治屬性，這大概是其內在原因。而中醫學大量有效的藥物，卻無法在西醫藥理實驗中得到證實，原因大概也在於此。以治病為路徑的西醫學，其藥理方法當然只會與之相匹適。

人的軀體僅此一具，來自外界的致病因素則數不勝數。尤其隨人類活動範圍日益延伸，乃至擴展到無數昔日的人迹罕至之處，人類遭遇的未知致病因素簡直不可預估。人體的抗病系統不可能未卜先知地一一針對性預置——如各種疫苗所做的那樣，只能是更加高級的「以不變應萬變」。治療若作用於此「不變」，即當有異病同治現象。而言其「高級」，是因其「不變」中實有萬變，只是萬變皆不離宗。換言之，機體的抗病機制為一，但通過學習、升級，能產生特異性免疫（即對致病原具有選擇性、針對性）。這是一種人類具有而所有醫學技術手段都還無法實現的偉大能力，實在極其高級。

陸廣莘講述過他的一次經歷：1987 年作為治療艾滋病的專家組成員，援助坦桑尼亞。但彼時中國國內其實尚無一例艾滋病人，不知道的病，卻知道如何治療？對方專家毫不客氣地質疑。其實病雖不知，但患病的人卻是有所知的。作為外來病邪所致之病，中醫學已總結到人體反應的一定規律。故中醫學幾乎從不會出現目前尚無法治療的情況，有的只是療效的是否讓人滿意而已。

正是因為是否調動人體自身的抗病能力以治病，而帶來了中西醫差別。這差別不僅是應用級別的，更重要的是性質上的。

治療是解決問題的方法，從來不止一種，任何問題皆是如此。鑑於總有一些病人，標準治療無效或不適合，治療方法當然是多多益善。

1.3 不可能存在超越具體疾病之上的治療思路

診斷的問題無非診病與診人，這是超越具體疾病之上的診斷思路。依此，若把治療的思路也理解成無非治病與治人，可操作性就太弱了，近乎於只是哲理。因從專業上，用這個方法再難縱深。換言之，疾病的治療思路，還未如診斷一樣已到戰略性的級別，還只是戰術性的。

每一個病都由雙規律左右，每一規律可被干預的環節或曰靶點，醫學都無法未卜先知；而即使是知道了可被干預的環節或靶點，距離能夠成功干預到它，之間仍有難以預測的距離。

很多病，人們早就已經發現了，但卻尚未能治癒它。因為治療需要發明，發明是「無中生有」，它並非努力就一定能做到，有時候機遇與幸運更加重要。所以治療是具體的，只能一個病、一個病地艱苦求解。上世紀七八十年代，美國通過了一個龐大的攻克癌症計劃，結果卻不如人意。

這使治療與診斷不同。診斷是對現實已然存在問題的發現，即便對問題的了解深度不够，哪怕只是皮毛，但也不影響對它的發現。一個有追求的醫生可以通過自身的努力，大幅提高自身的診斷水平。畢竟人們還未見過的新發生的病所佔比重極小。而治療，則不是醫生的主觀努力就一定能够解決的。當此之時，2019 新冠肺炎仍在流行，將於何時終結、如何終結，甚至能否終結都尚未明，但不影響人們已經發現有新冠肺炎的存在這一事實。

中醫學現有的積累中，病與人雙因素雖然皆有治療身影的顯現，但多只是經驗的產物，作用機理不明。那麼辨證論治理論是否堪當治療思路？辨證論治，證是診斷，雙規律兩大因素無所不包，又未對它們作出區別，以它指導治療，概括性雖強，指導性實屬不夠。

比如證是肺陰虛，指導的治應是滋陰補肺。但是用月華丸，還是沙參麥冬湯？溫補腎陽方有四百餘首，怎樣選擇？經方腎氣丸是其中之一，甚麼情況是腎氣丸的不適應症，以至加減不能解決，而需動用到其他的四百餘首？等等都難以回答。

那怎樣看中醫學已有的治療理論？以《內經》為例，隱然似成體系，以〈素問・至真要大論〉講述最全面：「寒者熱之，熱者寒之，微者逆之，甚者從之，堅者削之，客者除之，勞者溫之，結者散之，留者攻之，燥者濡之，急者緩之，散者收之，損者溫之，逸者行之，驚者平之，上之下之，摩之浴之，薄之劫之，開之發之，適事為故。」

理論，或是源於實踐經驗的總結，或是通過建立假說。這篇文字缺乏細節、缺乏具體，頗不似源自實踐的總結。《內經》中有治方十三首，配伍粗疏，這樣的臨牀實踐經驗，也遠不足以支撐出原文規模的治療理論。另一方面，卻是哲學痕迹明顯，上下寒熱補虛祛邪，對立統一性，應是基於陰陽方法論所作的思辨性假說。〈素問・陰陽應象大論〉中也有治療理論性文字，當中「其盛，可待衰而已」高度懷疑是受兵法啟發建立的失敗假說。在兵法，固有「一鼓作氣，再而衰，三而竭」規律，但在疾病病盛時，大概率等來的不會是病的自動衰減，而是病人的衰亡不治。

第 2 節　諸多特色

中醫學的治療多屬經驗範疇，因機理不明，言説難以清晰，使中醫學的治療有大量的「講故事」狀態。至其微妙處，若故事也無助説明，則只能借用比喻。故較之全書，本部分風格有變。在本書的「感官依賴」問題部分已有類似處理。

2.1 主體多為經驗

人類在技術上的進步，大概有兩種方式，一種是明晰事物內在機理之後的創造，比如計算機、照相術等；另一種則是內在機理雖然不明，但因為幸運的眷顧而獲得。後一種技術被稱之為經驗。

有別於在理論上的哲學意味，中醫學在治療上以經驗性為特徵。

2.1.1 經驗性的表現

一、治療知識與時間的關係。

臨牀經驗的積累會隨時間的推進而日漸增多，日益豐富，故本草書中所載藥物、藥物的功效，由少到多、由粗到精、由泛到專的增長態勢非常明顯。以在中藥發展史上極具代表性的主流本草書為例，漢《神農本草經》載藥 365 味，南北朝《本草經集註》有藥 730 味，唐《新修本草》是 844 味，北宋《經史證類備急本草》1558 味，明《本草綱目》是 1892 味。因內容太多，所以有必要分化為主題本草的形式，如中藥炮炙學專著，南朝的《雷公炮炙論》；中藥鑑定專著，明代的《本草原始》；而明《食物本草》則是藥用性食物的專著；另外還有各地方性的本草書籍等。新發現藥物之外，尚有對固有藥物新功效的發現，而發現途徑，仍是臨牀。如黃柏在李時珍所著的《本草綱目》中新增了清虛熱的功效記載，這是《神農本草經》所沒有的，但發現黃柏這一新功效的人卻是金元時期的朱丹溪，出現於他的大補陰丸、虎潛丸中，朱丹溪是臨牀醫家，他發現藥物的用途也只能是源自臨牀積累。

二、治療知識與診斷的關係。

中醫學中也有對病作選擇性治療者，即病不同，治療不同。歸納可發現，此類性質的疾病有兩個共同點，其或是發生在體表部位，方便診斷，如大頭瘟有普濟清毒飲，治牙齦腫痛潰爛有清胃散，癰瘍有仙方活命飲，疔瘡有五味消毒飲，脱疽有四妙勇安湯等；或是病位雖不在體表，但病的臨牀表現有足够辨識度，如骨折有小夾板法，蛔蟲有烏梅丸，肺癰有葦莖湯等。另一方面，又並不是所有具有如上特徵者，皆有專病專方的選擇性治療。在《傷寒雜病論》的雜病部分，一些因為罕見而內容較少的病，治方也少甚至缺如。如張仲景記錄到的陰陽毒病，該病起病急驟，進展迅速（五日可治，七日不可治），兼之臨牀表現特別（面赤發斑，咽痛吐膿血；或面青，身痛咽痛）。但因罕見，不但內容共只有兩條，治方也皆以升麻鱉甲湯主打。對病例數的依賴這一現象，也說明治療是源自臨牀的篩選積累。

三、治療知識與機理的關係。

熟地要九蒸九曬效果方好；馬錢子要用油炸砂燙而非尋常的方式減毒；烏頭附子時則是用配伍白蜜久煎的方法；而峻猛瀉下藥時配大棗可緩解副作用；柴胡劑則要去滓再煎等等。凡此種種有些機理後來被揭示了，如馬錢子，有些則至今仍然未明，如柴胡。其中即便已獲揭示者也是近年的事，故知皆出自經驗的總結，而非機理的揭示。

四、治療知識的延續性。

中國自古是一個疆域遼闊的國家，東西橫亘，南北綿延，皆以千萬里計，地貌地理多變，氣候隨之多樣。人們的生活環境千差萬別、土地上人口基數眾多，一方水土一方人，所發生的疾病也是各有各樣。這既要求足够多的醫學從業者，也必然會產生足够多的傑出醫學家，各種各樣治療方法的積累自亦不在話下。

兩千年來中醫學始終持守如一，性質上未曾更張改弦，內容上未曾革心換面。從歷朝歷代對《內經》《傷寒雜病論》等的註與疏從未間斷過可知，甚至包括新文化運動在內的重大社會變革及西醫學的進入等等重大事件，其影響雖在所難免，但也都未曾改變中醫學內在本質的延續性。所以古人積累的知識、經驗，今天仍能接得上、讀得懂、用得着。也就是說，經驗性特點未在性質上發生變化。

五、「單方一味，氣死名醫」現象。

經驗性特徵有一個典型體現，就是民間俗話「單方一味，氣死名醫」。在民間能成俗語，既說明其有效性，也提示這類現象絕非個別存在。單方的持有者未必是醫道中人，但其所持單方卻能治好醫學束手的疾病。

以江蘇省南通市中醫院在上世紀五十年代轟動全國的南通「三枝花」為例：一是民間蛇醫季德勝，善治蛇咬傷，「季德勝蛇藥」馳名中外。二是治療淋巴結核的民間中醫陳照。淋巴結核中醫名瘰癧，反復纏綿難癒，必須長期服用抗結核藥，但不識字的陳照，從遊醫焦月波處得到一個驗方，一般經一個月左右即能治癒。三是小學教員成雲龍，只會治肺膿瘍（肺部化膿的一種病，即肺癰）。該病在張仲景時代「膿成則死」，上世紀五十年代之時，抗生素尚未普及，也仍是一個難治病。成雲龍也是從江湖郎中處索得的驗方。所用中藥後經南京中山植物園鑑定，學名為「金蕎麥」，經臨牀觀察驗證確有療效，成為成藥「金蕎麥片」的基礎。

三枝花都沒有接受過正規醫學教育，有兩位甚至還目不識丁。有賴時任院長的朱良春先生慧眼識珠，受其老師章太炎先生「下問串鈴，不貴儒醫」的啟發，敢於不拘一格選用人材。當然其審慎地對待這些驗方，辨別療效，改良方法，才能使沒有質量標準的民間經驗，成為國家成果。

2.1.2 經驗的優勢與不足

一、經驗的優勢在於，所利用的機理可大於醫學的了解。

治療是應用性的，一般來說，這一類的技術可有兩種推動方式：

一種是基於人們已有的認識，而設計治療的方法。即依賴既有認識推動，如用抗生素、抗病毒藥，以對抗進入人體的相關細菌病毒、用切除腫瘤組織，包括化療、放射性療法也是。甚至用切除部分胃體的方式，以圖控制過量的體重等等。西醫學的治療幾乎都是這種方式的成果。胡適等人士說西醫學的長項是「能說得清是怎麼回事」，其原因就在於此。

另一種則是伴有運氣成分的推動。疾病加身時，要活下去，好好地活下去是普遍的人性，在醫學未到的地方，人們也會不斷嘗試。試得足夠多了，總能取得一些成功的經驗，若還有幸運的眷顧，意外之喜，就會事半功倍。「一味單方氣死名醫」現象是這種形式的典型代表。「氣死名醫」，其實就是超越了醫學對疾病機理的了解。在對問題的內在機理並不清楚的情況下，因為持續不懈的努力，因為運氣的加持，而取得重大突破。這樣的治療，因為不了解其作用的機理所在，故謂之經驗。

經驗性療效的取得，可以不依賴對生命機制的明瞭、對疾病機理的揭示，即得以繞過對機理揭曉的依賴，這樣的如有神助，不但可極大地突破原有治療的瓶頸，如青蒿素；也可從不同性質的角度豐富既有的治療方法，如針灸術。

顯然，這樣的經驗是可遇不可求的，極其寶貴。

二、因長年累月的積累，經驗有足夠的豐富度。

中醫學治療方法的豐富性，既是方劑數量上的，彭懷仁主編的《中醫方劑大辭典》收方約 10 萬首；也是方法上的，比如有內服藥、有外用藥，有針與灸，有敷貼發泡療法；外科還有火針烙法，有挑治、掛線法；骨傷科則尚有正骨、理筋手法，有小夾板等等。更重要的，還是作用機理上的。青蒿素能脫穎而出，說明與傳統抗瘧藥作用機理的不同。而大部分的中藥不能在西醫藥理實驗中顯示出功效，也提示有可能是作用機理不同，即實驗模型不適用的原因。

長期以來，不同的中醫，不僅是對同一個病，更主要的是即便是對同一個病人，也往往處方有出入，甚或出入較大，這是現實中中醫學被詬病的一個重要所在。但這個詬病其實是受了西醫學一個病只有一套標準治療方法的影響。西醫學理法方藥的貫通只是近一二百年的事，而中醫學積累了近二千年，加之又有治病與治人的不同帶來的複雜治療路徑（如先治病，後治人；先治人，後治病；及二者同治等），不同的醫生用藥不同，並不意味着就是問題，還可能恰是優勢所在。因其豐富，可選擇性多。「條條大路通羅馬」，只要最終能達到目的，方法豐富多樣應是被讚賞的一面。任何時候，應對問題的手段與方法愈多愈好，而不是相反。

而如果要質疑，應該是在治法不同的情況下，有無方法保證療效的一致？應該承認，在這一點上，中醫學尚有許多工作要做。

三、經驗的不足。

治療是對問題的處理，問題由雙規律即雙因素共同起作用，不僅疾病的雙因素可使相同的診斷治療不同，因雙因素中的每一因素也都有不止一個的治療環節或曰靶點，也會影響治法的選擇。此外，更有或進取，或消極，或希望無創傷（如患者是高年老者），或除惡務盡，或追求副作用較小，或是以能夠承受的經濟負擔為前提等的影響因素存在。即便有所謂最好的治療，也只是彼時彼地的最好選擇，不是不變的標準。隨着對疾病的了解，現有治療缺點的暴露，及新的更佳治療方案的發現等，治療的選擇將更多。如此複雜的狀態，醫學停留在經驗層次顯然是不夠的。主要有：

一是理論滯後。經驗既是主體，本身即説明理論滯後。也正是因為治療經驗的作用機理未明，故在傳承方式上，應以模仿為主要形式，而不鼓勵任意更改。

二是未必全真，只能有限度地信任。經驗性療效不是對生命完全明瞭、對疾病機理清晰下的取得，其作用機理不明，成分不清，療效難以穩定，毒性難以控制，是其不足。

「單方一味氣死名醫」，只能發生在診斷明確、病因單純時。診斷明確是因為這些病或病位在體表，或有一錘定音級別的特殊的臨牀表現，可清晰診斷。上述南通市中醫院三枝花所治，一是蛇咬傷，有傷口特徵可見；二是淋巴結核，民間俗稱老鼠瘡，這是它的外在特徵；三是肺膿瘍，雖病灶在體內不可見，但其有一種特殊的痰。

若病灶既不在體表，又沒有高識別度的表現時如何？當病因不單純，診斷複雜（相同的臨牀表現可由不同的病引起），於機理更不甚了了時，經驗就捉襟見肘了。

「寒熱之象可假，喜惡之情必真」，是中醫學根據臨牀經驗總結的診斷知識，但〈金匱・五臟風寒積聚〉亦有「肝著，其人常欲蹈其胸上，先未苦時，但欲飲熱，旋覆花湯主之」的條文，旋覆花湯不是溫補方，即文中的喜溫喜按，不是虛寒證。如此診斷指導的治療，難免療效不穩。

但即便如此，仍必須承認，這些經驗在今天仍有極大的現實意義，是無價之寶。經方在業內的持續受追捧度應已回答了這一問題。正是因為中醫學的主體在治人，人不變，人的抗病機制不變，治人這一部分的經驗意義不變。病的部分亦然。

當今應本着既不應將中醫學的臨牀療效虛無化，也不可滿足於以經驗狀態本身的態度。香港當地方言裏有「執生」一詞，意思為臨場應變，憑的是現場反應。經驗非常重要，但也增加了不可控性、偶然性，醫學上不可滿足於此。畢竟經驗不是真理，只是「前知識」。

2.3 方劑與單味藥

2.3.1 藥物學的形式是方劑不是單味藥

所謂藥，指凡用以治病的物質。如果把西醫用來治病的稱為西藥，與之相對應，中醫用來治病的，不是習稱為中藥的單味中藥，而是方劑。

方劑與單味中藥的關係是，方劑是指存在穩定配合關係的成組藥物。這個「穩定配合關係」就是術語「配伍」，而將具配伍關係的藥，有時又習稱為「藥對」。藥對可以是兩味藥，如桂枝與芍藥配伍；也可以是兩味以上，如乾薑、細辛、五味子配伍。單味中藥組成了方劑，但發揮治病效果的最小功能單位，並不是單味中藥，而是配伍。

當然也有用單味藥治病的情況，如獨參湯，不過這只是異類特例。據《中國藥典》(2010 年版)，用於防治疾病的中藥藥品共 1062 種，其中單味製劑 29 種 (佔 2.7%)，而成方製劑則有 1033 種 (佔 97.2%)，異類特例不具有普適性。

一個方劑中可包含不止一個配伍單元。但方劑學所談論的最小單位卻只能是方劑，無法將之解構至具體配伍單元。因方劑是經驗的產物，現有的了解尚不足以一一揭示所有方劑的配伍構成、配伍奧祕。

當今中醫學仍以方劑為主要用藥形式，這種形式是由無數素不相識的臨牀醫生高度統一地，數千年不斷地在臨牀經節選淘汰而沿襲下來的。從機率角度看，這種不約而同的非同尋常是顯而易見的。因為它充分説明在這個超級統一、超長持續性的背後必然深藏着內在的客觀規律。所以方劑的這一現象非同小可，值得重視。

2.3.2 方劑研究的是藥物關係

配伍是藥物關係，該關係由內在客觀規律決定，因其不是在任意的不同藥物間都存在。雖然配伍的機理尚未一一揭示，但配伍仍是一件嚴謹嚴肅的事。

方劑一詞本身即含有規矩準則之意。「方」者「並船也」(《說文》)。「引申為凡相並之稱」(《說文解字註箋》)，在中醫學，把同類的藥物組合在一起，也稱之為方。

方舟是水上漂浮物，為免翻傾，在多船相並時，需要按規矩操作，故有所謂「方者中矩，圓者中規」(〈莊子·徐無鬼〉) 之説，「中」者合於，符合也。所謂方圓規矩，如何使其合規矩？有方劑的「劑」，劑者《說文》「齊也，從刀從齊」；段註：「剪齊也。」

翻譯成通行的語言，即不同的藥出現在同一個處方中，彼此間要能互相配合，而不能矛盾衝突，故需要規矩與方法。由是反觀臨牀不時可見的「超大處方」現象（指臨牀醫生於其處方中無序添加眾多藥物），保無「爾望其生，吾見其死」(〈千金要方·大醫精誠〉) 之憂？

《漢書·藝文志》最早對影響制「方」之規矩的因素有所解釋：「經方者，本草石之寒溫，量疾病之深淺，假藥味之滋，因氣感之宜，辨五苦六辛，致水火之劑，以通閉解結，反之於平……」。方是方劑的簡稱，或許，從「方劑」這個詞出現的那天起，就已經從理念上提出告誡：用藥不可以拼拼湊湊，隨意添減。今天「處方」這個詞名「處方」，而不是「處藥」，應該即是源自「方劑」一詞的影響。

配伍具相當的穩定性，或者說重複性、再現性，提示配伍有內在客觀規律。鑑於不同醫生用藥經驗差異的廣泛存在，會帶來可比性的問題，這裏以仲景書中所載瀉下劑的寒下劑為例（表 9）。可見不但瀉下藥鎖定大黃芒硝，行氣藥鎖定枳實與厚朴，且可輕易歸納為配與不配行氣藥兩組。高度的重複性，只能是因了內在配伍機理的緣故。

表 9：仲景寒下劑配伍結構歸納

以瀉積為目的時			**以瀉熱為目的時**		
方名	瀉下藥	行氣藥	方名	瀉下藥	行氣藥
小承氣湯	大黃	枳實、厚朴	調胃承氣湯	大黃、芒硝	／
麻子仁丸	大黃	枳實、厚朴	桃核承氣湯	大黃、芒硝	／
厚朴大黃湯	大黃	枳實、厚朴	抵當湯、抵當丸	大黃	／
厚朴三物湯	大黃	枳實、厚朴	大黃牡丹湯	大黃、芒硝	／
厚朴七物湯	大黃	枳實、厚朴	茵陳蒿湯	大黃	／
大柴胡湯	大黃	枳實	大黃硝石湯	大黃、硝石	／
梔子大黃湯	大黃	枳實	附子瀉心湯	大黃	／
			大陷胸湯	大黃、芒硝	／
			大陷胸丸	大黃、芒硝	／
			大黃甘草湯	大黃	／
			大黃黃連瀉心湯	大黃	／
			瀉心湯	大黃	／
甚者皆用大承氣湯（瀉下藥大黃、芒硝，行氣藥枳實、厚朴）					

這一配伍方法，超越時空限制，明清溫病學派新制重要方劑又見重複：《溫病條辨》的增液承氣湯以玄參、麥冬、生地、大黃、芒硝組成，而導赤承氣則以赤芍、生地、大黃、芒硝、黃連、黃柏組成。二方皆以瀉熱為目的，亦皆未配行氣藥，從一個側面提示方劑的配伍確實具有內在的客觀機制。

注意不是任意一張處方都可視同方劑。配伍關係是一項原則，任何學科，原則都是剛性規定。立規矩是為了遵守而非破壞，在規定的條件裏，强調嚴格遵守而非靈活變通。當方劑配伍的內在機理未能一一揭示時，充分尊重方劑的組成，模仿它，不輕易破壞它的結構必須被視為嚴肅、嚴格的原則。為此需要從業人員記憶儘可能多的方劑以備用，以謀求方劑與臨牀處方的高度合二為一。當病情需要因人制方，需要利用已有方劑加減時，「加減臨時再變通」應以配伍為最小加減單位。

2.3.3 方劑對單味藥的超越之處

有哪些問題是研究單味藥的中藥學無法回答，而必需依賴方劑解決的？

一、藥效的增强。

中藥是自然之物，單位重量內，有效成分含量較低。當有必要增强藥效時，前人的經驗不是加大用量的方法，而是配伍以他藥。這個他藥常見的情形有兩種：在功效上屬同類的或非同類的。

所加非同類功效的藥物時，言其超越了中藥學的範圍很易理解。如仲景書中有許多桂枝、芍藥相配伍的方劑，這些方劑雖因調整變化而有不同方名，但桂芍相配不變，被公認為是一組配伍藥對。

桂枝與芍藥即不是同類功效的藥物，它們的配伍關係也不可以用同類功效的他藥置換，如麻黃配芍藥，桂枝配當歸。

而即便所加是同類功效的藥物時，也有配伍的指定性，不主張隨意任意調配，也就是說，仍也超越中藥學的範圍。如石膏配知母、知母配黃柏都是經典配伍關係，而石膏配黃柏卻鮮有所聞。這是因為，即便是同類功效的藥物，也不意味着效用成分是完全一樣的。很簡單，青蒿與常山雖然都能截瘧，但成分不一，作用機理也不同。而當歸與阿膠雖都能補血，也顯然成分不同。是桂枝配芍藥，而非其他，正是因為桂枝與芍藥有配伍關係。

配伍屬方劑，而非中藥，因其出乎意料性。「不出意料」是基於診斷、治法、中藥功效的邏輯思路，「出乎意料」則是方劑學科無可替代的學術內容。配伍一直鎖定到具體藥物，而非一類功效的藥物，提示方的組成方法至少不完全由藥物的功效所決定。這既突顯了揭示藥物配伍關係的重要，也顯示出方劑學有不同於中藥學的學術內容，是方劑學科有必要獨立存在的根本原因。

二、藥效的實現。

或曰「桂枝調和營衛，當與白芍同用」「知母清虛熱，常配黃柏」，這些語句也是見諸於《中藥學》的內容。這是因為，中藥的功效都是在臨牀被逐步發現的，且絕大多數都是以方劑（而非單味藥物）的形式被發現。這使得當脫離了方劑的結構，離開了配伍環境，在單味藥時，中醫學不能肯定這些功效是否還一定存在。

現存最早的藥物學專著是《神農本草經》，開篇即是藥物關係的論述：「上藥一百二十種為君」，「中藥一百二十種為臣」，「下藥一百二十五種為佐使」。君臣佐使是同一方劑裏，不同藥物之間的關係（即這時已不是以單味藥治病），且已上升成理論性的認識：「藥有君臣佐使，以相宣攝合和者，宜用一君二臣五佐，又可一君三臣九佐使也。」「藥有陰陽配合，子母兄弟，根莖花實草石骨肉。有單行者，有相須者，有相使者，有相畏者，有相惡者，有相反者，有相殺者。凡此七情和合視之，當用相須相使良者，勿用相惡相反者。」《神農本草經》中僅載藥 365 味，當代國家中醫藥管理局《中華本草》編委會所編《中華本草》收入中藥共 8980 味。而多藥物同時合用的形式在《神農本草經》時代即已是主體形式，意味着絕大多數中藥功效的發現，是在配伍環境下獲得的。

若失去了相應的配伍環境，醫學甚至無法確定是否仍能實現相同的功效。因此，《中藥學》在講述諸多中藥的功效時，每見有「常與……配伍」字樣的語句。配伍應是《方劑學》的內容，故《中藥學》並不作重點系統地論述，其提前出現在《中藥學》中，屬不得已，因不能確定當配伍要求不獲滿足時，有關功效是否仍在。

三、多功效藥物擇取其一。

一個單味藥，往往不止一個功效。比如柴胡，有辛涼解表，疏肝理氣，和解少陽及升陽舉陷四大功效。治病時用甚麼方法控制選擇其中的某一種功效？也是通過配伍來實現。如若欲取柴胡和解少陽的功效，需配黃芩；而取其柔肝疏肝的功效時，則配芍藥；取其升陽舉陷的功效時，則配黃芪、升麻等。

四、藥物毒副作用的控制。

藥物的毒副作用既可以用炮製煎煮法等加以控制，也可以通過配伍實現。比如烏頭，久煎的方法只能減低部分毒性，必要時尚需配伍白蜜同煎，甚至完全不用其他溶媒，而僅以白蜜煎之（如《金匱》烏頭桂枝湯）。用烏頭附子時配蜜，用甘遂芫花大戟時配大棗，配伍的指定性同樣存在。

2.4 關於異病同治

異病同治理論是中醫理論體系中最富特徵性的著名學術內容。

中醫學內普遍認為，西醫學的治療模式是分病而治，病不同，治療不同。而中醫學是異病同治，即病雖不同，治療卻相同。如小柴胡湯在仲景書中已是既用於傷寒病，也用於「嘔而發熱」、產後「大便堅，嘔不能食」、婦人「熱入血室」，後世更是發現包括癌症發熱在內的眾多疾病都能取效。

當然這個相同不是無條件的：「不同的疾病，若促使發病的病機相同，可用同一種方法治療」[40]。

鑑於中西醫差異顯著，故異病同治一直被認為是中醫學的治療特色。只是，中醫學所説的異病同治，是在臨牀治療的總結中發現的，且發現的只是大量用相同的方可治不同病的現象。它們屬經驗，是對經驗的總結，不是理論指導出的產物。換言之，異病同治的機理尚不明確。

是否凡表現為異病同治現象者，皆是中醫學的特色，皆有理論價值？如不同疾病導致的陽亡欲脱證，都用四逆湯，雖然符合異病同治的概念，但這種緊急狀態下對症處理的異病同治，在西醫學中

40　李經緯等編：《簡明中醫辭典（修訂本）》，北京：中國中醫藥出版社，2004 年。

也同樣存在。

再如治療方法是慢慢積累起來的，在找到有效的治療前，未免有一個「以一當十」即異病同治的階段。比如在野外遭遇生物襲擊，但因隨身攜帶的僅一瓶驅蚊液，除此之外，別無他物，這時就只能異病同治：不管被甚麼生物襲擊，都權以驅蚊液試圖緩解。

2.4.1 迫於對症處理者不是特色

雖然所病不同，但在病程的某一階段，都出現了某種相同或相似的嚴重狀態。因為生命垂危，急者先治，救命為先，治病緩後。救命用對症處理的方法，而表現出異病同治現象。

如《金匱》嘔吐病：「嘔而脈弱，小便復利，身有微熱，見厥者，難治。四逆湯主之。」下利病：「下利腹脹滿，身體疼痛者，先溫其裏，乃攻其表。溫裏宜四逆湯。」體現出在嘔吐與下利病時關於四逆湯的異病同治。但其雖都以四逆湯糾治，可是四逆湯卻既非主治虛寒嘔吐的代表方，也非主治虛寒下利的代表方。用四逆湯異病同治的原因，是由於此時嘔吐或下利病勢急重，令陽氣受損至衰微欲絕之境，陽虛的問題上升，較嘔吐與下利更為突出。四逆湯功能回陽固脫，各種疾病在陽氣欲脫時都可以此為主治方先予救治。如在《傷寒論》中也被見用於少陰病寒化證與太陽病的誤下亡陽等。表現出四逆湯也對這些病症的異病同治。且四逆湯也並不是這些疾病的主治方，不具有對這些疾病的異病同治功能，仍是對陽亡欲絕急重症的對症處理。

這時的異病同治，屬緊急狀態下的一時權宜之計，燃眉之急獲得緩解後，有可能還需要再從病論治，即不能構成對辨病論治理論的否定。而異病同治理論卻是超越了病的指導與制約的，具有無法由辨病論治獲得滿意解釋的特性。故認為此類情況的相同方治不同病，而表現出的異病同治現象，應從異病同治理論裏剔除。因為這樣的異病同治，在西醫學中也同樣存在，並不具有中醫學的理論特色。

2.4.2 迫於治方匱乏者無理論價值

在部分情況下，異病同治並不是主動的選擇，而是迫於無奈。如果中醫學的異病同治有這類性質的內容，顯然不是追求的目標，不具理論價值。這類性質的異病同治，指由於可供使用的方劑匱乏，迫不得已，在不同疾病的治療時，只能捉襟見肘地由同一首方劑來勉力應對，而表現出來的異病同治現象。這樣的異病同治，要從學術思想的內容中剔除出去，其理由是顯而易見的。

如張仲景既以桔梗湯（桔梗、甘草）治傷寒病少陰證咽痛，亦以其治肺癰。在仲景時代，肺癰是一個尚未尋找到有效治法的病：「當有膿血，吐之則死。」「始萌可救，膿成則死。」可其於膿潰之後所給出的治方卻正是桔梗湯：「咳而胸滿，振寒脈數，咽乾不渴，時出濁唾腥臭，久久吐膿如米粥者，為肺癰，桔梗湯主之。」從當今各教材所列肺癰的代表方是葦莖湯（《千金方》）可知，仲景於肺癰病時的桔梗湯是迫於治方匱乏，卻又不能束手不救之故。

如此解讀中醫學問題的意義還在於，有效治方匱乏並不僅發生在醫學的早期，因其還深受對疾病認識的影響。如在仲景書中，凡腹瀉一症皆屬下利病，對其中的大腸濕熱證皆以清熱燥濕為治。至金元時，發現雖同為大腸濕熱，但有泄瀉與痢疾之不同，清熱燥濕於泄瀉時甚好，而於痢疾病時，則需增入通因通用、調氣活血之法，故需創製諸法合一的芍藥湯。

2.4.3 現象與理論

鑑於異病同治現象所含複雜，有必要將真正的異病同治理論從中剝離，因為只有後者才是中醫學的特色、精髓。事物的外在表現與內在本質之間關係複雜，同樣的現象，並不意味着其內在本質一定是同一個。

現象與本質不相等，現象背後的本質是甚麼，需要研究獲得，不得將現象直接視同本質。而唯有觸及本質的，才能謂之理論。理論是理性的認識，其形成有一個理性活動的過程，不是僅憑對表象的觀察。

如此，在研究異病同治理論之前，有一些基礎性的甄別工作要做，以確定哪些異病同治現象，應從異病同治理論裏剔除出去。異病同治理論，是指在對辨病論治有充分認識，並且也有充分治療方法的前提下，卻主動放棄辨病論治，而選擇的異病同治。這種情況下的異病同治現象，才可被認為是異病同治理論的體現。

目前對異病同治理論內在機理的認識，定位在辨證論治上，這個理解可能不盡準確。於仲景書中，桂枝湯既用於表證的傷寒病(〈傷寒論・太陽病〉)，也用於裏證的妊娠惡阻(〈金匱・婦人妊娠病〉)。兩病不但不同，證也不一，也就是說其共用桂枝湯，不但超越了病的指導，甚至也超越了證的限制。

異病同治理論雖然與按病而治對立，但不等於中醫學任何病任何時候都是如此。異病同治與異病異治不是必然的對立的關係，就同一個病而言，也完全可以並存。

2.5 人體的自我抗病能力

「西醫學治病，中醫學治人」，這是坊間流行的關於中西醫各自特點的說法。中醫學其實也治病，這在之前已探討過。但中醫學是如何治人的？為何治人也行？治人的甚麼？它與中醫學所强調的「異病同治」理論是同一事項的不同表達嗎？這些問題既無確定的解釋，亦缺乏深入的探討。

如前文所述，延續生命的能力，包括保持生命的穩定性（適應環境、適應食物、適應勞累、適應情緒壓力、抵抗疾病）及從不穩狀態（比如疾病）中恢復穩定的能力，是生命的本能力，當然也是人的本能力，中醫學的治人，着力的應該是在這一點吧。

2.5.1 認識與藉助

諸如痛癢麻辣的感覺基礎是甚麼？甚麼物質决定了這些不同的感覺？它們對生命的意義是甚麼？在生命進化的過程中，其必要性的原因是甚麼？凡此種種，醫學對它的研究對象仍有許多疑問未可解，其中所蘊含的關於生命維護健康、應對疾病的本能力仍有大量未獲知。

生命要存在，就必須要有能力使其維持在一個相對穩定的狀態。生命所具有的這種維持自我穩定狀態的能力，是生命得以保持的必要前提。因為生命不能隔絕對外界的依賴，在外界的複雜多樣性、永恒變化性及無法控制性（比如空氣的質素，溫度、氣候、海拔不同的地理環境，奇奇怪怪各種各樣的食物，各種已知未知的病原體等等）狀態下，生命必然有一個適應這些不同外部狀態的機制。適應是維持穩定的重要手段。

生命維持穩定的能力，也是其抗病的能力。換言之，適應能力也是抗病能力。生命也有抵禦疾病的能力、不發生疾病的能力。人類歷史上已經發生過無計其數的流行性疾病了，而人類並未絕種消亡。他們依靠的並不是疫苗所產生的特異性免疫。

在疾病時，生命維持內穩態的能力仍然在場，不同的是，會以一種與健康時不一樣的狀態工作，這就是抗病能力與自我修復的能力。這一能力與生俱來，是自然選擇的產物。沒有人否認人體抗病能力與自我修復能力的存在，但人們卻未必明白或常常忘了這一能力之高級，任何醫學都尚不能望見其項背。

生命能够「自穩」，源於人體自身的抗病能力。但這一能力既不是眾生齊平，也不是終生不變的。因此，患同一個病的不同人，病程病勢預後不一；而同一個人，在其一生的不同年齡段、同一年齡段的不同身體狀態時，其能力也會有相當的差異。這一能力可能低下或過度亢奮，又或紊亂失調等等，若其逸出自我調適糾正的邊界，勢必會有向醫學藉助一臂之力的需要。

以一個簡單的宿食（食積）為例，《內經》時已認識到是飲食不節所致，但其「不節」的標準不是統一劃定的，「飲食自倍，腸胃乃傷」，「自倍」顯示，「不節」的標準是個體化的，即承認個體之間的差異。「倍」的量，有些是絕對的「倍」，指超過人類常量的數倍，此時主因在飲食，治療亦應指向飲食，如催吐之類；有些則發生在屬於人類常量的範圍內，甚至小於常量，卻仍發生宿食，則其主因當然在人體自身的消化能力。曾治一耄耋老婦，亦病宿食，但其「不節」所「倍」的量，只是一條切成筷子般粗、長約寸許的煲河蚌。

陸廣莘曾説過[41]兩個六分之一的故事，讓人印象深刻。一個是諾貝爾獎獲得者埃利希（Ehrlich，Eugen；1862–1922），他們發明的殺滅錐體蟲的化學藥物錐蟲紅，用在動物身上的有效劑量僅需在試管時劑量的1/6。另一位是上海的錢潮教授。他用建議量的1/6治療小兒的中毒性痢疾，卻將該病的死亡率從80%降到小於20%。1/6量雖僅能抑制而非殺死細菌的繁殖，但也避免了因大量殺死細菌而造成的內毒素問題。意味着有5/6是機體在起作用。

生命的抵抗疾病能力和從疾病中自我修復的能力，皆可稱之為抗病本能力。生命的本能力是生命的規律之一。「人面桃花相映紅」（唐代崔護《題都城南莊》），但桃是一歲一紅，人是一紅（指青春期）數歲，但一生僅有一紅。人與桃各由不同的生命規律所制約。要尊重生命的本能力，首先需要的，是儘量了解它。

機體的抗病能力和對抗疾病的積極因素是醫學應該致力藉助之處，也應該是醫學未來的發展方向。

2.5.2 建立與邊界

抗病能力的建立與千萬年自然淘汰競爭機制有關，是由對外部環境的適應過程中，逐漸進化而來。人類這樣的高級生命，某項羣體本能的獲得，需要的進化時間遠不可能在一代甚至幾代人的時間裏完成。有報道指，中國發現最古老靈長類動物化石，距今5500萬年。如果人類真是由猿猴進化而來，那麼人類的本能從那時起就應該有所建立了。考古證實，170萬年前，我們的祖先，那時還是猿

---

41 全國名老中醫專家臨牀經驗高級講習班第一期：醫學的目的與中醫學術研究。（陸廣莘）

人，即已生活在這片土地上了。它表明，祖先曾有充足的時間，讓身體在與周邊環境的互動中，進化出適應這方水土的本能力。這就是人們通常所説的「一方水土一方人」。而初到某地，水土不服的身體不適，即純粹只是身體的一時不能適應所致。只是這不適在有的人那，卻有可能不僅僅是輕描淡寫的不適，可能要嚴重得多。身體對某一特定地域的天然環境所擁有的良好適應性，是中醫體質學的一個重要構成部分。

可以説，進化是生命的一種主動適應，是物種得以存在的極重要的生命機制。但進化所需要的，不僅是時間。進化所需的另一個條件是，生命所處的那個外部環境，在一個持久的時間裏狀態穩定，維持相對不變。因為進化是一種互動的行為，它是在對外部環境的認知、自我調整、作出改變、再認知、再調整的不斷反饋裏緩慢建立的。若外在環境持續快速變化，進化的通道即有可能被干擾乃至紊亂、癱瘓。

相比於人類進化史，個人的一生是極其短暫的。就個別的具體的人而言，無所選擇地，只有被動適應一條途徑。有適應就有不適應，相比於可適應的範圍，不能適應的區域一定更大 —— 也就是説適應是有邊界的。生命的抵抗疾病能力與從疾病中自我修復的能力並非是所向披靡、「獨孤求敗」地強大。慣於各種人造產品不停地升級換代的我們是否有足夠的意識，唯有我們的身體是無法升級換代的？這具肉身的適應性是在過往的生活方式中形成的，即是為過往的方式而進化出來的。但工業革命以後，世界已改變太多，且被改造過快。若在勢將越來越強大的科技力量支持下，生活環境更快速、徹底地改變，改變到個人適應性的邊界，那時是否會發生醫學無法救贖的生命「死機」，甚至是人類羣體性的「死機」呢？

2013 年 10 月 28 日，香港的多家媒體同時報道了香港中文大學的一項研究結果。研究於「2010 年調查本港 4 至 9 歲的學前兒童，發現患有近視的比率為 6.3%，較 10 年前的 2.3%，增近 2 倍」。隨近視加深，易出現青光眼、白內障等可致盲併發症。使近視率在 10 年時間裏飛速躍升的原因，其分析認為主要是環境因素：普及化的電子產品、過多的室內所處時間。

為了維持生命的穩定狀態，在與外界不可割斷的關係中，生命進化出皮膚、粘膜的保護屏障，尤其是血管屏障。沒有甚麼外界的物質是可以不經身體的甄別、不破壞血管壁的構造而直接進入我們的血液中的。但人類倚仗着對所掌握知識的自信、現代手段的強大，各種生命在進化的過程中從未接觸過的化學產品得以長驅直入，進入身體之內甚至血液之中了。它們會否已構成內源性的臨界威脅？

在強調預防重於治療、強調治未病理念的今天，關於適應邊界的問題尚未引起醫學與社會的足夠關注。相較於生命的出現，醫學也是極短暫的，由於生命並未進化出與醫學的配合機制，故醫學應該儘量避免干擾、盡力配合生命的抗病能力，而不是相反。

2.5.3 抑制及遺忘

抗病本能力的機制不僅有建立、存在、邊界三個環節，它還有被遺忘、被抑制的特性，有待醫學的發現。

已經發現，在水中分娩的新生兒是會游水的，或者說有與生俱來的口鼻向上浮在水面上的本能力。但若未加利用，三個月後這一能力即被遺忘。所以絕大多數人的游泳能力都需經後天重新學習訓練，以再次建立。這例子提醒我們注意到，是否還有某些本能力因未及時利用而被生命遺忘？

有些失明者，通過用舌頭與上顎發出的聲響，利用回聲定位，可以不用手杖，而自由行走。研究表明，「所有人都能習得這項技能」[42]。但真的全靠「習得」嗎？如果一羣貓與人類小朋友一起接受學校教育，會有同樣的習得嗎？

還有哪些本能力根本未有發現？醫學有未致力於研究發現它們？長壽老人談起自己的生活習慣，彼此間總是差異甚大，以至無法總結到共同的長壽原因。有位年輕時身體很弱，不停小毛小病的老人，以為必定命不能長，但到 90 歲高齡的時候，毛毛病病的卻都沒了，還能矯健地騎着自行車周圍去。

似乎在越是講究個人衛生，越是乾淨的大環境裏，過敏性疾病越是常見。有調查表明，家庭過於潔淨是導致孩子過敏的重要因素。這是過保護狀態的影響嗎？

……

2.5.4 繁複機制

美國气象学家愛德華・羅倫茲（Edward N.Lorentz）曾說：「一隻南美洲亞馬遜河流域熱帶雨林中的蝴蝶，偶爾扇動幾下翅膀，可以在兩周以後引起美國德克薩斯州的一場龍捲風。」這是在多學科都廣泛適用的蝴蝶效應理論，其理論基礎乃是「複雜」。是複雜因素緊密聯繫成一個整體，導致的複雜關係。因為事物內部組成因素眾多的複雜系統是非線性的。

在這個角度上，人體有巨系統之稱。生命的複雜性既是組成因素的多元，也是由此構成關係的多元，更是協調這些因素與關係機

42 https://www.bbc.com/ukchina/trad/vert-fut-47950058

制的多元，也就是維持生命處於穩定狀態能力的多元。

不僅是在正常情況下，身體各部分通過複雜精細的配合，以完成功能所需；有因應環境變化的適應性改變；還有在失常狀態（包括最嚴重的疾病狀態）下的自我糾正、自我修復；有從「無中生有」的組織再生、重新建立（比如側支循環）。在如此複雜因素構成的整體裏，生命受多種不同因素的影響，也受多種不同因素的調控，使它所擁有的彈性區間其實是一種更高級的精確，複雜程度超過現有醫學的覺察甚至想像。

血藥濃度是西醫藥理學的一個術語，指藥物吸收在血液中的含量濃度。他們發現，同一疾病的不同病人，用同樣劑量的藥物，療效與毒副作用卻可能差異懸殊，或有效，或無效，或無副作用，或嚴重中毒。而血藥濃度卻變化較小。即導致療效與毒副作用差異的原因，發生在吸收到血中之前的環節。所以對於西藥而言，把血藥濃度維持在一定的水平是保證藥效的前提。因此而產生的血藥濃度監控要求，已是認識的一次升華。

但在包括實驗室與臨牀的多項研究中顯示，針灸所用的穴位被注射藥物後，與同劑量但不同給藥途逕（口服或肌肉或靜脈給予）相比，其發揮的功效是一樣的。但在針灸方式時，其血藥濃度卻明顯低於後述幾種[43]。甚至在穴位注射的藥物劑量明顯低於肌肉或靜脈注射時，療效仍與後幾種相當[44]。或穴位注射與肌肉或靜脈注射的劑量

43 周愛玲，邵政一，丁斐，劉祖舜：〈穴位藥效與血藥濃度關係研究〉，《中國中醫基礎醫學雜誌》1999 年第 8 期，頁 52—55。

44 嚴義忠，何浩，張克，劉小紅，張宗華，陳華東，賴金花，魏燕橋：〈Ara-AMP 穴位注射治療慢性乙型肝炎的療效觀察〉，《中華實驗和臨牀病毒學雜誌》2002 年第 3 期，頁 92。

相當時，前者的療效卻明顯高於後兩者[45]。

研究並且表明，不是任意一個穴位對任何一種藥物都能使藥效發揮良好。不同的藥物，能產生藥效的效應穴位不同。對不同的具體藥物，在具體穴位上表現出明顯的選擇性[46]。

穴位注射的治療效應與血藥濃度不相關現象讓人極興奮也極好奇。它展現出美好的應用前景：可減輕藥物對未發生病變的重要器官的毒副作用[47]。因血液是行遍周身無處不到的，依靠血藥濃度的方法無法做到對病灶的選擇性治療；或者更好，直接達到對病灶的靶向性治療[48]。提示穴位注射發揮治療的效應，應是另有醫學尚未發現的別的途徑與機制[49]。

穴位注射與血藥濃度不相關的關係，只是窺探生命自穩能力複雜機制的一個窗口，裏面的全部風光大概可算是大自然最神奇的造物。

---

45 葉天申，韓釗，謝文霞：〈穴位與肌肉注射彌可保治療頑固性面癱療效比較〉，《中國臨牀康復》2002 年第 15 期，頁 22—30。

46 周愛玲，邵政一，丁斐，劉祖舜：〈穴位藥效與血藥濃度關係研究〉，《中國中醫基礎醫學雜誌》1999 年第 8 期。頁 52—55；劉祖舜，周愛玲，丁斐，邵政一：〈腧穴對藥物（化學性刺激）的反應性〉，《上海針灸雜誌》1996 年第 5 期，頁 34—36；張建斌，劉德昌：〈針刺天宗穴誘發感傳臨牀觀察〉，《上海針灸雜誌》1999 年第 1 期，頁 33—34；寧秋香：〈不同穴位注射胃復安預防乳腺癌化療後嘔吐的對比觀察（二等獎）〉，《湖南中醫藥導報》2004 年第 2 期，頁 39—41。

47 倪峯，林靜瑜，周春權，姚欣，胡翔龍：〈穴位注射療法作用機制探討〉，《中國針灸》2003 年第 10 期，頁 45—47。

48 姚勁松，陳百先，朱貽盛：〈穴位對藥物組織分佈的影響〉，《中醫外治雜誌》2012 年第 5 期，頁 11—13.；葉濤，吳琳：〈磁電脈衝藥物導入經穴治療椎體壓縮性骨折 24 例〉，《中國針灸》2004 年第 1 期，頁 57。

49 周愛玲，朱毅芳，羅琳，蔣道榮，邵政一：〈慶大黴素穴位注射對一氧化氮體系的影響〉，《現代中西醫結合雜誌》2002 年第 8 期，頁 696—698。

2.5.5 不同狀態

一位更年期諸症的病人，心悸欲厥，徹夜失眠，情緒在崩潰邊緣。在西醫處給服雌激素類藥物後，諸症皆失，心情大好。但病人驚懼於半粒黃豆樣大小的藥物竟能讓身體改變如此，「被接管了」一般，極度抗拒這種「身不由已」，故一段時間後自行嘗試停服藥物，但卻失敗了。因一旦斷然停服，前述諸症又紛然而起。愈加心驚，故又嘗試逐漸減少劑量的方法，由服二分之一粒至四分之一，此時諸症尚能控制。因已無法再分至八分一，故改為停服。此時諸症即強勁反彈，而再服則又需從一整粒開始。如許者多次，總是不能停服，產生藥物信賴。諮詢主診大夫，答曰「可持續服用 5 年」,「那 5 年到了怎麼辦？」竟是沒有答案。及後某日，病人重感冒，急囑其借此機會試停前藥，不料竟然成功。感冒過後，雖烘熱出汗仍有所反覆，但是程度輕微，可以忍受，而最難忍的心悸一症則未再發作。我將其理解為生病狀態與非生病狀態時，人體自我抗病能力有不同。

出此招是因為之前的一位白塞病（又稱貝赫切特綜合征）病人的啟發。病人是年輕姑娘，以四肢頭面皮膚上的大量膿疱疹為主要表現，類固醇西醫已給至最大量，但病情未獲控制。加服中藥後，疱疹逐漸消失，類固醇也逐漸撤減，直至完全停用。療效穩定。此時姑娘因旅行結婚，服藥不便，而停服中藥。或因此故，此後姑娘自行停服中藥。但停服後會不時出現口腔潰瘍，潰瘍出現時，病人會短時間地服幾劑中藥，又停藥，不久後潰瘍又會出現，又服幾劑中藥……如是反覆。此時姑娘懷孕了。白塞病的困擾竟不藥而解。這可以理解為妊娠狀態與非妊娠狀態時，人體自我抗病能力有不同。

王綿之發現：「人體所吸收的藥，其發揮作用的主要時間是在半夜，在半夜十一點到第二天早上一點的時候。」「是從實踐當中發現的，特別是外感病。它真正的轉折點往往是在那個時候」[50]。這可以理解為一天當中的不同時間，或者睡眠與非睡眠的不同狀態，人體自我抗病能力有不同？

一個長期遠離運動的長者，有一段時間每天晨起慢跑。某天在跑的過程中突覺一側腰痛，越跑越甚，是肌肉牽扯着的感覺。奇怪，平坦的跑步專用徑上，這麼慢的速度，又未扭挫。低頭看看自己，心中一動，會是單手拿着的這個鑰匙包包？將它交到另隻手繼續。還好，那痛慢慢消失了。隔天、再隔天皆復如是。但怎麼會呢？這只是個不到 100 克重的小包包。人們每天上學上班用的比這個不知重了多少倍！難道生命在運動或安靜的不同狀態下，其調節自身維持穩定的能力是不一樣的？並且這一不一樣可使其控制的彈性區間發生變化？

俗語「壓倒駱駝的最後一根稻草」，可算是不同狀態下，生命控制自穩能力的最好形容了吧。當年專業學習的時候，曾有過兩個大疑惑。一是我曾在自己的身上做過多次針灸練習，可無任是否「得氣」(針灸術語。指有效針感)，無任如何拈轉提插，針前的我與針後的我，身體狀況感覺並無二致。二是我正常劑量地試服過多種中藥，除了大黃這樣會引起劇烈反應的藥物，其他的，服前的我與服後的我，亦感覺無甚差別。若是如此，當疾病時，它們果然值得信任嗎？這是那時的我心裏嘀咕許久的疑惑。

後來明白，這是因為生命的抗病能力並沒有好上加好的無止境提升通道。也恍然了中醫學治療的相對安全 —— 相當的部分都不會強勢到干擾生命本身的運作，更不會取代之。中醫學的治療與生命

50 王綿之：《王綿之方劑學講稿》，北京：人民衛生出版社，2005 年。

的狀態有關。

也就是說，生命狀態有體質因素造就的恒久狀態（這是一個穩定衡定的長期狀態）與多種複合因素形成的當前狀態之異。這只是大的類別。每類之下，還有不同的具體小項。比如病人的心理狀態、目前的情緒、所受壓力情況、所處年齡階段、每日勞累程度、氣候地理環境、飲食狀況等等。

2.6 抗病能力的利用

本書在「證理論問題」之「診人的意義」中曾提及過一個洞泄的案例。

2015 年，病人于內鏡下摘除兩處結腸瘜肉後，一度大出血不能控制，前後所輸血量接近全身血容量的總和。機械方法止血後出院，但大便洞泄不能稍存。洞泄不已，是程度嚴重的表現。引發病人洞泄的起因，典型而明顯，是腸鏡下摘除瘜肉，大出血、鏡下止血等造成的陽氣大傷，腸胃功能受損。故當時仍給以平素所服溫補脾腎，健中止利的方劑，但毫無起色，隨咽隨出。後受病人一句「胃口極好，可惜不能吸收」之語啟發，撤走大劑溫補，改為黃芪建中，不日即見好轉。為何素服的溫補脾腎無效，輕劑輕量的黃芪建中卻能建功？因病人所處狀態不同。

應激（Stress）指生物體在受到刺激之後，為應對這個刺激帶來或可能帶來的後果，而產生的生理、心理反應。這個反應可以在迅疾之間自主爆發，不是大腦理性判斷的結果，即屬生命的本能。大衛・伊格曼《隱藏的自我》：「神經回路被自然塑造出自行解決問題的機制。」應激反應是生命自身規律之一，是為保護生命而進化出來的能力。而機體處于應激時候的狀態，叫應激狀態。

該病人為身體檢查而入院，入院前身體無恙。慢性泄瀉雖是舊疾，但程度較輕，且入院前已正常了很長一段時間。對這個病人而言，此次疾病是突然的變故，故其抗病機制當是處在高速運轉的應激狀態，胃口極好即是其佐證。

應激機制應是生命的抗病機制之一，應激反應實是一股很強勢的自我保護、自我修復能力，它由生命進化而來，是自然篩選的產物。生命在進化的過程中，是沒有醫學相助的，也就是說，它沒有進化出與醫學配合協同保護機體、修復機體的能力，未練習過與藥物的配合作戰。此時當醫學强勢干預時，很可能對它反是一種干擾，因多了一項必須遷就的強勢任務。猶如對一個竭盡全力疾速奔跑的人，即便是順其方向助推他一把，起的也不會是幫助的作用，而很可能釀成一樁險情。因其在此狀態下並沒有分心的餘裕。筆者是念及於此，方改為和風細雨的建中湯，果然立起效驗。

數年後，這個病人又發生單純性腸梗阻。在醫院被禁飲食、胃腸減壓等種種保守治療無果後，入院第 6 天置入腸梗阻導管，導出部分腸內容物，腹痛腹脹雖有所減輕，但腸蠕動卻始終不肯恢復，腸麻痹態勢不能糾正。因病人堅決拒絕手術，住院 9 天后，簽下生死狀，以完全性腸梗阻的診斷，留置腸梗阻導管狀態自動出院。

出院當日，以一劑枳朮湯合黃芪建中湯加厚朴，僅取頭煎，分 4 次給服，每服不超過 200ml 。當日 15：59 患者微信告知：「兩點服藥，服下一會兒，腹部微微發熱，自臍部至造口（直腸癌手術乙狀結腸造口）部有氣湧動，咕隆鳴響。有時偶爾隱隱有點疼，很快疼感便消失了。半個多鐘頭之後，完全平靜下來」。16：04：「剛剛又咕隆了幾聲，無不適」。17：49：「第二次藥按時服下，反應如前。五六分鐘後隨氣排出了五六塊硬便，大的有兩個花生米大，夾帶一點稀便」。19：56：「又下了幾塊硬便。等會吃第 4 次藥」。次晨 7：06：「夜 12 時多又下了硬便，也有軟便，稀便也略有。通氣比前多。天將亮時又下了硬便夾軟便。現肚子很舒服，昨開始用藥，腸管即夾卡，不再導流，也無一點脹感。可以拔了吧？」即令其拔除，並逐步恢復飲食，未有反覆。

案中未用瀉下藥因其內容物的相當部分已經導管排出。用溫中行氣的方式，則是診斷思路中對病人自身正氣狀態的判斷，屬陽氣不足，運化無力。且是主因，腸梗阻只是後果。但對病人陽氣不足的一面，起步即未用溫補中陽的方法，如溫脾湯或理中湯中的人參、乾薑，而是以常用量的桂、芍建中；而在運化不力一面，所用行氣助運的枳殼及加用的厚朴都只取 8 克，較病人平時常用量為小，還是對身體所處狀態的考慮。

今次腸梗阻與 2015 年的泄瀉，雖然所病不同，但情況甚為相似，2015 年洞泄之前是瘜肉摘除引起的大出血；本次是各種保守治療包括放置胃管、腸導管。尤其腸導管，其痛苦之狀，以至鄰牀的病人驚見之下，立即選擇開刀手術。故起步即從建中治，雖病情遠較平時為重，所用藥卻較平時為輕為緩。

此例之所以從身體所處狀態不同解釋，是因為病性雖與過往同，但治療卻較平素為輕為緩。當然，因缺乏專項評估診斷，這個狀態的名稱是否一定合用應激，尚不能定論。由于積累病例不多，更未足以指導臨牀，故只是當作故事講。

雖如此，應激反應既是機體自我保護能力，當然包含了抗病能力。存活是所有生命的本能，在應激狀態下，這一能力被極大地調動起來。作為人體自然規律之一，對應激狀態中的病人，應重視其存在，觀察其狀態，並設法與之配合，而不是令其設法與治療配合，這一理念或有研究的必要。不同的刺激，應激強度不一樣；不同的人對相同的刺激，應激能力也不一樣；一個人一生因所處的身體、心理狀態有不同，應激能力不一樣；急性應激與慢性應激的差異；精神狀態是否及如何影響其應激能力等等，都應進入醫學的視野。

醫學目前對應激的關注主要是病理情況，包括過度應激、應激障礙等。而對應激的正面意義及醫學的加以利用尚未重視。

2.6.1 保護原則

利用，首先需要保護。中醫學對機體抗病本能力的保護有兩個方面的體現：

一、設法保持，損害有度。

或曰設法保護。即便為着治病的需要，不得不用會使身體能力下降的方法，亦會努力使損害降低，以使身體的抗病能力能夠維繫維持。《內經》中已有此思想，如「衰其大半而止」，語出〈素問・六元正紀大論〉：「大積大聚，其可犯也，衰其大半而止，過者死」。這是一個理論性質的原則，意味着理性自覺。「衰其大半而止」之「其」，指病邪。全句指祛邪不必務盡，當病邪已「衰」至機體可抗衡的狀態時，即應停止，剩下的當然是留給人體完成。同樣的原則在〈素問・五常政大論〉中有更詳細的論述：「大毒治病，十去其六；常毒治病，十去其七；小毒治病，十去其八；無毒治病，十去其九。穀肉果菜，食養盡之，無使過之，傷其正也。」

如果說《內經》時的原則，未免有哲學思辨的痕迹的話（因為大毒小毒如何判斷，去七去八如何把握，都難量化），那麼《傷寒論》中的類似方法，其源自於經驗的特點就明顯得多，因而可操作性也就強得多。如桂枝湯的發汗要求是：「遍身漐漐微似有汗者益佳，不可令如水流漓，（若令如水流漓則）病必不除。若一服汗出病差（即「瘥」），停後服，不必盡劑（即所餘之藥不必再服）。」因出汗需要肌體作功，很容易出現正氣的耗損，猶如炎熱多汗的夏季人們總是易於疲累。同樣的，其他發汗以解表的方劑如桂枝加葛根湯、桂枝加厚朴杏子湯、麻黃湯、葛根湯、葛根加半夏湯、大青龍湯等都於方下一再註明「取微似汗」。而於梔子豉湯、梔子甘草豉湯、梔子生薑豉湯、梔子厚朴湯、梔子乾薑湯等的方後則一再重複「得吐者，止後服（仍是所餘之藥不必再服之意）」。並且以分次給藥的方式控制：「不吐者，少少加。得快吐，乃止（瓜蒂散）。」在具有瀉下作用的條文裏、方下，也屢屢提示「得快利，止後服（大陷胸湯條）」；「得下餘勿服」「若一服利，則止後服（大承氣湯條）」；「若一服譫語止者，更莫復服」「勿令致大泄下（小承氣湯條）」。亦用分次給藥的方式控制藥效：「初服當更衣（更衣即大便得下），不爾者盡飲之。若更衣者，勿服之（小承氣湯條）。」「漸加，以知（即見效。於此方仍是大便得下）為度（麻子仁丸條）。」因病人體質不盡相同，同樣的藥量，引起的瀉下效果可能不一，其甚至還有這些不同情況的處理：「設當行大黃、芍藥者，宜減之，以其人胃氣弱，易動故也。」「強人半錢匕，羸者減之。病在膈上必吐，在膈下必利。不利，進熱粥一杯；利過不止，進冷粥一杯（三物白散）。」

綜觀這些條文不難發現，它們都屬在中醫學的汗、吐、下祛邪三法中，而在其他各法則未見出現，顯示出在這一問題上認識的足夠成熟，經驗的足夠豐富。

《傷寒論》58條：「凡病，若發汗，若吐，若下，若亡血，亡津液，陰陽自和者，必自癒」的「陰陽自和」，即可理解為是抗病能力的正常標準。

二、給以壓力，保護適度。

即對身體抗病能力不保護過度，並且給予其可以承受的適度壓力，以促使其機能的運作。

仍以上述〈素問・五常政大論〉所述為例，其中「無毒治病，十去其九」最能體現這一適度保護原則，最應引起注意。「無毒」即意味着安全，卻又有「治病」的功效，若追求除惡務盡，治病徹底，就無法理解何以仍需有所保留的「十去其九」要求。

在《傷寒雜病論》中有大量委以職能的內容。《傷寒論》第47條：「太陽病，脈浮緊，發熱，身無汗，自衄者，癒。」第58條：「凡病，若發汗，若吐，若下，若亡血，亡津液，陰陽自和者，必自癒。」第59條：「大下之後，復發汗，小便不利者，亡津液也。勿治之，得小便利，必自癒」等等。可治而不治，或因這是一種機會，留給機體鍛煉能力的好機會。

這些內容的不鮮見，提示至少早在東漢時期，中醫學不但已經注意到，並已能主動自覺地善加利用。這些原文的意義還在於，這些早在《內經》《傷寒雜病論》時代即已獲得廣泛重視與運用的原則與方法，在今天卻不但沒有上升到清晰明確的理論高度，甚至，對這一問題的理解都產生了問題：教課書裏對《傷寒論》等原文中「自癒」的解釋竟是「治後可癒」！

中醫學這兩種方式的保護中，「保護適度」的原則意義更大。因它有助於機體本能力敏感度的保持。適當的壓力和不足都有助於保持對真實的敏感性。而抗病能力的敏感性即是其功能的良性運作狀態。醫學應視恢復機體自己對自身的看守能力為最大目的與最大責任。越界應視為失當。越界是指對機體抗病能力的取代，或使抗病能力閑置。取代會導致需終生服藥，閑置會使生命愈加脆弱。

2.6.3 激發原則

張仲景在討論有病早治時，提出「若人能養慎，不令邪風干忤經絡。適中經絡，未流傳臟腑，即醫治之。四肢才覺重滯，即導引吐納針灸膏摩，勿令九竅閉塞」(〈金匱・藏府經絡先後病〉)。「導引、吐納、針灸、膏摩」因施加進人體甚少，俱可屬在利用人體自我抗病能力範疇。

以針灸為例，如果不是生命本身所擁有的魔力，小小銀針又如何能夠創造出奇迹？顯見地，疾病時生命因針灸這樣的刺激，可獲不藥而癒的能力，不是針灸賦予的。

一位同行朋友說起過，她曾經收管過一個高熱待查的病人。那病患每日高燒不已，使其自己與其家人都不安焦躁。院方也很着急，遍請名醫高手會診，但就是無法確診發熱的原因。名醫們開出的不同處方一張又一張，乃至於來不及吃。有天這位同行朋友發現病人的舌苔轉白了，她懷疑是大量的清熱藥傷了陽氣，處方輪不到她開，就用灸法試試吧。在病人手掌的魚際穴處灸了幾壯(一個艾炷單位為一壯)，病人竟就此奇迹般地好了！而創下這奇迹的，顯非這些艾柱，而是病人自己，是特定部位的溫熱刺激所幫助到的生命能力。

我曾出現嚴重的左眼皮抽跳。一個跟診的學生說，他的一個朋友是被剪斷此處神經的方法治「癒」的。這我不能接受，去了針灸。耳朵裏被埋下了一些特製的針。約半個多月後，它終於不再跳了。

閑談起來，家父告訴我説，他當年曾牙疼欲死，卻無暇根治，一位針灸醫生，兩針扎在腮幫上，竟從此未再復發。「真本事！」經他一説，我想起實習時的一次經歷：一個急性腰扭傷被抬來的病人，在他的手背相關穴位處，僅施以兩針，病人自己起來扛着擔架走了。人們嘖嘖稱奇。類似的例子針灸科其實每日都在上演，世界性的針灸熱不會是沒有原因的。

但我的左眼皮跳卻在約一年後復發了！並且這次再用針灸的方法卻不能控制！於是我吃三七粉，每天 3 克，約 10 天左右終於它又平靜了。用這種活血的方法我還治好了一個每到晚間眼皮劇癢，遍治無效的同事。其實，中醫學有一個略微抽象的理論——「治風先治血，血行風自滅」。跳與癢，在中醫學中都可歸結為風。我卻理解為它們都因病灶極小，可在生命自我調整修復的能力範圍，針灸與活血的方法都只是刺激增强了這一能力而已。

桂枝湯是中醫學的著名方劑。曾有實驗發現，將桂枝湯與流感副病毒一起培養，並未能殺死那病毒。後有研究人員先用桂枝湯喂給兔子，再取服了桂枝湯後的兔子血清，用這個含藥血清與病毒再做培養實驗，發現這次病毒失活了[51]。提示桂枝湯的作用機理並不如抗生素般，在直接殺滅病原微生物，而是在對生命的作用。它的意義不但在於對病毒感染類疾病的治療多了一條通路，還在於桂枝湯

51 崔曉蘭，賀玉琢，高英杰等：〈中藥復方血清藥理研究方法學探討 - I〉，《中國實驗方劑學雜誌》1998 年第 2 期，頁 14—16；
崔曉蘭，賀玉琢，高英杰等：〈中藥復方血清藥理研究方法學的探討 - II〉，《中國實驗方劑學雜誌》1998 年第 3 期，頁 47—48；
崔曉蘭，賀玉琢，高英杰等：〈中藥復方血清藥理研究方法學的探討 - III〉，《中國實驗方劑學雜誌》1999 年第 3 期，頁 38—39；
崔曉蘭，賀玉琢，高英杰等：〈中藥復方血清藥理研究方法學的探討 - IV〉，《中國實驗方劑學雜誌》2000 年第 2 期，頁 23—25。

式的通路因為未取代生命的抗病能力，依靠着生命的抗病能力，無疑更有利於生命對自身各組織系統運作狀態維護的完整性，可以説是另一種性質的治療。

桂枝湯及以桂枝湯為基礎的加味方，可廣泛用於諸多看似彼此完全不相關的病證，這或許就是其原因。桂枝湯及其加味方所治的病證包括多種外感病，如傷寒、痙病等。有桂枝湯、栝蔞桂枝湯、葛根湯、桂枝加葛根湯、桂枝新加湯、桂枝加厚朴杏子湯之類；有嘔吐腹痛腹瀉等消化系統病，方如桂枝加芍藥湯、桂枝加大黃湯、小建中湯、黃芪建中湯；有自汗、遺精夢交，方如桂枝加龍骨牡蠣湯；有奔豚氣，用桂枝加桂湯；有妊娠嘔吐，用桂枝湯原方，還有桂二麻一湯、桂二越一湯、桂麻各半湯等等。

桂枝湯及以其為基礎的加味方所體現的這種不受疾病病種限制的功效，其異病同治的機理，是在調整、激發人的自我修復能力，這一可能有必要列入考慮。

2.6.4 順勢原則

此順勢非順勢療法（homeopathy）之意。在張仲景的〈金匱要略・痰飲病〉中，有這樣一條原文：「病者脈伏，其人欲自利，利反快，雖利，心下續堅滿，此為留飲欲去故也，甘遂半夏湯主之。」

甘遂半夏湯是治療痰飲病的方劑。方由甘遂大者三枚、半夏十二枚、芍藥五枚、甘草如指大一枚四味組成。無可爭議，是在攻逐水飲。而其症卻非飲邪壅盛之候，也就是説　不是通常意義上需攻逐治療的適應症。因條文中的主症是「心下堅滿」，「心下堅滿」的特點是「利反快」，即這個心下堅滿在下利後會減輕，故覺舒適（即「快」）。歸納起來，主症是，心下堅滿，得利稍舒，稍後又作。本條出痰飲病篇，相對水腫病而言，痰飲病病邪較少，心下堅滿病位局限，較水腫病的涉及範圍顯然要小，説明確實水飲不甚。故痰飲病的正治法是「以溫藥和之」。而攻逐水飲顯然不屬和法。於是出現本條為何如此治的理解難點。

其實應該是與該條病家所處的病勢有關。因這個病患的「心下堅滿」「利反快」還有一個特點，下利是「自利」，自行如此，不是在醫藥的幫助下。説明身體抗病能力的在線，是機體自我保護，主動袪飲外出的體現，故才有「利反快」之感。因「利」多數情況下是讓人不快的。而「雖利，心下續堅滿」，則説明機體的自我修復尚力有不逮，説明該條的病勢正處在生命收復失地的拐點上，且拐向何處大勢未定。用甘遂半夏湯是在順勢而為，因勢利導。

機體在疾病時的反應有許多屬生命自救機制的表現。這樣的治法，遵循的是生命對疾病的反應規律，順應生命的抗病節奏，與機體的自我穩定機制並肩而戰，幫助其安全地渡過。比如對誤食毒物時的嘔吐用催吐法，痢疾時用瀉下法，為了排痰而咳嗽時用化痰法等。

2.6.5 調整原則

從傷寒太陽病時麻黃湯與桂枝湯的所治來看這一問題。關於麻黃湯與桂枝湯這兩個辛溫解表方的區別，通常以麻黃湯主治「太陽傷寒表實證」，桂枝湯主治「太陽中風（此處非指腦卒中病）表虛證」為答案。那甚麼是太陽傷寒，又甚麼是太陽中風？「太陽傷寒與太陽中風是太陽表證的兩個主要證型。均以發熱、頭痛、惡風寒、脈浮為基本證候，為風寒襲表，營衛失調所致。但中風證基本病機為衛陽不固，營陰失守，以汗出、脈浮緩為特點，唯其汗出，故又稱表虛證。傷寒證的基本病機是衛陽被遏，營陰阻滯，以無汗、脈浮緊為特點。唯其無汗，故稱表實證」[52]。

這樣的解釋大概並不能讓習者恍然大悟。不但中風、中寒所指仍不清楚。尤其有汗、無汗出為何如此重要也不好理解。或許正是因此，另有教材索性將之解釋作「外感風寒表實證」與「外感風寒表虛證」[53]。

但這個有廣泛影響的表虛、表實鑑別點，卻可說是一個認識錯誤。而以是否有汗作為虛實的判斷指標則更是莫名其妙。因為「虛」這個中醫學的術語指的是「人體正氣不足，臟腑功能衰退」。而太陽表證是感受外邪為病。換言之，若未感外邪則無此病，說明疾病的原因在於外邪而非人體這個因素。桂枝湯是通過發汗以解表取效（以蓋被子、喝熱粥等藥後護理協助達到）。汗法是祛表邪的方法而非補虛損的手段。雖然有另類的觀點認為桂枝湯可算作補益劑，但如果「補益劑」這一術語的含義，是中醫學所規定的「凡以補益藥為主組成，具有補養人體氣血陰陽等作用，主治各種虛證的方劑」[54]，則桂枝湯就一定不能躋身進來。

事情的真相或許是因為外邪的烈度不同及身體所處狀態不同，導致治療的立場不同。麻黃湯所治感邪嚴重，長於發汗散邪；桂枝湯所治感邪輕微，本可依靠身體自已抗邪外出，但竟不能，故需調和營衛，以激發人體自身的抗病能力。

如此理解的理由是：桂枝湯不但可用於解表，亦可用於裏證。〈金匱要略・妊娠病〉用桂枝湯原方治妊娠惡阻（即妊娠嘔吐）。且研究發現桂枝湯有雙向調節功能：既能降溫散熱，又能升溫散寒；

52　熊曼琪主編：《傷寒學》（第一版），北京：中國中醫藥出版社，2003 年，頁 53。
53　鄧中甲主編：《方劑學》（第一版），北京：上海科技出版社，2008 年，頁 34、頁 36。
54　鄧中甲主編：《方劑學》（第一版），頁 129。

既能發汗，又能斂汗；既能通便祕，又能止泄瀉[55]，即存在着對體溫、汗液分泌、腸蠕動等的雙相調節作用。至於以其為基礎方所治的病證涉及範圍就更廣了。麻黃湯卻無此現象。

桂枝湯不但是異病同治，實際上還是異證同治。因妊娠惡阻與太陽中風顯然不是一個證。異證同治這一現象超越了中醫學的辨證論治理論，但由於辨證論治理論是當今中醫學的唯一理論，中醫人僅有此理論來探討過往累積的經驗，所以使對桂枝湯功效的解釋破綻百出。

應該說，中醫學是意識到了桂枝湯的不同的，所以才用「解肌發表」「調和營衛」「辛溫解表和劑」等幾乎是桂枝湯的專用術語，將桂枝湯的功效從一般的解表劑中隔離開來。這些術語本身因只用於桂枝湯時，無法與其他解表劑的特點構成比較關係，可以說，它們其實是沒有意義的。因為語言只有用於交流才有價值，不產生任何信息交流的語言其含義也就是任意的，與囈語彷彿。這些術語唯一的意義只是表達了「不是」。不是通常意義上的解表方，不可作通常的解表劑使用。注意，不要輕視「不是」的價值，「不是」實際上是認識上一個必經的階段，猶如「非典」(即「不是」典型肺炎)。

表證時，汗出的有無，對於選擇用麻黃湯或桂枝湯為何重要？或者說它是用來判斷甚麼的？這裏的汗出實際上是表證輕重的判斷點。因為汗在生命體的作用之一是散熱。當表證嚴重時，身體高熱，肌膚卻是無汗的，甚至可以說熱勢越盛，肌膚乾熱越顯。若一旦有汗，則熱勢也就下降緩解，或者說有汗時一般都熱勢不甚。中醫學

---

55 李上雲：〈桂枝湯雙相調節作用和藥物動力學研究〉，《中醫函授通訊》1999 年第 5 期，頁 18—20；蔣文明：〈桂枝湯雙向調節作用初探〉，《四川中醫》1995 年第 5 期，頁 12—13。

用文字表達它的臨牀發現，或許是中國文化的習慣，這些文字裏僅作定性，缺乏定量（即程度如何）。這裏的汗出可視作定量（病勢的嚴重程度）理解。

《傷寒論》16條是桂枝湯的使用禁忌：「桂枝本為解肌，若其人脈浮緊，發熱汗不出者，不可與之也。常須識此，勿令誤也。」禁用的理由是甚麼？不是因為非其適應證，而是因為病重藥輕。因為無論如何，機體自身的力量不是無限強大的，當遇見嚴重的外邪時，僅僅依據一具肉身本身的力量未免捉襟見肘。

2.6.6 豐富方法

補益劑是方法豐富的典型代表。不僅是方劑的數量眾多，且方法也多。如對血虛證，既有補血以生血的方法，也有補氣以生血的方法。對陰虛證既有養陰生陰的方法，也有「陽中生陰」的方法；某臟虛，既有補某臟的方法，也有通過經補他臟而間接達到補某臟的結果等等，前已有述。

〈金匱要略・虛勞病〉：「虛勞裏急，悸，衄，腹中痛，夢失精，四肢酸疼，手足煩熱，咽乾口燥，小建中湯（桂枝、甘草、大棗、芍藥、生薑、膠飴）主之。」該條的虛損，從八綱屬性而言，陰陽氣血皆有涉及：「衄」「手足煩熱」「咽乾口燥」為陰虛內熱見症；「裏急（指腹部有攣急感，按之不硬）」「腹中痛」則為陽虛生寒見症。「悸」「夢失精」「四肢酸疼」等，是氣血不足，陰陽失調的虛象。從臟腑病位而言，涉及心、脾、腎諸臟：「悸」責之心，「夢失精」責之腎，「裏急」「腹中痛」責之脾等。

此時予諸臟陰陽氣血並補之法，是通常的治法。但此條不是。它選擇了另一途徑與思路 —— 建立中焦脾胃之氣。注意，小建中湯雖常用於脾胃虛寒的胃脘痛，但在本條，卻不是脾胃的病變。是通過建中，達到補益陰陽之目的，豐富了陰陽兩虛證的治法。

此條的小建湯還體現出補益法的另一方法：小建中湯與四君子、參苓白朮散，乃至理中湯等同屬脾胃虛（寒）方，但前者的「建中」與後者的「補中」含義有別，前者的着眼點在於通過建立消化功能，再由病者自身能力完成補益；而後者的着眼點則有外源性地給予之意。正是因為小建中湯補益功效較弱的緣故，當虛損明顯，小建中湯補益功力不足時，需加入黃芪、人參等，成黃芪建中湯、人參建中湯。

至於後世有醫家從方中藥物甘溫與酸甘性味合用的角度，提出酸甘可以化陰，甘溫可以化陽，故爾具有陰陽雙補功效的觀點，實難成立。其一，該方名曰建中而非補中，自有其意。其二，對補陰藥作性味歸納發現，酸味藥極其罕見，説明該觀點不是源自臨床總結。其三，只談性味，不結合功效，邏輯不嚴謹。比如醋加糖，也能酸甘化陰，功能補陰？

氣虛補氣，血虛補血，陰虛補陰，陽虛補陽，臟腑虛損，補其所虛之臟，這是所謂直補的方法。用補氣的方法補血，用補陽的方法補陰，用補陰的方法補陽，用補脾胃的方法補其他各臟，這是間接補的方法。正如針灸既有局部取穴，亦可遠端施術，利用的是人體內部各部密切而又複雜的關係。而沒有補血的方法以生氣，沒有經由補肺或補心或補肝來達到補其他臟的方法，則提示這些方法是經驗的積累。

2.6.7 未完的發現

利用生命本能力以對付疾病，其治療機理被闡明之日，即是醫學昇華到一個前所未有的嶄新境界之時。它是未來醫學一個可見的方向，是醫學的出路，也是社會被醫療費用拖致不堪重負邊緣的出路。只是距離這個令人遐想的前景，還有很遠的路程。利用以發現為前提，現實是未沒完全發現。

比如適應環境變化的邊界問題。適應是人體抗病本能力的重要機制，但適應是有邊界的，羣體的適應本能通過進化獲得，所需時間漫長，而個體並不能通過進化實現無限適應。那麼，邊界的具體項目有哪些，是甚麼？比如鑑於人體自身抗病能力強大，機理較現有任何一門醫學高級、複雜，那麼醫學應該如何謀求、實現與它的配合？已有的哪些醫療手段其實對它有干涉、破壞之弊？

中醫學的預防觀是非特異性的。它不像西醫學那樣，注射某個疫苗，以特異性地預防某個疾病。另一方面，新的疾病一定會不斷發生，這是總的不會改變的趨勢。但這些新疾病何時發生，如何發生，是怎樣地新？因其無可預測性，人在這種被動的等待中，不免焦慮不安。這種末日感不是甚麼好體驗。以〈素問・上古天真論〉「恬惔虛無，真氣從之」為至高境界的中醫學的預防觀，其着眼點不是被動地預防某一個特定的疾病，可否視作中醫學治未病的精髓？

還有負面的本能力。比如需要進食是生命的本能，有飢餓就會有進食量（即飽腹感）的本能設置。遠古的人一直處在食物不能隨時滿足的狀態，所以對於一次進食量的設置是大於兩餐之間的身體所需的。或者說，因不能保證日日餐餐有食進，才進化出允許超過一時所需的進食量（從另一角度說，也就是人應該有忍受飢餓的能力）。當飽腹感是設定在這個狀態下的時候，處在今天食物已經極大豐富的環境中，肥胖、「三高」等等就很容易理解了。

因為環境變化、生活方式變化，人類原本的本能變得不適用了，依靠這些本能調節的生活狀態需要改由理智進行控制。在哪些本能力是負面的，會影響自身的健康，甚至影響人類的長遠存在尚不清晰的狀態下，醫學與社會該做些甚麼，目前又已可做些甚麼呢？本能的驅使力量是很大的，如何讓理智足够駕馭？

生命的抗病能力（包括抵制疾病不受侵犯的能力，和在疾病狀態下的自我修復的能力），其機制應該是不止一個途徑的。但醫學包括中醫學目前都還不能回答這一問題，對它有意識的確切利用更是言之尚早。中醫學之前所積累的還只是一些機理模糊的經驗。這經驗雖因昭示了未來醫學的一個方向，意義重大，但仍不能改變其經驗的性質，其積累只是為機理的解明提供了珍貴的素材與思路啟示。

第八章

關於中醫學的定義問題

中醫學的定義，現狀裏分為兩種，影響較大的一種是，用一個簡單的外部特徵定義，即中國傳統醫學。另一種則是學科內部比較複雜的學術定義，不但各説有所出入，因藉助學術術語表達，比較複雜。

第 1 節 現狀與問題

1.1 外在特徵鎖定傳統

1.1.1 以外在特徵定義

「中醫學」一詞的英文譯法是 Traditional Chinese Medicine，簡稱 TCM，已成固定結構詞語。中醫學與 TCM，英文的表達多了一個 traditional，即傳統的。

有增加 traditional 這個詞的需要，應該是對英文環境的受眾，僅用 Chinese medicine 不足以準確表達。比如有可能會誤以為是指西醫學在中國特有的狀態之類，即不是必然會被理解為是中國固有的醫學的意思。

而中醫學也普遍接受了這一以傳統來定義自己的做法。典型的表現是，多所中醫藥大學的英文名即取這個說法。比如上海中醫藥大學的英譯是 Shanghai University of Traditional Chinese Medicine 等。

藉助這個定義，它還在定位。因為它只解釋了中醫學的「中」，而沒有解釋中醫學的「醫學」。其中暗含的邏輯是，中醫學是醫學的一個分支，這個定義着眼的是與其他醫學的區別。即用與其他醫學相比，指出中醫學的特點這一方式來進行的定義。這個重要特徵被定位在中國傳統，這也成為中醫學最重要的標籤。

因「傳統」並不觸及一個學科的本質內涵，所以說這是就中醫學某種外在特徵作出的定義。

1.1.2 邏輯上的漏洞

一、以傳統性見長說不盡準確。

所謂傳統，按照《漢語辭典》的解釋，是指「世代相傳的具有特點的風俗、道德、思想、作風、藝術、制度等社會因素」。世代相傳，是指傳統突出的繼承性。也就是說，中醫學的特點是相較於其他醫學，尤以繼承性見長為特點的醫學。

表面上看，當今中醫學仍能與兩千年前的《內經》，與近兩千年的《傷寒雜病論》「無縫對接」，這些經典仍具有現實的指導性，而西醫學的古代典籍卻不具有這樣的現實指導意義，從這一角度看，中國傳統這一觀點無疑是能成立的。

但若換一個角度看，這個觀點又是有問題的。比如對藥物的認識。《內經》裏有用陰陽理論認識藥物功效的方法，如：

> 陽為氣，陰為味。味歸形，形歸氣，氣歸精，精歸化，精食氣，形食味，化生精，氣生形。味傷形，氣傷精，精化為氣，氣傷於味。陰味出下竅，陽氣出上竅。味厚者為陰，薄為陰之陽。氣厚者為陽，薄為陽之陰。味厚則泄，薄則通。氣薄則發泄，厚則發熱。壯火之氣衰，少火之氣壯。壯火食氣，氣食少火。壯火散氣，少火生氣。氣味，辛甘發散為陽，酸苦湧泄為陰。(〈素問・陰陽應象大論〉)

藥物的氣與味也就是後世的四氣五味說。四氣指寒熱溫涼，五味指酸苦甘辛鹹。凡物，不出此四氣五味，故在短時間內，即能獲得大量藥物的功效認識。但此方法雖便捷，卻實在失之簡便。猶如好人、壞人之分，黑白分明，雖亦便捷，但也實在粗疏粗暴。故後來，將功效從與四氣五味的必然關係裏釋放出來，比如大黃是寒下藥，但它不但出現在寒下劑（如諸承氣湯），也出現在多個溫下劑（如大黃附子湯、溫脾湯）中。一味藥、一味藥地逐一認識，且把認識的重點轉移到對功效的重視上來。這樣的方法，取代了上述陰陽氣味的方法，成為絕對的主流。

這是對《內經》學說的選擇性繼承，選上的，就是繼承，而落選的，就是批判，合起來就是批判性的繼承。批判性的繼承，就不能謂之傳統，因批判的這一部分，是對傳統的否定，哪怕只是部分的。而與過去不同，就是創新，但繼承與創新卻是一對相反的概念，創新是對傳統的破壞。

這是與其繼承性相矛盾的一面。而這樣的例子並不鮮見：凡於《內經》中未能統一的理論，於後世統一了，也就是批判性繼承發生了。而即便《內經》自己，也是有批判的，比如它的最終定於五臟說。

二、傳統作為特徵未定成立。

直覺上中醫學確實有比較傳統的觀感，即便實質上，在中醫學內部是傳統與批判並存。但如果其他醫學不是這樣，那中醫學有傳統這個特點仍然是可以成立的。因為特徵是經比較得到的結論，傳統這個特徵的比較對象，顯然是指西醫學而言的，因其是現代醫學。

《內經》《傷寒雜病論》仍是中醫本科乃至碩士研究生教育的專業必修課本身，說明正是繼承不力。如果不是繼承出了大問題，就完全沒有必要以原文、原著的形式，作為三門獨立的專業課出現。專業課的意思是，它們在當今仍有很強的現實意義。不存在版權問題，可被任意引用至相關學科的內容中，卻甚至不適合譯作現代文，正說明沒能很好地繼承，繼承不力，不那麼傳統。

而西醫學卻無此類性質的專業課，又說明他們繼承到位，所以他們沒有這方面的困擾。以人體解剖的方法為例，在《內經》《難經》等典籍中有大量人體解剖學的知識。但在當今，解剖的方法卻不是中醫學的研究手段之列，因其強調中醫學的臟腑只是功能的，不是器官的，這個變化當然是反傳統的。反觀西醫學，古羅馬時代的蓋倫被譽為解剖學之父，沿着這一求證方法，由解剖而生理而病理，一路發展至今，顯然是對傳統有很好的繼承性。而西醫學在歷史時間上也不輸於中醫學。這是把傳統作為有別於其他醫學的特徵，不能成立的一面。也就是說，作為定義使用的「傳統」一詞，並不能顯示中醫學的優勢特點。

三、保持傳統與醫學的任務有衝突

無論如何，中醫學是醫學的一種，臨牀醫學的最高宗旨、第一要務、第一原則，是提高診斷與治療的能力。為此就要不斷地推進認識，謀求推進，就是謀求對變化的堅守。變化的成果，就是新的，這個特性正與保持傳統相反。二者有衝突時怎麼辦？提高診斷與治療的能力必須排在首位，它必須高於要忠實於傳統的想法。

傳統的意思是世代相傳的觀念、技藝等等。但醫學的原則只應是一個，就是有益於增進對人體生命健康疾病的了解與幫助。在此前提下，過往形成的觀念、技藝（方法），會隨認識加深而作出調整與改進，不可能為了維護傳統而束縛不前。即便中醫學確實發展改變緩慢，也沒有理由以固守傳統作為它的標籤。

但中醫學卻因為傳統這一定義，而遭受了諸多困擾。

1.1.3 負面的影響

「傳統」一詞是抽象的，留下寬闊的想象空間，人們會各自對它作出自己的不同理解，當中難免發生誤會。最大的困擾是中醫學要不要與進步的科學技術相結合的問題。「西醫化」「廢醫存藥」就是兩個頗有影響的觀點。

所謂西醫化，是中醫學內每有新的變化，這些變化無論屬方法、思路，還是知識，只要西醫學中有所存在，人們就會作出西醫化這樣的批評之語。如普遍誤認為中醫診斷不該利用現代檢測儀器。因其不是傳統所有。只是如果我們承認中醫醫生也是人，也有人的能力限制，正如海關需要緝毒犬、指紋識別儀等輔助手段的幫助一樣，現代儀器雖然不傳統，但如果本着對診斷負責的態度，是否可以實事求是地承認實有必要？

廢醫存藥是對不是以中醫理論，而是用西醫學的方法，來指導藥的研究這一行為的批評之語。以獲得諾貝爾獎的青蒿素為例，青蒿素是從中藥青蒿中提取的成分（實際上不是青蒿，而是黃花蒿。在古籍裏，同一個藥材在不同的地方，可有不同的名字），但多數的中醫人都會認為青蒿（黃花蒿）是中藥，青蒿素則不是。為提高中藥的療效，中醫學有各種炮製方法，為何提取成青蒿素這個方法就變成了是否中醫的政治正確問題，而不是方法是否有普適性的具體學術問題？中藥馬錢子所用砂燙或油炸的方法就很特別，任何方法都有它的適用範圍。我們是應該就方法在具體藥物的適用性作具體問題具體分析，還是因為在傳統手段裏沒有，就對某種方法徹底拒絕？

以傳統標籤中醫學，意味着一切非傳統的都是令人不安的，都可能是非中醫的。當前的狀態正是這樣，在面對任何改變時，幾乎每一個中醫人，甚至包括在校的學生，都會有一種近乎本能的警惕與反省：這是否西醫化的？

「傳統」二字成為自我審查的入口，實為自設的雷池，自我束縛。因其意味着中醫學被杜絕了變化、變革、進步的可能。而沒有變化、變革、進步可能的學科勢將殭屍化。

一個內涵相當複雜的學科，卻被簡單地僅以一個表面特徵定義時，其定義勢必就會成為一條禁錮的繩索。粗暴的限制下，學科不得不戴着沉重的鐐銬起舞。這個問題在當代中醫學時，因為一個「放大器」的存在而格外嚴重，這個放大器就是中醫人異常自覺的自我審查。自百年前的「廢除中醫提案」事件至今，中醫人對西醫學的感情一直微妙。可謂是整個中醫界，都小心翼翼地監守着中醫學的純潔性，以避免西醫化，避免走上西醫學之路。

1.2 內涵本質只言獨特

學科內部從學術上對中醫學的定義是否更嚴謹一些？這裏以幾本較具代表性的教材為例一窺。

五版《中醫學基礎》教材[56]的定義是：「研究人體生理、病理及疾病的診斷和防治等的一門科學。」這個定義因與「醫學」的概念完全重疊，很不嚴謹。

七版《中醫學基礎》教材[57]的定義則是：「發祥於中國古代的研究

56 印會河主編：《中醫學基礎》，上海：上海科技出版社，1984 年。
57 張登本主編：《中醫學基礎》，北京：中國中醫藥出版社，2008 年。

人體生命、健康、疾病的科學。」這是上述五版定義與以「傳統」定義法的簡單相加，所以這兩個定義中存在的問題在這個定義中也都必然會存在。「中國傳統」「發祥於中國古代」，都只是從地域或歷史淵源等表面特徵進行的歸納，仍未揭示中醫學的本質內核。

鄭守曾主編的《中醫學》[58] 試圖更精確地為中醫學定義：「是富有中國文化特色的醫學，屬生命科學範疇；是中華民族在長期醫療、生活實踐中，積累總結而成的具有獨特理論風格和豐富診療經驗的醫學體系。」在這個並不精練的定義裏，最重要的學科獨有內涵問題，卻以一句「獨特理論風格」迴避了。且所指的「獨特」，重點是指「獨特理論」還是「獨特風格」？

目前可以肯定的是，中醫學與西醫學都認為這是兩個存在着本質差異的醫學體系。既然本應反映這一本質差異的中醫學概念不能盡如人意，那麼中醫學對這個本質差異是否有所認識與說明？

五版《中醫學基礎》的說法頗具代表性：「它有獨特的理論體系和豐富的臨牀經驗。中醫學的理論體系受到古代的唯物論和辯證法思想——陰陽五行學說的深刻影響，以整體觀念為主導思想，以臟腑經絡的生理和病理為基礎，以辨證論治為診療特點的醫學理論體系。」這個說法在業內有着廣泛共識。

但這個說法太多抽象的術語，既不利於溝通，亦未形成與包括西醫學在內的其他醫學的對比，未能推進與其他醫學差別的認識，即未能解決中醫學在諸醫學中的定位問題。且「獨特理論體系」之說在學術上也遠未到位。「子非魚，安知魚之樂？」〈莊子・秋水〉的這一辯題之所以著名，因其提示了在認識上，存在人類自身（認識主

58 鄭守曾主編：《中醫學》，北京：人民衛生出版社，2002 年。

體，「子」）與所認識的對象（認識客體，「魚」）之間的矛盾關係。或者說，認識對象是怎麼回事，與人類認為它是怎麼回事，二者常有出入。中醫學的獨特理論，且是重要的成體系的理論，不是由對事物（人體健康與疾病）的了解而來，而是「受到古代唯物論和辯證法思想」，即哲學思想的「深刻影響」（不僅是啟發），「以臟腑經絡的生理和病理為基礎」得來的。臟腑與經絡皆不能作器官實指，包括將內臟器官劃分為臟與腑的方法，都有醫學人為的規定性，顯示這一定義的設立，都不能排除是從認識主體（醫學者）意志的角度，而不是站在客體（人體與疾病）的立場。

而從邏輯上看，既然說中醫學是有特點的醫學，即便這特點充滿整個「醫學理論體系」（從主導思想，到生理病理，乃至診斷治療），但無論如何，也還應該有非特點的部分。畢竟各臨牀醫學的研究目的、對象、任務相同，中醫學不可能恰巧 100% 完美繞過包括西醫學在內的各個醫學，與之毫無相同之處，而全是自身特色。但於中醫學內卻並沒有另一套非特點部分的理論體系。這意味着，臟腑經絡之類已是全部的學術語言，中醫學既用這一套語言表達其特點部分，也用其表達非特點的部分。這完全可以理解，因在未出現如西醫學這般參照物的情況下，古人對自己的特色與非特色並無意識。而當代中醫學對此不加辨析，直接把原生態作為本質特點，不但模糊了焦點，中醫學的本質內涵亦仍未捕獲。

這裏需要指出的是，以上所說都是對中醫學的解釋，它不等於中醫學本身。畢竟故事是否精彩，與能否講好它，不是一回事。

第 2 節　建議性定義

2.1 定義

中醫學是「醫學」與「中」兩個部分的合體。其中「醫學」部分，與其他各醫學性質一致，而「中」的部分，則是唯其特點、特長之所在，當中有它的核心優勢。中醫學的核心優勢，堪當作為中醫學一詞的概念內涵。

這裏，我建議中醫學如此定義：在診與治兩方面，都以重視人體自身抗病能力為特點的臨牀醫學。

2.2 定義解釋

2.2.1 關於定義中的「特點」

「特點」即是獨特、突出之處。它是比較的產物，沒有比較，也就無所謂特點。比較的對象不同，總結到的特點也會不同。如當中醫學在與法醫學或與藏醫、蒙醫學相比時，所總結到的特點之處就不可能一樣。中醫學是諸多臨牀醫學的分支之一，臨牀醫學的研究目的、對象、內容相同，卻有不同的分支醫學，顯然因為各有特點。

那麼中醫學的特點應與甚麼醫學作比較總結？當然應該也只能是西醫學。因它實是世界範圍內的主流醫學。

用「特點」一詞，尚有另一重含義，即不排除中醫學於特點之外，尚有非特點的部分。比如中醫學的天花與西醫學所指的即是同一個病，比如中醫學也有驅蟲殺蟲的治療思路，青蒿素即是受惠於中藥功效的認識等。只是相較於西醫學，中醫學的此部分內容較弱。

2.2.2 不只因西醫學是主流

為何要從與西醫學的關係處定義？不只因西醫學是主流，還要複雜得多。

眾所周知，「中醫學」的「中」是「中國」的意思。只是這裏的「中國」，不是指地域。不是凡在中國地界上存在的醫學都謂之中醫學。這好理解。

它也不是發生學的，不能簡單地根據是否發祥於中國來判斷。不適用從出身立論，是因為中醫學從來就不是某一地域、民族的醫學。從很早開始，就與諸多外部醫學有着交流。尤其與朝鮮、日本、印度、東南亞、阿拉伯等多國互動密切。交流的結果，是這些外來成為了中醫學的一部分。這樣的互動一直延續着，以至交流本身也是中醫學的一項傳統。

命名源自於確認與區別（否認）的需要，當醫學只有獨一份時，醫學一詞已足够確指，足够與數學、化學等其他學科區別。在獲得中醫學這個名稱之前，它只被稱為「醫」，或者類似的說法，如「方」、「工」。方是方技、方術、方士之「方」，方指規律、道理；工即士農工商之「工」，工指精密、靈巧。「為巧必遵規矩、法度，然後為工」，即專業技術類行業。中醫學按其水平有上工、中工、下工之分。

是在有其他醫學出現之後，為示區別，才對「醫」產生了需前加限制詞「中」的需要。它發生在 1936 年，是在國民政府頒佈「中醫條例」中首次出現的。「中醫條例」與「西醫條例」並列，以示中西有別。顯然，所區別的「非中醫學」，當時與當今都是針對的西醫學。中醫學這一名稱表明，它是醫學的某種分支。其他醫學有多種，比如藏醫、蒙醫。當今的主流醫學在進入中國之初，亦曾名為「西醫」（如今習慣上仍常持此説），而那時的中醫學則相應又名為「國醫」。

中醫學中有大量外民族的藥物，比如訶黎勒、丁香、蘇合香、龍腦香、蓽茇、檳榔、木香等等。它們被吸收為中醫學的一部分，且都對中醫學無地位衝擊，而是洋為中用。過去相安無事的情形表明，使中醫學有前綴「中」字需要的這個西醫學，還不僅是因為它來了。使「國醫」變更為「中醫」身份的這個因素，除外來而非固有之外，尚需要另外幾個條件：一是與中醫學的區別，發生在比具體知識更高的級別，或者説是性質上的區別，以至理論上無法互通解釋；二是已擁有一定地位，能與固有的中醫學分庭抗禮；三是又不足以將中醫學消化包容。很明顯，這只能是被習稱為西醫學的當代主流醫學。當西醫學取得主流醫學的地位後，擺脱了前綴的「西」字，被簡稱為醫學；與之相應的，則是中醫學變更為醫學的某種分支，被冠上了「中」字。

所以，中醫學的定義問題實質，是它與西醫學的區別問題。通行的類似「發祥於中國古代」「傳統」這樣的定義雖也是區別點之一，但較表面，未涉及內核，故中醫學的概念必須還要有更深度的答案，即從有別於西醫學的內涵實質處定義，唯其如此，才能解現實中的萬千疑惑。

2.2.3 西醫學診治模式

那麼西醫學的診治思路又是甚麼？這個問題是有共識的，就是診斷以單一病為目標。若尚不能診為單一病者，有兩種不同的情況，處理方式不同。一是屬臨牀病患的，其所患之病暫時尚未能確定，這時會先以「待查」為診斷。如發熱待查、咯血待查等。所「待」者，是單一病的確診；二是屬醫學界尚未能清楚認識的，反映在病種名稱上，則會暫以「綜合症」「綜合徵」之類為名。

治療當然是治病，但其治病的方式，是直接對抗性的。突出地表現為，若屬人體不需要的因素，則予以剿除殺滅，如殺死病原，以「你死我活」的方式去除病因（各種抗生素、抗病毒藥即屬此類）；或手術切除及放化療法等以去除病變組織（腫瘤的治療多取屬此類）。而對人體所需有欠缺的元素，則以精確添加的形式予直接補充，各種激素（如胰島素）、維生素、電解質，直至微量元素，乃至直接輸血、輸入免疫蛋白屬此類，有時也用零部件修補更換替代的方法，如器官置換、放置支架等等。

「對抗」是指對立抗拒，而「直接對抗」指並不依賴人體自身能力的參與，不需調動人體的自身能力做點甚麼，亦不訓練人體的自身能力。因其干預的方法，與維修一部功能失常的無生命機器無異，療效卓著的同時，無可否認，治療與被治療是消極關係。人體自身的抗病能力被擱置在一邊，用進廢退，對治療產生依賴，這種依賴有時是終其一生的。

其診與治的關係是，診斷決定治療，診斷是變量，診斷變了治療隨變。若診斷明確，則不因醫生不同而所治不同。故其診與治是單一變量關係。

2.2.4 中醫學的特點

一、診斷方面

診斷是對客觀存在事實的判斷，在診斷一事上，不應存在任何醫學包括中西醫間的差異，但這還僅只是理論上的，因為一個必不可缺的前提尚未實現，這就是所有醫學都將雙規律納入診斷思路，雙規律二者都是診斷思路裏的重要事項。現在因為西醫學缺少其中之一，於是中醫學的這一部分內容就成為了獨有的診斷特色。

理由之一，臟腑、氣血津液、八綱等等這些中醫學的診斷內容，雖則將雙規律的內容混同於一，但也因此而並未對其中任何一個規律的異常視而不見，棄之不顧。之二，前已有述，在單一病時，藉助單一病規律的不能典型，從而診斷出人規律的異常之處，這部分內容至少在張仲景處已有確實存在。而這部分內容實際上就是在對人規律狀態進行的獨立診斷評估，也就是中醫學在診斷上的獨特之處；之三，從另一個角度看，臨牀醫學的任務，有診斷與治療兩項。鑑於在治療上，中醫學有別於西醫學的最大特點是，對人體自身康復能力的激發、調動及利用，由於這些治療方法積累甚豐，為了實現對它們的區別運用，診斷上的跟進也是必不可少的。

二、治療方面

相較於西醫學，中醫學尤其在治療部分特色明顯。這是因為，與診斷不同，治療是醫學為了解決問題而作出的發明。機遇不同，尋求解決問題的條件、方法不同，結出的果實自可不同。

中醫學內亦有類似西醫學直接對抗性治療方法的內容。如青蒿、常山截瘧，烏梅丸安蛔，土荊皮殺蟲療癬（抗真菌、白色念珠菌所致），及昆布海藻消痰軟堅（含碘化物，治缺碘性地方性甲狀腺腫大）等。只是無論如何，這些都佔比極小。

中醫學主要還是借力於人體自身抗病能力，進而達到糾正疾病的目的，無論是單一病，還是非單一病時；亦無論所病是病規律，還是人規律佔主導地位時，皆如此。

2018 年 11 月初，當時的美國總統川普簽署了名為 “H.R.6” 的法案，「考慮將針灸加入到美國聯邦醫保的隊列中」。無論結果如何，有此一簽已顯示出，針灸不但在世界範圍內認可廣泛，且信任亦頗深。但針灸是如何起到治療效用的？針刺過後又被取走了，沒有任何藥物施加於體內，也沒有從人體拿走甚麼。它甚至無關皮膚組織的那一點破損——即便只對針灸部位作按壓刺激，亦能有類似功效。病人雖沒有因為針灸而增加或減少了甚麼，疾病卻開始向癒了。這說明針灸的作用機理，只能是對人體自身抗病能力的激發、調動、利用，再不可能是其他了。

猶如不是每一種藥都能治所有的病，針刺的部位也是。針灸學的知識貢獻，在於發現了選擇性作用的刺激部位（中醫學將其稱為「穴位」），尤其是遠離病痛處的特定部位的功效，而針灸的意義，絕不僅僅在方法技術層面。

相當部分的藥物治療也是。內容非常豐富，不但在性質上有多重，如對抗病能力低迷、亢奮、紊亂的不同，治療不同；在具體方法上則更是多姿多彩。前述補益劑之例即是很好的體現。

三、治療機理方面

與西醫學治病是直接對抗性的方式不同，絕大多數中醫學的治療都是非對抗性的。以補血劑為例，西醫的方法或是輸血，或是給服造血成分如鐵劑，或是驅動尚在骨髓內未發育完備的幼年血細胞出來工作等。中藥無論是養血補血的方法如四物湯，或是補氣生血的方法如當歸補血湯，其機理都與西藥不同。

尤其珍貴的，這些是經人體長期實踐淘汰出的結果。是由臨牀實踐總結而來，也就是說，所總結到的，都是有生命規律的機制支持的。而沒有的，如補肝氣、補脾陰，用補血的方法補氣之類，其之所以空白，並不是這些方法，在持續兩千年的時間裏，都一定沒有被醫生試過，更大的可能，當是因為這些方法與生命規律的不相符合。

同樣的診斷，治療可以有多種不同的選擇，說明在診治關係上，中醫學亦有特點，這就是非單一變量關係。因為中醫學歷時長，且人口基數，包括醫生的基數也一直很大，累積的經驗非常豐厚，使同一病情時，可以有不同治療方法的選擇。這當然是極大的好事，總有一些人，體質特殊，又或者藥物耐受，可以作不同治法的選擇，就為不同病人的需要提供了更多的可能。只是，一定要有辦法評估、保證這些不同治法的療效。

2.2.5 亦有非特點處

中醫學是「醫學」與「中」兩個部分的合體。其中「醫學」部分，與其他各醫學性質一致，而「中」的部分，則是唯其特有、特長之所在，是它的核心優勢。

其非特色的部分，就診斷而言，中醫學也診單一病。在診斷的優先順位上，也是診單一病在前，與西醫學相同。只是中醫學的診單一病及診斷的優先順位，尚不是行業規範，不是理性自覺，沒有形成指導性的理論，只是一種經驗性的，由本能所推動的行為。因為這一部分尚是自發性的，於業內情況不甚均衡。

而在治療部分，也有針對單一病（即所謂專方專用），乃至針對性打擊者，青蒿治瘧是其最著名之例，此外還有各種殺蟲驅蟲藥等，這也與西醫學思路性質相同。各種殺蟲驅蟲藥針對的是腸道寄生蟲，生活在腸道的寄生蟲，可隨糞便排出體外，因其大小能為肉眼可見時，想要殺死它、驅逐它是很自然的。更重要的是，這種情況因可以觀察到藥物的療效，從而有條件能夠篩選有效藥物。依此推演，若也有條件能看見病原微生物，就沒有理由不嘗試也這麼做，如同西醫學那樣。

以上是中醫學在臨牀醫學部分的建議性定義，至於中醫學的預防醫學、康復醫學的部分有待再作討論。

第九章

關於中醫學的意義問題

醫學有預防醫學、臨牀醫學、康復醫學三大類。這裏討論的意義，是針對中醫學的臨牀醫學部分。所謂的臨牀醫學，以病人的疾病為研究對象，以診斷、治療疾病為研究任務。在當前，臨牀醫學仍然是所有醫學的主體。

意義是作用、價值，分有現實意義，與歷史意義。這裏探討的是前者。

現實意義由現實狀態決定。比如宋慈《洗冤集錄》，主要是法醫性質的內容，歷史意義很大。但在今天，因為科技進步，現實狀態遠遠超越宋慈書中的情形，故其幾無現實意義可言。中醫學的現實意義由兩個方面決定：一是現狀。其他醫學有未能解決的問題，甚至有未發現的問題。二是中醫學對這些未能、未知的空間，能有所認識，乃至有所解決。這些屬獨有的現實意義。獨有的現實意義若論點已能立足，則非獨特意義的部分將不必贅述。

鑑於現狀由各醫學組成，比如西醫學、藏醫、蒙醫、替代醫學等等，這裏謹以西醫學作代表。因西醫學是主流醫學的習稱，故唯有與之相比，才有說服力。西醫學現狀如何？其仍有未能、未知處。

在本書的「證理論問題」部分，介紹過英國人體新冠試驗的情況[59]。試驗結果顯示 18 人被感染，也有 16 人未被感染（無病症，鼻、咽部未找到病毒，血中無抗體），佔比接近一半（47%）。拋開病毒的情況不談，藉助這個研究，可分析出西醫學對於人體是否健康或者說是否正常的判斷，尚有重大缺陷，這是對人體正常生理功能項目性的遺漏。這個遺漏的具體項目有多少，是甚麼，西醫學因尚未發現，其狀態也

59 Safety, "Tolerability and Viral Kinetics During SARS-CoV-2 Human Challenge". *Nature Medicine*.1 Feb 2022; Safety, "Tolerability and Viral Kinetics During SARS-CoV-2 Human Challenge in Young Adults". *Nature Medicine*. 31 March 2022.

就無法改變。這就是所謂的西醫學有不能。因為被感染上，即是患有新冠之病；未被感染上，即不患此病。所以，被感染上與未被感染上，是性質上完全不同的兩種狀態。鑑於每個受試者被噴入的病毒及其劑量完全相同，卻出現病與不病兩種截然不同的結果，提示導致這一「不同」的關鍵因素是人體，而非病毒。但在受試前，這些受試者都是被醫學反復檢查確認的同樣健康的人。醫學這個判斷的正確性，因為試驗結果，而被嚴重動搖。而感染上與未被感染上，各佔幾乎一半，至少說明這個問題不可忽略。健康是生理，病理及治療等問題因以正常生理為前提，故順理成章地也同樣會存在問題，且問題重大。

上述新冠試驗顯示出的，醫學對人體的了解未完成的問題，不是新冠這個病的，而是更基本的。因此可結論說，西醫學在幾乎所有疾病的診斷與治療兩個方面，都還大有改進空間。這是探討中醫學現實意義問題的背景。

第 1 節　診斷環節的意義

診斷由診與斷兩項性質的活動構成。診是收集病人的疾病信息，比如病人的臨牀表現之類。斷是對收集到的這些信息作醫學意義的判斷，比如由這些信息判斷是否屬於患病、患的甚麼病之類。以成語「一葉知秋」為例，即便只有一葉泛黃，也能在滿目的青翠中看見，這是診的技術；對這一葉之黃，判斷其不是因為缺水，不是衰老，不是病害，不是蟲噬，而是秋之將至，這是斷的水平。

中醫學「診」的途徑，即收集病人信息的方法，主要從病人的臨牀表現、自我感受，及醫生通過自己的感官（比如視覺、聽覺、觸覺、嗅覺等）得到。這樣的方法有高明之處嗎？這就要換到「斷」的角度看。理論上，斷的內容又可分為兩項：

一是病因素引起的。以新冠為例。沒有新冠病毒，就不會有新冠這個疾病。新冠病毒還決定了病變的部位，猶如肝炎病毒病位是肝，腦炎病毒是腦等等。還決定了這個病的病理變化、病勢程度、病程時間等，不同的病各有自身的規律。

二是人因素引起的。正如英國人體新冠試驗所顯示的，感染病毒後，有人不病，有人病，因感染的病毒量相同，決定它們不同結果的關鍵因素是人體自身。而感染上的人，有人無症狀，有人症狀很輕，有人很重，甚至危殆不治，這個差異也必須考慮到有人因素的影響。

一個完整的「斷」應該包括對上述雙因素的判斷。但這是理論上的，實際的狀態並不完全如此。因為診斷的「斷」是醫學慢慢積累建立的。仍以「一葉知秋」為例，很容易注意到，在不是夏末秋天的時候也有樹葉會黃，知道樹葉會黃不止有季節的原因，但總共會有哪些原因呢？不同樹種的樹葉，發黃的因素是否會有出入？各種原因所致的黃，差別在哪裏，是從黃的深淺濃淡就足以判斷，還是要結合其他的表現？其他的表現如葉落知秋能一錘定音嗎？能一錘定音的表現是甚麼，有哪些等等，無法由推理得到，知識需要一點點的積累。

診斷的知識積累到今天，已經非常豐富了，除極少數病外，每一病的診斷要點或者說關鍵性的診斷依據都已建立，並成為規範。一個取得合格資格的醫生，必須經過這個診斷規範的強制性訓練，並作為於診斷時必須遵守的診斷思路。

在中醫學，在「斷」這個環節，病人的任何臨牀表現，都有診斷價值。這些臨牀表現，是雙規律共同作用的結果。換言之，中醫學沒有對病與人雙因素作區分，但也沒有剔除掉其中的某一項因素。故當代中醫學在表達自己的診斷思路時，刻意迴避用「診病」，而是強調在「診證」這個概念。

如此做法，是否有意義，意義如何，還要看西醫學的現狀定奪。即西醫學是做得更好，還是完全空白？在「診」的環節，西醫學藉助於現代科技手段，已經遠遠超越了中醫學的傳統方法。超越並且是遠遠超越，是一個褒義性質的評價。因為有了這些現代科技檢查，收集病人疾病信息的能力，一定豐富過只是依賴病人的臨牀表現及醫生感官感知的方法。而收集的信息越全面，診斷的準確性就會越高。

臨牀表現是疾病的外在呈現，其內在本質情況如何與外在呈現是一種複雜的關係。比如同樣腹痛，即便只是上腹正中胃脘部位的疼痛，導致其發生的內在病變也有多種可能，例如胃潰瘍、急性胰腺炎、心肌梗塞、胃酸倒流等。對這樣的情況，醫生的感官也有諸多受限，比如身體內部肉眼無法看見，是否有幽門螺旋桿菌感染也無法看見，觸診又因病人過於肥胖而有限制等等。現代科技手段不但可以直接深入地觀察到人體的內裏，放大肉眼所無法看見的細微之處，且可對某些病理產物、病理組織取樣作成分檢驗等等。總之，遠遠超越了對病人臨牀表現的依賴。

但或也正是因為遠遠超越，帶來了它的另一面，就是西醫學對病人臨牀表現和自我感受，普遍地呈現出輕視與忽視的嚴重傾向。這種輕視與忽視是有意識的，因為他們提出了這樣的理由，即病人的自我感受部分，深受病人主觀意識的影響。包括病人感受能力不同、耐受能力不同、表達能力不同等等，故認為看病人無意義。一些極端者甚至只看檢查結果，完全不看病人。

但西醫學的檢查，圍繞的幾乎全都是病因素的部分。屬於人因素的內容，則沒有相應的診斷要求。而即便有醫生在臨牀發現、獲得了某個病人屬於自身個體原因的信息，也不會具有診斷意義。因無從解讀判斷——整個醫學沒有從人因素的角度建立相關的知識與架構。西醫學幾乎只有診斷病規律的內容，在作出疾病人診斷後，沒有尚要診人的要求，也不訓練醫生診人的意識。

這可以解釋，為甚麼中西醫結合這一方案提出了幾十年，但就是無法實施。診斷是對問題的發現，問題是本來就存在着的，故在診斷環節本不應該意見不同。但中西醫學在診斷環節就不能互譯，關鍵的原因不是語言，不是術語，而是因為診人這個項目，只有中醫學獨有，卻又與診病混為一體。

這是在診斷環節，中醫學關於人規律的部分，對西醫學診斷項目的補充。當然，中醫學的這一補充，是從臨牀而非生理建立的。

並且在技術上，還是傳統的，而非現代的。既還沒有建立客觀的檢測方法，也還沒有在項目上達到精確、數值化程度。但這些無礙中醫學在診斷事項上的意義，因為這一意義不是數量上的，而且是性質方面的。

診人是中醫學特色性的內容，特有的意義。此外，還有非特色部分的內容，這裏就不再贅述了。

第 2 節　治療環節的意義

漢語有發現與發明這兩個詞。被發現的問題，是本就存在的；而發明，則是指本來沒有，需要無中生有地創造出來。診斷是發現，治療屬發明。

任何醫學，需要發現（診斷）的問題都是一樣的，不出雙規律範圍，有標準答案，且是單選題，只有一個標準答案。不同醫學的差別，只是因為各有尚未發現。這個尚未發現，是醫學人的認識技術與認識思路有不同，而不是要發現的問題有不同。

但治療是醫學發明出來的，機遇不同，能利用的材料不同，之前的經驗不同乃至學者的學術個性等，都使發明出來処理事情的方法與成果未必一樣。對問題的處理，不同的醫學，可以遠不止一種。這個不止一種，不但允許，而且是鼓勵。只要真的有效，總的來說，是越豐富越好，以儘量滿足不同病人的不同訴求。因總有一些方法有人不適用。即便是很成熟的方法，但難免有人或因肝腎等臟器功能不好，或者存在過敏，或者天然地耐受，方法不起作用等等而有特別訴求。所以方法可謂是越豐富越好。豐富的意思，不是指同類作用機理的治療方案在數量上的多，而是指不同性質作用機理的治療方法。比如說癌症手術的方法與保守治療的方法，各有适應症，也各有需要。

關於中醫學在治療方面的現實意義，至少有兩個方面，一個是在豐富性方面的，另一個是對西醫學留下的空間，中醫學的補足情況。

2.1 西醫學的三空白

目前的西醫學仍存在三項空白：

一、欠缺利用人規律的機制治病項。

西醫學的治療，作用機理清晰，以雙規律的概念審視，幾乎全是作用於病規律的部分，即治病。而其利用人的抗病機制，因為在診斷時就沒有這樣的思路，所以治療也就肯定不會開發出來。

二、作用機理性質偏於單一。

作用於病規律的治療，因為西醫學都是在實驗室篩選的，篩選所用到的模型，即判斷某物質是否有效的指標，建立在對疾病機理的了解這一基礎之上。疾病的機理很複雜，好不容易能發現其中的某一機理，篩選藥物的工作當然就會圍繞着它開展。比如新冠，既然能夠分離到病毒，重點篩選的就一定是抗病毒藥。

但這樣的方法有兩個不足：

不足之一，是對機理的依賴。治療的具體方法雖多，比如常見病、多發病，有治療方法，甚至不止一種治療方法，但不免多是同一類性質的。如針對癌症，手術、化療、電療、靶向療法等等，都屬針對癌組織、癌細胞的，都在剿滅擊潰，而不是如何不再發生癌變。這樣的方法當然就不夠豐富全面。這是由其篩選治療的方法決定的。

不足之二，滯後性明顯。當面對罕見病或新發現的疾病時，歷經各種檢查終於確診之後，卻非常遺憾地發現，尚無有效的治療方法。

三、生理、病理項目有重大遺漏，及由此導致的治療空白。

如同英國人體新冠試驗所反映出的生理項目上的重大遺漏，病理情況更加未知，治療也就一定空白了。這類留下的空間，雖也總不出雙規律的範疇，但不同於前二者的是，它是從診斷到治療都沒有方向、沒有參照物的荒野，是完全未知的領域。

2.2 中醫學的補足情況

西醫學治療疾病的機理，是能夠清楚解釋的，而在中醫學，在多數情況下卻都不是。也正是因為這個原因，當年才會被胡適們所詬病。當然，這裏的清楚解釋，是指解釋時所用的話語體系，是與解釋西醫學時所用相同的情況下。若用中醫學自身的話語體系，它是邏輯自洽的。但是若用兩套話語體系就沒法有效對比。

鑑於無法用與西醫學所留下的空白一一對應的方式對比闡述，故這裏嘗試換一個角度分析。分為兩部分談中醫學在治療方面的意義。

2.2.1 作用於人規律

簡稱為治人。因為人的抗病機制有不同狀態。

美国电影《127 小時》源自真人真事。講述登山人士洛斯頓，意外被卡在了山石裏，等待 120 多个小時后，用一把小刀自救。他切斷了自己被卡住的胳膊，而終於得以脱身。刮骨療傷是關羽的諸多光環之一，而自斷手臂較之更甚。洛斯頓于受困第 5 天別無他法時才斷臂求生，説明也出乎他自己的想像。這與我們所熟知的尋常狀態實在相去太遠。

人在危急情況下，能夠爆發出難以想像的潛能和力量，這是生命守護自己的能力。這個能力有需要醫學幫助的時候嗎，醫學對這個能力能做些甚麼嗎？這是個全新的醫學觀層面的課題，針灸的意義是示範性的。中藥如何？個人認為，大部分的中藥，其作用機理應該也屬此類。理由有二：

一、從因病而異解釋勉強。

比如在病原微生物所致疾病時的異病同治。此類疾病的病因是最關鍵的因素，不感染它，就不會有這個病。這種情況下，對病種（病因）非選擇性的異病同治，其作用機理就有可能是作用於人了。畢竟人的抗病機制只有一套系統，不如數不勝數的疾病那麼多。

二、有因人而異的特徵。

利用對病規律的了解，若治療與之相悖，即反病規律者，可理解為是在治人。比如腸癰這個病（相當於西醫學的闌尾炎之類），性質是熱性的，主治方大黃牡丹湯是腸癰這個病的專方。但還有另外一個治療腸癰的經方，薏苡附子敗醬散。附子與腸癰病的熱性是相反的，如何解釋？只能是病人自身的原因。因為病人需要附子以提升其陽氣。同時在清熱的強度上，也較大黃牡丹湯減弱。因為清熱會有損陽氣。

人的狀態有一定的穩定性，如果是治人，其治療就應該表現出雖然所病不同，但因為人的狀態相同，使治療有相同的部分。確實有這種情況。如有一種名為中陽不足的人狀態，這是消化系統陽氣不足，功能低下的狀態。主要表現有或是泄瀉，或是便祕，或是嘔吐，或是腹痛等等的不同。若都是人的中陽不足所致的緣故，在其主治方裏，就都會有乾薑、人參這一配伍。嘔吐者加半夏，是經方乾薑人參半夏丸。泄瀉者加白朮，是經方理中湯；便祕者加大黃，是名方溫脾湯；腹痛者加蜀椒、飴糖，是經方大建中湯等等。

至於治人的機理，也就是怎麼治人的，非常複雜，還不能清楚言說。

2.2.2 作用機理更豐富

正如人體的疾病遠不止一種，任何疾病的軟肋，理論上也應都有不止一處，即可利用以消除疾病的方法應也遠不止一個。中醫學的治療乃經驗的產物，經驗所利用的機理雖不明，但卻有可能利用到更多的疾病軟肋及與西醫學所利用的不一樣的疾病軟肋，方法更豐富。因為經驗是長時期的累積，醫學史上無心插柳意外成蔭的驚喜甚多。幸運，使其得以繞過對疾病與藥物作用機理的限制。

一、治療是臨牀經驗的產物，而非理論指導的結果。

中醫學治病的主體，是方劑，中藥是組成方劑的功能單元。中藥功效的了解，只能來自臨牀經驗，不可能來自彼時沒有的實驗室，這不會有意見分歧，「神農嚐百草」說已充分顯示了這一點。藥物的功效由嘗試獲得，而嘗試者必須是黃疸患者，才能知其有無退黃的功效；必須是痢疾患者，才能知其有無止痢的功效等等。方劑也是經驗的產物，不是理論指導下的結果，這個觀點大概需要闡述：

理由之一，是方劑配伍組成的機理至今不能解釋。

方劑與中藥的最大不同，在於它不是單味中藥起效，而是兩味或以上藥物共同作用。有共同作用關係的藥物，用術語表達，就是配伍。

配伍，很多時候並不是由同類功效藥物的疊加組成。即便是同類功效的藥物，因同類藥很多，為甚麼是這個，也仍然是個難題。內在機理不明，也就難有肯定的答案，所以方劑學的學習，功夫都下在熟讀前人的成方上。這個狀態如果從臨牀經驗的角度解釋，就很容易理解。

理由之二，是名為方劑學的課程，所教、所學者，都是「方劑」，「學」的部分絕少涉及。

現有理論既不能指導一個臨牀醫生，在面對病人時，因病、因人地組織出一個肯定有效的私人定製處方方劑。同時，因為不是私人定製，借用的前人成方，未免需要加減臨時再變通。這個臨時變通是極普遍的，但對這個臨時變通卻又是基本無法作底線控制的。

理由之三，是某一領域方劑的豐富程度與其所治疾病的常見性正相關。

因為是臨牀經驗的產物，由臨牀篩選而來，就會對臨牀的常見性，或者說病例數非常依賴。其結果就是，臨牀常見的病，積累到的治方就較豐富，反之亦然。常見病一般由兩種情況導致：一是傳染流行病，這屬外感熱性病範疇，中醫學在這個領域確實建樹最豐。二是因人體的生理構造使然。呼吸及消化系統，因與外界直接相通，故每個人一生中都會多次罹患這兩個系統的病症。以張仲景的《金匱要略》為例，書中這兩個系統的病討論最多，治方也最豐富。

二、因可繞過對機理的依賴，作用所利用的機理更豐富。

由臨牀經驗得到有效治方，是醫學在原始積累時期的主要方法，其動力是人們求生存的本能。即使在沒有醫學幫助的情況下，人們也會自發地尋求救治的方法。因繞過對機理揭曉的依賴，也就是不受對疾病機理揭曉的束縛，故其利用到的機理有可能更豐富。中國歷來地域廣大，交通不便的古代，就地取材，日積月累，得到的高招各有不同不難理解。

2020 年 4 月 28 日有一則報道說，因新冠肺炎疫情持續，美國紐約石溪大學（Stony Brook University）醫學院及加州洛杉磯錫安山醫學中心（Cedars-Sinai Medical Center）的研究人員表示，「根據各國受感染個案的記錄，發現女性重症患者及死亡病例數目均較男性低很多」。雖然尚不清楚機理為何，但不妨礙他們因此「嘗試利用雌激素（estrogen）及黃體酮（Progesterone）治療男性患者」的臨牀試驗；新冠大流行的前期，澳洲曾嘗試用治瘧疾的藥物等，如果這二者都能有效，它們的作用機理肯定是不同的。

「一味單方氣死名醫」是一個並不罕見的存在。「氣死名醫」說的是這個單方的效果，遠遠超過名醫或者說現有醫學的水準。如何能遠遠超過？只有藥物的作用機理不同時，才有可能實現。

這可以解釋中醫學對於一個新發現的疾病，竟然也有方法治療的現象。如在 SARS 還是「非典」階段時，在尚不知病原是病毒或是衣原體或支原體之類的情況下，中醫學的治療已能取得成效。因為病雖然是新發現的，但對患病之人，中醫學已有足夠的了解與積澱。

這其實也在一定程度上回應了西醫學治療滯後性的問題。因較少出現無藥可用的情況。治病與治人，治病或治人，兩條腿走路，方法總是要多些。

人類的身體構造沒有變，常見病與多發病也沒有變。中醫學治方的原始積累，早在近兩千年前即已有可觀的完成，又經過這近二千年的篩選、確認、打磨、補充，處方在數量上已是相當豐富，組成也已經相當穩定。當中所利用的機理，雖多不能一時解說分明，但較西醫學更加多樣性大概是不會錯的。

第 3 節　中醫學的社會意義

中醫學的社會意義主要指經濟方面的。時有發生的醫患糾紛惡性案件，其中一個重要原因，是付出高昂的費用後，仍出現不如人意的結果。錢花光了，人還是沒了，不能接受。但這其實不是某個具體醫生的責任，至少主要不是，而是西醫學的醫療模式決定的。

有統計表明，西醫學的每種新藥，其研發成本約在 10 億到 26 億美元之間。且隨着時間的推移而增加，這些新藥的專利保護，在美國是上市後不得長於 14 年。即便不謀贏利（幾不可能），昂貴成本的新藥，其價格也令服用者難以負擔。故即使在經濟發達國家，財政能力與公眾福利費用的增加，仍難以滿足醫療支出的增長。在發展中國家，矛盾就更為尖銳。

每個人都會生病，但又看不起病，這個因素對全社會的每一個家庭都有影響。而看不起病，可能事關生死，是人生最難超脫的一件事情，處理不當，極易激發社會矛盾。經濟問題反過來，又影響着醫學發展的可持續性。

與之相反，中醫學不但針灸成本低廉，許多中藥的處方組成在漢代即已形成，沒有高昂的研發成本及專利保護費用，更因未產生抗藥性，故用量持續穩定。此外，中藥不存在終身服藥的情況，也是較小經濟壓力的原因之一。

外章 是否安慰劑的問題

大量中醫學臨牀有效的處方，在西醫學的藥理模型下卻重複不出有效的結果，有時在臨牀療效的重複再現性也不夠穩定。於是傾向於不相信中藥有效的人，面對有時中藥又療效驚人，就常常用「安慰劑」這個詞來解釋。對這些人士而言，不是中醫學有甚麼意義的問題，而是認為中醫學沒有任何意義。

外章 1 對安慰劑的認識

所謂安慰劑，一般是指所給的「藥物」裏並沒有藥效成分，只是一些澱粉丸、糖丸之類，並沒有治療作用。在把沒有藥物成分的澱粉丸之類給病人服用時，告訴病人說，這是某種藥物，即病人並不知道只是安慰劑[60]。如果病人的病情獲得了好轉，這種現象就被稱為安慰劑效應，於 1955 年由 Henry K.Beecher 博士提出[61]。又稱偽藥效應、假藥效應或受試者期望效應（subject-expectancy effect）等等。

獲得的好轉，有時還不僅是病人的自我感覺，而是用客觀的檢測方法也能得到證實，且在沒有接受安慰劑（即空白對照）的病人身

60 甚至有時給服的醫生也不知道。因為它一般是作為對照組的藥物出現的，參加研究的醫生與病人，都不知道哪組是治療藥物，哪組是安慰劑（對照），即所謂雙盲法。

61 Henry K.Beecher, “THE POWERFUL PLACEBO”, *Journal of the American Medical Association*, 1955-12-24; 159(17).

上，並無同比例、同性質的改善。對安慰劑效應機理的認識，醫學、心理學、社會學都作了許多研究，但目前仍處在疑問狀態，尚無公認的答案。一般認為可能是出於心理作用、生化作用（內啡肽、多巴胺等）或條件反射等。醫學是否對安慰劑效應有所利用，或者說安慰劑是否是臨牀的標準治療方法？當前尚不是任何一個病的標準治療方案。

因存在人道的（耽誤病情）與倫理學（欺瞞病人）上的困難，因此而造成了對安慰劑問題認識上的分歧。僅有一些小樣本的例子，如第二次世界大戰時，因為缺乏止痛劑嗎啡，所以有醫生將生理鹽水宣稱為嗎啡進行注射，但有些傷兵的疼痛卻舒緩了[62]。再如《英國醫學期刊》有一份研究指出，有 60% 的以色列醫生使用安慰劑，以安撫病人或處理病人對不當藥物的要求。其中只有 15% 的醫生是告訴了病人實情[63]的等等。因都是小樣本，對安慰劑療效的為何發生、發生機理等都不能提供答案。

外章 2「中藥是安慰劑」觀的邏輯漏洞

第一，中藥療效不穩定，問題也可能是出在診斷環節。例如診斷不到位，只診斷到某一類性質這個程度。比如寒、熱、虛、實，每一項裏面包含的具體內容都還很複雜，遠不止一種。傷寒病是傷

62 Pickover,Clifford A. *The Medical Book: From Witch Doctors to Robot Surgeons : 250 Milestones in the History of Medicine.* New York:Barnes and Noble Books.2014; 208.

63 Nitzan, Uriel; Lichtenberg, Pesach. “Questionnaire survey on use of placebo”. *BMJ.* 2004-10-23; 329.

於寒引起，痙、濕、暍病也是：「傷寒所致太陽病，痓（即痙）、濕、暍三種宜應別論，以為與傷寒相似，故此見之。」（〈傷寒論・辨痙濕暍〉）。各種細菌、病毒病因，因為肉眼不可見，中醫學只能以六淫理解它們，六淫只有六個，細菌病毒的數量當然遠超這個數量。因此，一定會發生同一個診斷，具體所指會有不同的情況。同是肺陰虛，肺癆病用月華丸，咳嗽日久所致者用沙參麥冬湯。但癆蟲（結核桿菌）不可見，難免誤診，這時療效不穩定的問題顯然是診斷所導致的。

第二，因為安慰劑這個詞被無差別地用於任何疾病的任何中藥，意味着這些人士認為任何疾病都能不藥而癒。但之所以需要醫院、藥廠、研究機構、保險業等等機構，無需大數據，憑常識我們就能知道，多數的疾病僅憑安慰是不能解決問題的。所以這種沒有副作用，不會產生抗藥性，價格低廉的安慰劑療法，沒有出現在西醫學任何疾病的標準治療方案裏。

第三，如果確實中藥取得的療效都屬安慰劑性質，那將意味着它所依靠的是完全不同於西藥的療效機制。若果如此，將是整個醫學領域不得了的大事件，因為所有疾病的治療方案都成倍數地豐富了。

第四，安慰劑也不該被這樣輕率輕佻地使用。因為安慰劑的背後，有人體自身抗病能力這個高山仰止的醫學未來，意義非凡。

安慰劑通過對人體的安慰，取得治療效果。安慰劑所安慰的這個 X 機理，不是一潭死水，也不是簡單到只有有與無兩個極端狀態，而是一個醫學尚未能解開的重要方程！